イラストとQ&Aでわかる
患者・家族説明にそのまま使える

ヘルスケアプロバイダーのための
がん・生殖医療

編集　鈴木　直　聖マリアンナ医科大学
　　　髙井　泰　埼玉医科大学総合医療センター
　　　野澤美江子　東京工科大学
　　　渡邊　知映　上智大学

序

　がん・生殖医療は、小児、思春期・若年成人（adolescent and young adult；AYA）世代がん患者における、治療後の妊孕性温存のための選択肢を検討する医療と定義されます。がん治療においては、アルキル化薬を含む化学療法レジメンや放射線照射による性腺毒性によって、治療後に妊孕性（生殖機能）が喪失する場合があります。医療の進歩とともに生存率が改善された現状においては、がんサバイバーシップ向上のため、可能であればがん治療開始前に妊孕性温存に関する正確な情報を、的確なタイミングで、がん患者とその家族に提供する必要性があります。しかしながら、がん・生殖医療と一般不妊治療との大きな違いは、対象ががん患者であることです。そのためまずは何よりもがん治療を優先とする中で、いかに患者やその家族の自己決定を促すことができるか（子どもを持たない選択に関しても）が重要となります。

　ベルギーのDonnez博士らが2004年、若年ホジキンリンパ腫患者における卵巣組織凍結保存・移植による生児獲得を報告したことで、あらためてがん患者に対する妊孕性温存の診療（がん・生殖医療）が世界中で注目され、2006年以降、本領域に対する取り組みが進んできました。2006年に米国臨床腫瘍学会（American Society of Clinical Oncology；ASCO）が米国生殖医学会（American Society for Reproductive Medicine；ASRM）と共同で作成したASCOガイドラインは、2018年に3回目の改訂が行われ、妊孕性温存のための意思決定におけるヘルスケアプロバイダーと患者とのコミュニケーションの重要性がより強調されています。

　一方、日本癌治療学会が2017年7月に刊行した「小児、思春期・若年がん患者の妊孕性温存に関する診療ガイドライン2017年版」はわが国初の本領域に関するガイドラインです。今後の課題として、①がん・生殖医療におけるインフォームドアセント（小児、思春期）ならびにインフォームドコンセントの指針など、治療選択のための体制整備、②妊孕性温存を希望しなかった患者や妊孕性温存療法の適応外となった患者に対する配慮、2012年頃以前にがん治療を受療したがんサバイバーのQOL維持と向上を目指した医療介入、③がん・生殖医療のさらなる啓発と情報発信の促進（がんサバイバーによるピアサポートを含む）、④妊孕性温存療法に対する公的助成金補助制度の検討、⑤がん・生殖医療

に関わる専門医療従事者の育成、⑥がん・生殖医療の技術革新、が挙げられています。がん治療医と生殖医療を専門とする医師のみでは、より良いがん・生殖医療の提供は難しく、本領域では看護師、心理職、薬剤師、遺伝カウンセラー、そしてがん専門相談員など、多領域にわたる医療従事者（ヘルスケアプロバイダー）の参画と連携が必要かつ大変重要です。

　本書では、より理解が深まるよう多くのイラストを用いました。2章と3章は患者ならびに家族への説明にそのまま使用できるよう構成しています。また4章では、がん患者とその家族の意思決定支援のポイントとヘルスケアプロバイダーの連携をさまざまな事例を用いて紹介しました。1章と5章では、がん・生殖医療の基本的な事柄や生じやすい疑問について解説しています。本書が、ヘルスケアプロバイダー全体で「がんと希望を持って闘う小児、AYA世代がん患者やその家族」を支えるための一助となることを祈念しています。

　最後に、本書の執筆者の皆さまに深謝申し上げます。

2019年3月吉日

鈴木　直

髙井　泰

野澤美江子

渡邊知映

ヘルスケアプロバイダーのための がん・生殖医療

目 次

- 序 　ii
- 編集・執筆者一覧 　viii
- 本書の使い方 　xii

第1章　がん・生殖医療で知っておきたい基礎知識

1. がん・生殖医療とは？ 　2
2. 生殖機能に関する基礎知識　女性の生殖機能 　6
3. 生殖機能に関する基礎知識　男性の生殖機能 　10
4. 小児・AYA世代のがん患者の課題 　14
5. がんサバイバーシップとしての妊孕性温存への支援　がん看護の立場から 　18
6. がんサバイバーシップとしての妊孕性温存への支援　生殖看護の立場から 　22
7. がんサバイバーシップとしての妊孕性温存への支援　医師の立場から 　26
8. がんサバイバーシップとしての妊孕性温存への支援　薬剤師の立場から 　30
9. がんサバイバーシップとしての妊孕性温存への支援　心理職の立場から 　33
10. がんサバイバーシップとしての妊孕性温存への支援　がん専門相談員の立場から 　38
11. がんサバイバーシップとしての妊孕性温存への支援　遺伝カウンセラーの立場から 　42

第2章　がん治療が生殖機能に及ぼす影響

1. 治療別に学ぼう！　放射線治療 　48

2	治療別に学ぼう！	化学療法～女性～	52
3	治療別に学ぼう！	化学療法～男性～	56
4	治療別に学ぼう！	分子標的治療薬	60
5	治療別に学ぼう！	造血幹細胞移植	64
6	疾患別に学ぼう！	婦人科がん	68
7	疾患別に学ぼう！	乳がん	74
8	疾患別に学ぼう！	泌尿器科がん	78
9	疾患別に学ぼう！	骨・軟部腫瘍	84
10	疾患別に学ぼう！	造血器腫瘍～小児～	88
11	疾患別に学ぼう！	造血器腫瘍～成人～	92
12	疾患別に学ぼう！	悪性リンパ腫	96
13	疾患別に学ぼう！	脳腫瘍	100
14	疾患別に学ぼう！	消化器がん	104

第3章　妊孕性温存療法と親になる支援

1	生殖補助医療の基礎知識	110
2	女性がん患者に対する妊孕性温存療法　胚（受精卵）凍結保存	116
3	女性がん患者に対する妊孕性温存療法　未受精卵子凍結保存	120
4	女性がん患者に対する妊孕性温存療法　卵巣組織凍結保存・自家移植	124
5	女性がん患者に対する妊孕性温存療法　卵巣位置移動術	128
6	女性がん患者に対する妊孕性温存療法 婦人科がんにおける妊孕性温存療法	132
7	男性がん患者に対する妊孕性温存療法　精子凍結保存	138
8	小児がん患者に対する妊孕性温存療法	142
9	がん治療終了前後の生殖機能の評価方法～女性～	148

10	がん治療終了前後の生殖機能の評価方法〜男性〜	152
11	妊孕性温存が困難な場合の心理支援〜女性〜	156
12	妊孕性温存が困難な場合の心理支援〜男性〜	160
13	親になる支援　家族づくりの在り方	164

第 4 章　事例で学ぶがん・生殖医療

1	乳がん×未受精卵子凍結保存	170
2	思春期（AYA）血液がん×未受精卵子凍結保存	176
3	小児がん×卵巣組織凍結保存	182
4	急性リンパ性白血病×micro-TESE×精子凍結保存	188
5	子宮頸癌×広汎子宮頸部摘出術×妊娠・出産	194
6	乳がん×胚（受精卵）凍結保存×妊娠・出産	200

第 5 章　がんと診断された時から始まる妊孕性温存支援　Q&A

Q.1	挙児希望をいつ・どのように確認しますか？〜成人女性〜	208
Q.2	挙児希望をいつ・どのように確認しますか？〜成人男性〜	210
Q.3	挙児希望をいつ・どのように確認しますか？〜小児〜	212
Q.4	がん治療による生殖機能への影響をどのように説明しますか？	214
Q.5	がん治療前の妊孕性温存療法への意思決定をどのように支援しますか？　がん看護の立場から	216
Q.6	がん治療前の妊孕性温存療法への意思決定をどのように支援しますか？　生殖看護の立場から	218
Q.7	患者とパートナーや親の意向が異なる場合にはどのように支援しますか？	220
Q.8	がん治療と生殖医療との連携をどのようにとっていきますか？	222

Q.9	がん治療終了後、挙児希望があるが自然妊娠が難しい女性をどのように支援しますか？	224
Q.10	小児がん経験者の長期的な健康管理をどのように支援しますか？〜女性〜	226
Q.11	小児がん経験者の長期的な健康管理をどのように支援しますか？〜男性〜	228
Q.12	がん治療後のライフイベント（恋愛・結婚）をどのように支援しますか？	230
Q.13	がん患者の妊娠・出産に関するピアサポートにはどんな効果がありますか？	232
Q.14	セックスカウンセリングなど性的ニーズがあるがんサバイバーをどのように支援しますか？〜女性〜	234
Q.15	セックスカウンセリングなど性的ニーズがあるがんサバイバーをどのように支援しますか？〜男性〜	236
Q.16	がん・生殖のため配偶子や胚を凍結していた患者さんが離婚した場合、パートナーが亡くなった場合はどう支援すればよいですか？	238
Q.16	海外ではどのような取り組みがなされていますか？	240

- 索引　　243
- 編者紹介　248

編集・執筆者一覧

編集

鈴木　直	聖マリアンナ医科大学産婦人科学 教授
髙井　泰	埼玉医科大学総合医療センター産婦人科 教授
野澤美江子	東京工科大学医療保健学部看護学科 教授、看護学科長
渡邊知映	上智大学総合人間科学部看護学科 准教授

執筆

〈第1章〉

① 太田邦明　福島県立医科大学ふくしま子ども・女性医療支援センター、医学部産科婦人科学講座 講師
② 川井清考　亀田総合病院生殖医療事業管理部 部長、亀田IVFクリニック幕張 院長
③ 大山　力　弘前大学大学院医学研究科泌尿器科学講座 教授
　 山本勇人　同 講師
④ 清水千佳子　国立国際医療研究センター病院乳腺腫瘍内科 診療科長
⑤ 渡邊知映　上智大学総合人間科学部看護学科 准教授
⑥ 野澤美江子　東京工科大学医療保健学部看護学科 教授、看護学科長
⑦ 小澤美和　聖路加国際病院小児科 医長
⑧ 米村雅人　国立がん研究センター東病院研究企画推進部安全管理室 室長
⑨ 小泉智恵　聖マリアンナ医科大学医学部産婦人科学 非常勤講師、獨協医科大学医学部公衆衛生学講座 助教
⑩ 加藤雅志　国立がん研究センター中央病院相談支援センター センター長
⑪ 四元淳子　国際医療福祉大学大学院医療福祉学研究科保健医療学専攻遺伝カウンセリング分野 講師

〈第2章〉

① 副島俊典　神戸陽子線センター センター長
② 久慈志保　聖マリアンナ医科大学産婦人科学 助教
　 鈴木　直　同 教授
③ 久慈志保　聖マリアンナ医科大学産婦人科学 助教
　 鈴木　直　同 教授

④白石絵莉子　聖マリアンナ医科大学産婦人科学 任期付助教

　髙江正道　同 講師

　鈴木　直　同 教授

⑤岡本幸代　中国中央病院血液内科

　藤井伸治　岡山大学病院輸血部 講師

⑥梶山広明　名古屋大学大学院医学系研究科産科婦人科学教室 准教授

⑦林田　哲　慶應義塾大学医学部外科学 専任講師

⑧古城公佑　筑波大学医学医療系臨床医学域腎泌尿器外科 助教

　西山博之　同 教授

⑨中山ロバート　慶應義塾大学医学部整形外科学教室 講師

⑩慶野　大　聖マリアンナ医科大学小児科 助教

　森　鉄也　同 准教授

⑪岡本幸代　中国中央病院血液内科

　藤井伸治　岡山大学病院輸血部 講師

⑫徳田桐子　愛媛県立中央病院小児科 部長

　石田也寸志　同 小児医療センター センター長

⑬清谷知賀子　国立成育医療研究センター小児がんセンター 医長

⑭小倉孝氏　聖マリアンナ医科大学臨床腫瘍学講座 講師

　中島貴子　同 教授

〈第3章〉

①北島道夫　長崎大学病院産科婦人科 准教授

②井上朋子　HORAC グランフロント大阪クリニック 副院長

③堀江昭史　京都大学医学部婦人科学産科学教室 講師

④菊地　盤　メディカルパーク横浜 院長、順天堂大学医学部附属浦安病院産婦人科 客員准教授

⑤豊島将文　石巻赤十字病院産婦人科 副部長

　島田宗昭　東北大学医学部産婦人科 特命教授

⑥山上　亘　慶應義塾大学医学部産婦人科学教室 専任講師

　西尾　浩　同 助教

　青木大輔　同 教授

⑦湯村　寧　横浜市立大学附属市民総合医療センター生殖医療センター泌尿器科 准教授

⑧木村文則　滋賀医科大学産科学婦人科学講座 准教授
⑨洞下由記　聖マリアンナ医科大学産婦人科学 助教
　鈴木　直　同 教授
⑩辻村　晃　順天堂大学医学部附属浦安病院泌尿器科　教授
⑪奈良和子　亀田総合病院臨床心理室 副室長、生殖医療科、がん・生殖医療専門心理士
⑫平山史朗　東京HARTクリニック 生殖医療カウンセラー（臨床心理士、公認心理師）
⑬杉本公平　獨協医科大学埼玉医療センターリプロダクションセンター 教授

〈第4章〉
①伊藤由夏　岐阜大学医学部附属病院周産期・生殖医療センター 臨床心理士
　桑原美紀　同 看護部、周産期・生殖医療センター
　苅谷三月　同 看護部、がんセンター
　古井辰郎　岐阜大学大学院医学系研究科産科婦人科学分野 臨床教授
　寺澤恵子　同 臨床助教
　森重健一郎　同 教授
　二村　学　岐阜大学大学院医学系研究科腫瘍外科学分野 臨床教授
②重松幸佑　埼玉医科大学総合医療センター総合周産期母子医療センター 助教
　髙井　泰　同 産婦人科 教授
③髙江正道　聖マリアンナ医科大学産婦人科学 講師
　鈴木　直　同 教授
　鳥光陽子　聖マリアンナ医科大学病院看護部、不妊症看護認定看護師
　山本志奈子　同 師長、不妊症看護認定看護師
④岩端威之　獨協医科大学埼玉医療センター泌尿器科、リプロダクションセンター 助教
　小堀善友　同 准教授
　杉本公平　同 リプロダクションセンター 教授
　岡田　弘　同 病院長、泌尿器科 教授、リプロダクションセンター CEO
⑤田中京子　東邦大学医学部産科婦人科学講座 准教授
　宮越　敬　慶應義塾大学医学部産婦人科学教室 専任講師
　西尾　浩　同 助教
　田中　守　同 教授
　青木大輔　同 教授

⑥秋谷　文　聖路加国際病院女性総合診療部

〈第5章〉

①金澤麻衣子　東北大学病院看護部、緩和ケアセンター、がん看護専門看護師、乳がん看護認定看護師
②慎　武　おおやま泌尿器科クリニック　院長
③木村由依　国立成育医療研究センター小児がんセンター血液腫瘍科
④渡邊知映　上智大学総合人間科学部看護学科　准教授
⑤渡邊知映　上智大学総合人間科学部看護学科　准教授
⑥野澤美江子　東京工科大学医療保健学部看護学科　教授、看護学科長
⑦中村　希　聖路加国際病院女性総合診療部、不妊症看護認定看護師
⑧大友陽子　公益財団法人がん研究会有明病院、がん看護専門看護師
⑨小松原千暁　IVF大阪クリニック　看護師長
⑩三善陽子　大阪大学大学院医学系研究科小児科学　准教授
⑪湯村　寧　横浜市立大学附属市民総合医療センター生殖医療センター泌尿器科　准教授
⑫渡邊知映　上智大学総合人間科学部看護学科　准教授
⑬御舩美絵　若年性乳がんサポートコミュニティ Pink Ring 代表
⑭大川玲子　国立病院機構千葉医療センター産婦人科　非常勤医師
⑮中村晃和　大阪府済生会吹田病院泌尿器科　科長
⑯桑原　章　徳島大学病院産科婦人科　准教授
⑰岩端由里子　聖マリアンナ医科大学産婦人科学　任期付助教
　岩端秀之　同　助教
　鈴木　直　同　教授

本書の使い方

2章&3章

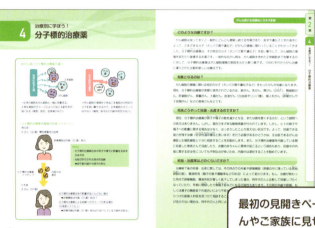

\ 3〜4ページめ /

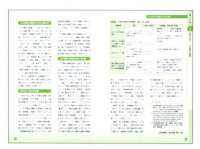

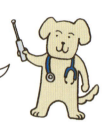

最初の見開きページはそのまま患者さんやご家族に見せ、情報提供に用いることができます。3〜4ページは医療者向けに詳しく解説しています。

4章「事例で学ぶがん・生殖医療」

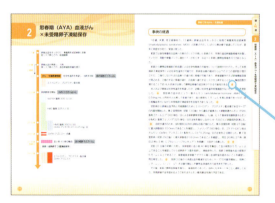

最初の見開きページで事例の経過を振り返ります。

\ 3〜4ページめ /

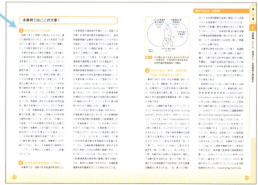

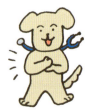

事例において支援のポイントとなる事柄については3〜4ページめで詳しく解説！

さらに5〜6ページめでは臨床的に困難なケースや工夫が必要なケースでの対応を紹介しています。

第 **1** 章

がん・生殖医療で知っておきたい基礎知識

1 がん・生殖医療とは？

近年、がんサバイバーの増加に伴い、がんサバイバーの Quality of Life（QOL）の向上を目指す動きが高まっている。特にそのターニングポイントとなったのは、2006年に Teresa K. Woodruff 博士が腫瘍学と生殖医学とを組み合わせた「がん・生殖医療（Onco-fertility）」という概念を提唱し、2007年に米国国立衛生研究所（NIH）からの資金を元に Oncofertility Consortium を設立したときである[1]。それから、10余年の時を経て多くの国々、地域で生殖細胞の保護・保存への取り組みがなされている。ここでは近年、急速に普及しつつある「がん・生殖医療」に関して、ヘルスケアプロバイダーの方々にはぜひとも知っていただきたいイニシャルイントロダクションを述べる。詳しい内容は各項を参考にしていただきたい。

「がん・生殖医療」黎明期

実は、妊孕性温存に関する取り組みは実臨床の中で古くから一般的に行われてきた。生殖領域で行われてきた胚（受精卵）凍結保存とは別に、婦人科領域において一般的に行われている子宮頸部上皮内腫瘍（高度異形成や上皮内がん）に対する円錐切除や、初期子宮頸がん（浸潤がん）に対する広汎子宮頸部摘出術による子宮の温存、また子宮内膜増殖症や初期子宮体がんに対する高用量ホルモン療法、卵巣腫瘍（胚細胞腫）に対する化学療法、一部の初期卵巣がんや卵巣腫瘍（境界悪性）に対する縮小手術などである。また泌尿器科領域においては、思春期以降に流行性耳下腺炎に罹患すると精巣炎を引き起こし、造精機能障害に至る可能性があるため、射精精子の凍結保存が行われていた。

しかし、2004年の Donnez らによる卵巣組織凍結保存・移植による初めての生児獲得が、これまでの妊孕性温存の概念を大きく変え、卵巣組織凍結保存・移植を臨床応用する新しい妊孕性温存の時代の幕開けとなった。そして新しい医療技術の導入に対して、各学会からのガイドラインや新団体の設立が相次いだ。まず、2006年には米国臨床腫瘍学会（ASCO）が米国生殖医学会（ASRM）と共同でがん患者における妊孕性温存に関する指針を出した[2]。同時期である2006年にドイツでは FertiPROTEKT により、2007年には前述のアメリカの Oncofertility Consortium により、国民への基礎的な知識の啓発および、治療提供を行う医療ネットワークシステムが構築された。ASCO と欧州臨床腫瘍医学会（ESMO）はその後、2009年と2013年にがん患者の妊孕性温存に関連するガイドラインをアップデートした[3,4]。同年 ASRM が、化学療法を受ける患者の妊孕性温存に関して新たな見解を出した[5]。この頃、わが国でも2012年11月に日本がん・生殖医療研究会が発足した。そして2014年には日本産科婦人科学会から「医学的適応による未受精卵子、胚

（受精卵）および卵巣組織の凍結・保存に関する見解」が示され（2016年改定）、2017年には日本癌治療学会よりわが国初の妊孕性温存に関する診療ガイドラインが刊行され、がん・生殖医療における治療の標準化が進められた。このようにがん・生殖医療は、最近数年来のトピックスとして日本のみならず世界的に同期して出現した潮流であり、その背景にがん患者の予後が改善したことと、生殖医療、特に配偶子・胚・性腺組織の凍結保存技術の大きな進歩があり、黎明期の終わりにおいて、今後さらにがん治療ならびに生殖医療技術の安定化が期待される。

がん・生殖医療に必要なもの

最近、妊孕性温存療法のパイオニア的存在であるDonnezらのチームから、卵巣組織凍結保存・移植後の出産例が130人以上になったとの報告があった[6]。つまり、ヨーロッパではすでに多くのがんサバイバーに福音がもたらされ、まさに黎明期が終わろうとしている。しかしそこに至るまでには、がんと診断を受けて間もないがん患者は、治療方針選択など、短期間で意思決定しなければならない状況に追い込まれ、特に治療後の挙児についてまで考えが及ばない状況にさえ置かれていただろう。さらに、そのような精神状態でがん治療に伴う妊孕性喪失の可能性について説明されると、がん治療への意思決定さえ揺らぐときもあったと思われる。つまり、がん患者は診断されてから治療までの短い期間に、同時進行で多くの自己決定を強いられている。がん治療を最優先しつつ最適な妊孕性温存の選択肢についての決定を支援するためには、がん治療医のみならず生殖医療医、そして看護師、心理職、薬剤師、ソーシャルワーカーなどからなるヘルスケアプロバイダーによるがん・生殖医療チームの存在が不可欠である。欧米でがん・生殖医療が実臨床化されているのは、患者を中心とした医師とヘルスケアプロバイダーによる診療体制が構築されているからにほかならない。さらに、Oncofertility Consortiumの本部がある米国シカゴのNorthwestern大学では、妊孕性温存を希望する担がん患者に対して最初の妊孕性温存療法の情報提供を行うとともに、その後の他領域との調整役や妊孕性温存療法中の日常ケアのサポートを担うPatient Navigatorが活躍している。Patient Navigatorは特別な医療資格を持つ者ではないが、患者の負担を軽減させるばかりでなく、医師やヘルスケアプロバイダーの負担を軽減させることも担う。わが国でも、担がん患者が妊孕性温存療法のみに集中するのではなく、子どものいない人生の選択を含めて、子どもを持つことの趣意を見つめ直すことを支援するがん・生殖医療体制づくりが必要である。

本書は妊孕性温存を希望するがん患者、挙児希望を持つがんサバイバーの"診断"から"決定"、"その後"の時間的・空間的なサポートをどのように行っていくかを学ぶことができる書であり、ぜひ各項で学んでいただきたい（図1-1）。

がん・生殖医療のハイプ・サイクル（図1-2）

2004年にDonnezらが世界初の卵巣組織凍結保存・移植による生児獲得を報告してから、がん・生殖医療技術は大きく革新し、

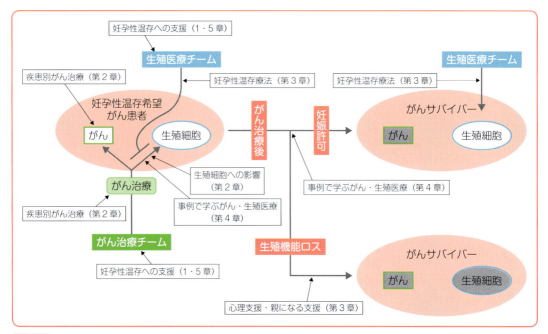

図1-1 がん・生殖医療の体制および本書の構成

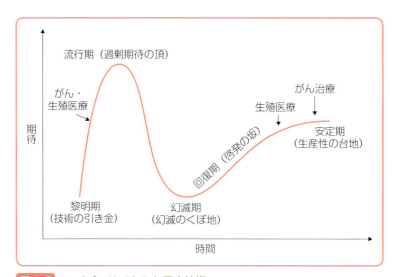

図1-2 ハイプ・サイクルと医療技術

ハイプ・サイクルとは、ある技術の成熟度、採用度、社会への適用度を示す図である。がん治療、生殖医療、がん・生殖医療の置かれた状況を示している。
（https://www.gartner.com/en/research/methodologies/gartner-hype-cycle より）

現在に至っている。

技術革新にはGartner Hype Cycle（ハイプ・サイクル）という概念がある。それは、あるイノベーションがあって人々の期待が急速に盛り上がるが、過熱気味と思われた頃にある事象をきっかけに幻滅が起こり、一挙に期待がしぼみ、その後、緩やかな啓発が進み、最後には安定した評価が得られるよう

になるというものである。がん治療や生殖医療はもはやPlateau of Productivity（生産性の台地）に到達しており、その技術は徐々に安定し、第二世代、第三世代へと進化しているが、がん・生殖医療は現在、Hypeの坂を駆け上がっている時期である。いずれTrough of Disillusionment（幻滅のくぼ地）の時期も到来することが予測されるが、がんサバイバーが"子どもを持つということ"に幻滅する時間はあってならず、すぐにSlope of Enlightenment（啓発の坂）を登らなければならない。そのために医師中心ではなく、患者を中心とした医師とヘルスケアプロバイダーによるがん・生殖医療を構成して、永続的に安定した評価を得る必要がある。

Oncofertilityの造語経緯に関しては冒頭で述べたが、実は「Oncofertility」と「がん・生殖医療」は必ずしもイコールではない。しかし現在、日本から発信されているがん・生殖医療に関する成果は確実に諸外国を凌ぐ勢いがあり、日本のがん・生殖医療が英訳され、Oncofertilityにはない分野を将来的に発信する可能性は十分にある。すべての妊孕性温存を希望するがん患者のために、がん・生殖医療、直訳するとOnco（がん）-Reproductive Medicine（生殖医療）が世界各所で頻用されるよう本書を手にしたヘルスプロバイダーで力を合わせて取り組みたい。

引用・参考文献

1) Woodruff TK.The Oncofertility Consortium--addressing fertility in young people with cancer. Nat Rev Clin Oncol. 7 (8), 2010, 466-75.
2) Lee SJ, et al; American Society of Clinical Oncology. American Society of Clinical Oncology recommendations on fertility preservation in cancer patients. J Clin Oncol. 24 (18), 2006, 2917-31.
3) Loren AW, et al; American Society of Clinical Oncology. Fertility preservation for patients with cancer: American Society of Clinical Oncology clinical practice guideline update. J Clin Oncol. 31 (19), 2013, 2500-10.
4) Peccatori FA, et al; ESMO Guidelines Working Group. Cancer, pregnancy and fertility: ESMO Clinical Practice Guidelines for diagnosis, treatment and follow-up. Ann Oncol. 24 Suppl 6, 2013, vi160-70.
5) Ethics Committee of American Society for Reproductive Medicine. Fertility preservation and reproduction in patients facing gonadotoxic therapies: a committee opinion. Fertil Steril. 100 (5), 2013, 1224-31.
6) Donnez J, Dolmans MM. Fertility Preservation in Women. N Engl J Med. 377 (17), 2017, 1657-65.

（太田邦明）

2 生殖機能に関する基礎知識
女性の生殖機能

　女性の生涯は、性機能の側面から胎生期、小児期、思春期、性成熟期、更年期、老年期に分けられる。妊孕性は20〜24歳がピークであり、25〜29歳では4〜8％、30〜34歳では15〜19％、35〜39歳では24〜46％、40〜45歳では95％程度低下するとされている。また流産率も年齢とともに上昇することがわかっている。がん・生殖医療では特に、思春期、性成熟期のホルモン動態や生殖細胞数が重要となるため、①性分化の概要、②生殖機能に関わるホルモン分泌、③卵胞発育・排卵、④子宮内膜の周期性変化について概説する。

性分化の概要

　女性生殖器は内性器と外性器とに分かれており、内性器は卵巣、卵管、子宮、腟から、外性器は外陰からなる。男女の性決定、生殖器の発生・分化は性染色体により規定されており、卵子と精子の受精時に決定する。未分化性腺は原始生殖細胞、体腔上皮、生殖堤中胚葉から構成され、胎生7週まで男性・女性の形態的特徴は認めない。胎生5週に中腎管由来のウォルフ管、胎生7週にミュラー管が形成され、男女ともにウォルフ管、ミュラー管を両側に持つ。女性ではY染色体を持たないためSRYが発現せず、胎生7週以降に未分化性腺は卵巣に分化する。ウォルフ管は母体、胎盤、胎児卵巣からのエストロゲンの影響により退縮し、ミュラー管は子宮、卵管へ分化する。外性器は尿生殖洞周囲の中胚葉に由来する。

　卵子の起源は原始生殖細胞と言われており、有糸分裂を繰り返し妊娠5カ月になると600〜700万個の卵祖細胞が形成される。卵祖細胞の中には妊娠11〜12週に第一減数分裂を開始する群も現れ、およそ2/3は一次卵母細胞となる。一次卵母細胞は出生前に第一減数分裂の前期の複糸期で細胞周期が停止しており、排卵までの長い細胞周期の停止が加齢における染色体異常の原因の一つだと考えられている。一次卵母細胞はこのときをピークに閉経に至るまで徐々に減少する。一次卵母細胞数は出生時には100〜200万個、思春期頃には30万個、37歳頃で2万5,000個、閉経する頃には1,000個くらいと言われている。生涯に排卵する卵子は400〜500個である。

生殖機能に関わるホルモン分泌

　女性の性周期は思春期に始まり、脳（視床下部や下垂体）、卵巣、子宮などが協働して妊娠に備えて周期的に繰り返す。月経は「約1カ月の間隔で起こり、限られた日数で自然に止まる子宮内膜からの周期的な出血」であるが、繰り返す上で視床下部、下垂体、卵胞発育・排卵に伴う卵巣からのホルモン分泌は非常に重要な役割を果たす（図2-1）。

視床下部

　ゴナドトロピン放出ホルモン（gonadotropin

がん・生殖医療で知っておきたい基礎知識

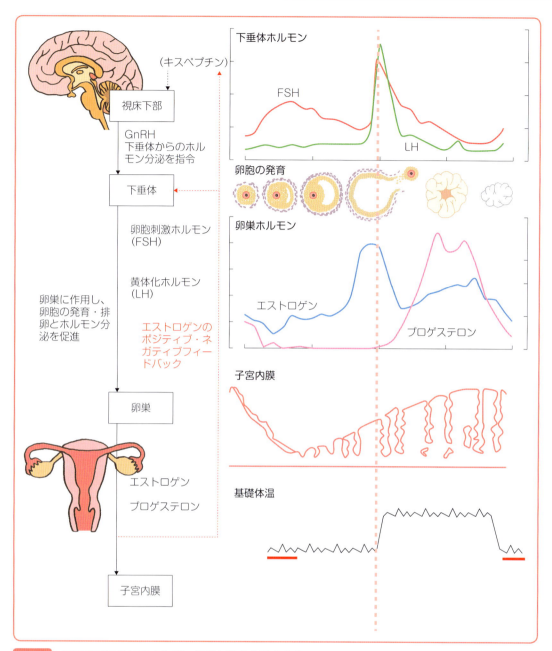

図2-1 月経周期におけるホルモン分泌と子宮内膜の変化

releasing hormone；GnRH）は10個のアミノ酸からなるペプチドホルモンで、視床下部の神経細胞より律動的に分泌され、下垂体門脈を経て下垂体のGnRH受容体を介して下垂体の黄体化ホルモン（luteinizing hormone；LH）、卵胞刺激ホルモン（follicle stimulating hormone；FSH）分泌を促進する。GnRHの半減期は2～4分であり、律動的分泌は月経周期において頻度と振幅が変化する。

GnRH分泌細胞には*GPR54*が発現し、キスペプチンの受容体としてエストロゲンの

ポジティブ、ネガティブフィードバック両方の作用に関与する。エストロゲンによるネガティブフィードバックの場合は弓状核のキスペプチンニューロンを、ポジティブフィードバックの場合は前腹側室周囲核のキスペプチンニューロンを介して分泌調整されている。

下垂体

性腺刺激ホルモンには、LHとFSHとがある。LHとFSHを総称してゴナドトロピン（性腺刺激ホルモン）といい、ともに共通のαサブユニットとそれぞれ異なるβサブユニットの2量体からなる。

FSH、LHはtwo cell theoryと呼ばれる莢膜細胞と顆粒膜細胞の相互作用でエストロゲンを合成すると言われている。LHは卵巣の莢膜細胞、間質細胞に作用し、分化とアンドロゲン産生を促進する。また成熟卵胞の顆粒膜細胞に作用し排卵を惹起、黄体化を促進する。FSHは顆粒膜細胞にのみ作用し、卵胞発育を促進する。またアロマターゼを活性化しエストロゲン産生を促す。

卵巣

性腺ホルモンは脂溶性ホルモンに分類され、女性では卵巣または胎盤から分泌された後、全身組織に運ばれ生殖機能の発達と維持などさまざまな生理機能を有する。生体内ではエストロゲン、プロゲステロン、アンドロゲンが存在する。

エストロゲンは卵巣の顆粒膜細胞から主に分泌され、子宮内膜の増殖に加えGnRH、LH、FSHの分泌を調整し、卵胞形成を制御する。排卵期での頸管粘液の分泌亢進のほか、妊娠期間中における子宮筋の肥大、ならびに乳腺に対する乳管の成長促進にも関係する。作用は骨、腎、血管内皮、中枢神経のほか、脂質と糖質の代謝や皮膚コラーゲン量の調整まで全身に及ぶ。

プロゲステロンは主に排卵後の黄体と胎盤から分泌され、基礎体温を上昇させる。子宮内膜細胞の増殖を抑制したのち、胚の着床と妊娠の維持に必須となる脱落膜化を誘導する。排卵後の頸管粘液の粘度増加、妊娠期間中における子宮内膜の維持と子宮筋の収縮抑制、ならびに乳腺に対する腺房の成長促進にも関与する。また、脂質と糖質の代謝にも関係する。

卵胞発育・排卵

卵胞は卵子と顆粒膜細胞、莢膜細胞からなり、原始卵胞、一次卵胞、二次卵胞（前胞状卵胞・胞状卵胞）、グラーフ卵胞へと発育する。一次卵胞から二次卵胞に至るまでゴナドトロピン非依存性に約120日かけて発育し、前胞状卵胞から胞状卵胞までの約70日間はゴナドトロピン依存性ではあるが、直接的な影響を受けず発育する。胞状卵胞は月経直前から排卵までの約20日間にゴナドトロピン依存性に発育し、排卵前卵胞（グラーフ卵胞）に至る。ヒトでは主席卵胞から分泌されるエストロゲン、インヒビンBが視床下部・下垂体に作用し、FSH分泌を抑制して卵胞発育を制御し、排卵する卵胞以外はアポトーシスにより閉鎖する（図2-2）。

発育した排卵前卵胞はLHサージに反応し、開始の約36〜40時間後、ピークの10〜12時間後に排卵する。排卵の少し前に一次卵母細胞は二次卵母細胞と一次極体を生じて第一減数分裂は終了する。排卵時には第二減数分裂を開始するが中期で停止し、精子の侵入をもって減数分裂が再開され受精卵

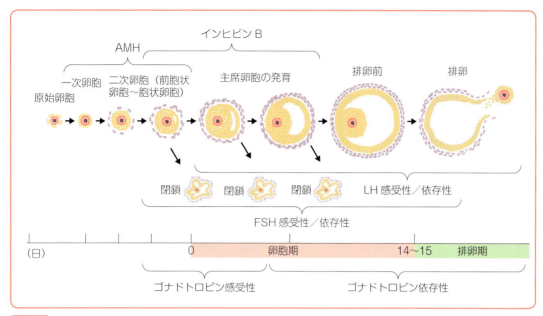

図2-2 卵胞の発育

（接合子）となる。受精が起これば接合子の卵割が起こり、胚の分割を繰り返し、受精後4～6日かけて胚盤胞を形成する。胚盤胞は分泌期のおよそ6日目に子宮内膜に着床する。

排卵後に卵胞は黄体になり、エストロゲンとプロゲステロン、インヒビンAを分泌し、ゴナドトロピン分泌を抑制している。LH刺激がない状態では黄体の寿命は12～16日であり、プロゲステロン分泌の低下が月経を引き起こす。

子宮内膜の周期性変化

子宮内膜の周期性変化は、主にエストロゲン、プロゲステロンの作用を受ける。卵胞発育により分泌されるエストロゲンは子宮内膜の増殖を起こし、エストロゲン受容体とプロゲステロン受容体の発現を促進する。排卵が起こるとプロゲステロンが分泌されるようになり、内膜の腺組織は着床に必要なグリコーゲンを含有する核下空胞をもたらし、間質細胞は脱落膜化に向けた構造変化を行う。着床し妊娠が成立すると栄養膜合胞体層でヒト絨毛性ゴナドトロピンが産生され、黄体からのプロゲステロン産生を維持する。妊娠すれば月経周期は中断される。妊娠が終了すると、ある程度の期間をおいて月経は再開する。性周期は通常閉経するまで繰り返す。

引用・参考文献

1) Niederberger C et al. Forty years of IVF. Fertil Steril. 110 (2), 2018, 185-324.e5.
2) 日本生殖医学会編. 生殖医療の必修知識 2017. 東京, 日本生殖医学会, 2017, 574p.
3) 日本産科婦人科学会編. HUMAN +. 東京, 日本産科婦人科学会, 2014, 139p.

（川井清考）

3 男性の生殖機能

生殖機能に関する基礎知識

近年、若年がん患者の治療成績の改善によりがんサバイバーが増加しており、妊孕性温存に留意すべき症例が多くなってきた。わが国においても日本癌治療学会により「小児、思春期・若年がん患者の妊孕性温存に関する診療ガイドライン」が2017年に作成され、妊孕性温存に関する意識が高まっている。ここではがん・生殖医療に必要な男性生殖機能の基本的事項について概説する。

精巣・精巣上体の構造[1]

精巣は白膜と呼ばれる白色の非常に緻密で厚く弾力性のない線維膜によって包まれている。白膜はそのまま内部へ突出して精巣縦隔、精巣中隔となり、200〜300の精巣小葉を形成する。各精巣小葉内には、数本の糸状の曲精細管が含まれており、ここで精子形成が行われている（**図3-1**）[1]。曲精細管を取り巻いて精上皮と呼ばれる重層上皮が存在し、さまざまな成熟段階の精細胞と支持組織であるSertoli（セルトリ）細胞から構成されている。精巣間質内にはLeydig（ライディッヒ）細胞が含まれており、テストステロンを主とした男性ホルモン分泌を担っている。曲精細管で形成された精子は、直精細管を通って精巣網に到達し、精巣輸出管を通じて精巣白膜を抜け、精巣上体に至る。

精巣上体は、頭部、体部、尾部からなり、頭部から精巣上部を覆うように付着している。内部では精巣網に連なる精巣輸出管が合流し、細管－精巣上体管からなる。精巣上体尾部は精索に続いている。精巣から運ばれた精子は頭部から尾部へ移動する過程で生物学的修飾を受け、運動能や受精能を獲得して成

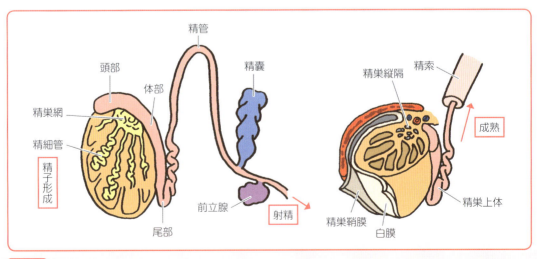

図3-1　精巣と精巣上体

熟精子となる。

精子形成[2]

精巣は精子形成とアンドロゲン産生という2つの機能を有しており、前述の通り、精子形成は精細管内で行われている。下垂体前葉より分泌される卵胞刺激ホルモン（follicle stimulating hormone；FSH）はセルトリ細胞に働き、精細管における精子形成の開始や維持の役割を果たしている。

精子形成の場である精細管には外側から順に精祖（精原）細胞（spermatogonia）、精母細胞（spermatocyte）、精子細胞（spermatid）がほぼ分化段階の順に同心円状に並んでおり、管腔中心部にはほぼ完成された精子が存在している。精祖細胞にはdark type A（Ad）、pale type A（Ap）、type B（B）の3種類が存在するとされている。Ad型精祖細胞は幹細胞として働き、通常は分裂せずに精祖細胞が減少すると有糸分裂を起こして2つのAd型精祖細胞に分裂して精子数を一定に保つ。一部のAd型精祖細胞はAp型精祖細胞に分化し、精子形成が開始する。Ap型精祖細胞は約16日ごとに分裂してB型精祖細胞となる。B型精祖細胞はさらに分裂して第一次精母細胞（primary spermatocyte）へと分化し、DNAの合成期に入る[3]。第一次精母細胞は精細管基底膜に接して存在しており、成熟するとともに4倍体（tetraploid）となる。その後、減数分裂を経て第二次精母細胞（secondary spermatocyte）となり、核膜が形成され、精子細胞へと分化し、精子細胞はさらに大きな形態的変化および核濃縮を経て成熟精子（mature sperm）となり、精細管へと放出される（図3-2）。

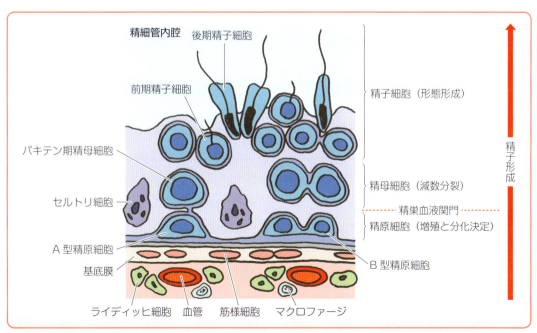

図3-2 精子形成

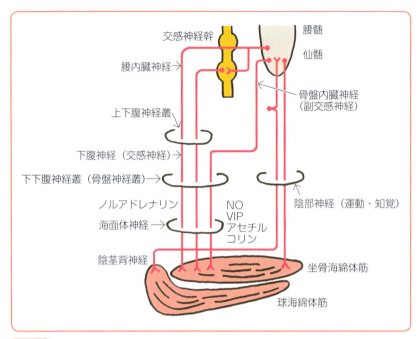

図 3-3　陰茎の神経支配

受精能獲得

　精子は形態が完成した後も、それのみでは運動機能を持たず、周囲の環境から刺激を受けて成熟精子となる。精巣上体に到達した精子は精巣上体を通過する間に運動能を獲得する。射精の際は、精液とともに精子が射出される。精液の15～30％は前立腺から、50～80％は精嚢腺から分泌される。前立腺液は精液の液化に関与し、亜鉛やプロスタグランジン、免疫グロブリンなどを多く含むのが特徴で、精子を外敵から守りつつ非自己である卵との融合に導く免疫系の調節に関与していると考えられている。精嚢腺液はフルクトースを多く含み、精液の凝固に働くとされている。精子は射精後、女性生殖器内で膜成分に変化を来し、受精能を獲得する。受精能を獲得した精子は卵からの走化性物質を感知しながら卵に近づき、卵の透明帯と結合し、精子結合受容体と結合すると先体反応 (acrosome reaction) が引き起こされると考えられている[4]。先体反応では精子先端の先体が破れ、卵の透明帯を通過し、その赤道面で卵細胞膜と癒合することとなる。

勃起と射精

勃起

　陰茎に分布している神経には骨盤内臓神経、下腹神経、陰部神経の3種がある。そのうち骨盤神経は勃起神経とも呼ばれ、仙髄 (S2～4) に由来する副交感神経線維からなり、勃起に重要な役割を果たす。下腹神経は胸腰髄 (Th11～L2) に由来する交感神経線維からなり、射精に重要である。陰部神経は仙髄 (S2～4) に由来する求心性線維からなり、陰茎の知覚を伝える (図 3-3)。

　勃起のメカニズムを理解する上で陰茎の血管の理解も重要である。陰茎に血液を供給す

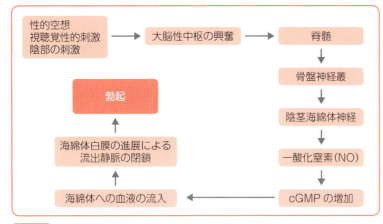

図 3-4 勃起のメカニズム

[永尾光一. 陰茎海綿体の解剖と勃起のメカニズム. Journal of smooth muscle research Japanese section. 9 (2), 2005, 37-45 より改変転載]

る陰茎動脈は陰茎に入る直前で陰茎背動脈、陰茎深動脈、尿道球動脈、尿道動脈に分かれる。このうち陰茎海綿体に血液を供給するのは陰茎深動脈であり、無数の螺旋動脈を分岐し、勃起機能に重要な役割を果たす。静脈系には、深陰茎背静脈から前立腺静脈叢へとつながる陰茎背側の静脈と、陰茎脚から内陰部静脈へとつながる静脈とが存在する。性的空想、視聴覚性的刺激、陰部などの刺激が大脳の性中枢を興奮させる。大脳の興奮により骨盤神経-骨盤神経叢-陰茎海綿体神経の神経終末から一酸化窒素（NO）が出て陰茎海綿体平滑筋内のc-GMPが増加し、平滑筋の弛緩が起こり、海綿体洞に血液が流入し海綿体白膜が伸展して流出静脈が閉鎖されるため、性交に十分な硬度を伴った勃起が得られる（図 3-4）[5]。

射精

主として精巣上体尾部に貯留している精子を瞬時に体外へ射出する現象である。精液の後部尿道への排出（seminal emission）と、精液の体外への射出である狭義の射精（projectile ejaculation）とに分けられる。自律神経と体性神経を介して起こる脊髄反射であり、この脊髄反射はさらに上位の中枢や性ホルモンによって制御されている。まず、陰茎皮膚から求心性のシグナルが陰部神経を介して脊髄の射精中枢（胸腰髄）に伝わり、ここから遠心性のシグナルが主として腰内臓神経を経て精路に至り、seminal emissionが起こり、続いて陰部神経を経由した脊髄反射により尿道周囲および会陰筋群の収縮が起こり、projectile ejaculation が生じる。

引用・参考文献

1) Parviz K. "Kavoussi : reproductive and sexual function". Campbell-Walsh Urology. 11th ed. Alan J. Wein et al., eds. 2015, Philadelphia, Elsevier, 2015, 498-764.
2) 久慈直昭. "精子の発育". がん・生殖医療：妊孕性温存の診療. 東京, 医歯薬出版, 2013, 10-21.
3) 藤澤正人. "精子形成". 男性不妊の臨床. 東京, メジカルビュー社, 2007, 2-9.
4) Yanagimachi R. "Mammalian fertilization". The Physiology of Reproduction. New York, Raven Press, 1994, 189-317.
5) 永尾光一. 陰茎海綿体の解剖と勃起のメカニズム. Journal of smooth muscle research Japanese section. 9 (2), 2005, 37-45.

（大山　力、山本勇人）

4 小児・AYA世代のがん患者の課題

　同じがん患者であっても、がんに罹患した年齢や環境によって、患者のがん体験は異なるものとなる。がん経験者の妊孕性の問題を扱う際、それぞれの患者が、がんの病名や予後、がん治療の副作用や晩期合併症に関してどのように理解し、がんの罹患時にどのような発達段階にあり、現在どんな環境におかれているかを理解しておくことは重要である。ここでは、小児、思春期・若年（adolescents and young adults；AYA）世代のがん患者の、それぞれの発達段階におけるがんの特徴と課題について概説し、がん・生殖医療に関わるヘルスケアプロバイダーが小児・AYA世代がん患者・がん経験者に関わる際の望ましいアプローチについて述べる。

がんの特徴と診療上の課題

　小児がんとは15歳未満の小児がかかるがんの総称であり、年間約2,000人超の子どもががんと診断されている[1]。先天形態異常、染色体異常や事故などの原因を除けば、子どもの死因の第1位である。小児がんは、白血病・リンパ腫などの血液がんが4割強を占め、固形がんは脳腫瘍の約2割を筆頭に、胚細胞腫瘍、神経芽腫など稀少がんで占められる。がん種による生存率の差異は認めるものの、この数十年の治療の進歩で予後が飛躍的に改善し、小児がんの7～8割は治癒するようになった。

　AYA世代の年齢的な定義は、国・団体や扱っている文脈によって異なる。厚生労働科学研究費補助金がん対策推進総合研究事業「総合的な思春期・若年成人（AYA）世代のがん対策のあり方に関する研究」班の政策提言では、40歳未満のがん患者は介護保険の受給対象とならないなど、国のがん対策が行き届いていないことから、AYA世代の上限を40歳未満と設定した[2]。がん・生殖医療という文脈では、女性の生殖年齢は45歳頃まで、男性はそれ以上の年齢であっても対象となり得ることに留意する。

　国内では年間に約21,000人が15～39歳の間にがんと診断されていると推定され（上皮内がんも含めると約36,000人）、その患者数は年齢が高いほど増加する[3]。がん種の構成は、25歳未満は小児がんと同様に血液がん、稀少がんが多くを占めるが、25歳を超えると、子宮頸がん、乳がん、甲状腺がんなど女性に多いがんの患者数が急増する。また、30代以降は胃がん、大腸がんなど、成人に多い消化器がんの割合が男女とも増加してくる。

　わが国ではAYA世代のがんの予後に関するまとまったデータはいまだ示されていないが、米国国立がん研究所のThe Surveillance, Epidemiology, and End Results（SEER）データベースの解析では、AYA世代のがん患者の予後の改善は、それ以外の世代と比べ伸び悩んでおり、その理由として、がんの診断が遅れること、臨床試験に参加す

る患者が少ないことなどが挙げられている[4]。国内のAYA世代の患者のほとんどは成人診療科でがん治療を受けている。成人診療科では、臓器別のがん診療が行われていることもあり、AYA世代特有の患者の悩みやニーズが把握しにくく、支援も行き届きにくいという問題点がある[5]。

発達段階からみた課題

人間は、誕生から死まで、人の一生のすべての過程において変化し続けるが、特に小児から若年成人にかけては、生物学的、精神的、社会的に大きな変化を遂げる。

発達段階（developmental stage）については心理学、教育学、社会学などさまざまな立場からさまざまなモデルが提唱されているが、米国の教育心理学者Havighurstは、人が人生のそれぞれの時期において社会的に適応し人格を形成する上で達成しておくべき心理・社会的課題、すなわち「発達課題（developmental task）」があり、それぞれの発達の時期の課題を達成できない場合、その後の課題の達成や社会的な承認に支障を来す危険があると提唱し、看護や教育などに影響を与えた。

変化の大きいライフステージでのがん体験は、患者の発達課題の達成に影響し、治療中や治療後の「生きづらさ」につながる可能性がある。このようなことを踏まえ、がん患者・経験者の支援を考えるにあたり、がん治療による身体的な影響だけでなく、患者がどのような発達段階でがん治療を体験したか、今後どのような発達段階を迎えるのかを意識しながら対応にあたることは重要である。

小児（乳幼児～児童期）

児童期までにがんに罹患した場合、病状に関する説明や治療方針に関する意思決定は保護者にゆだねられており、患者本人が「がん」の病名や病状が告知されていない、もしくは十分に理解できていないといった問題が発生する可能性がある。そのため、がん治療が終了し、不妊などの晩期合併症を発症したことで、初めて自分のがん経験を認識する場合もある。小児がん経験者には、思春期から若年成人期にかけての移行期に、発育段階に応じた患者教育を継続することが重要であるとされている。

思春期世代（13歳頃～20歳頃まで）

思春期世代になると、知的能力が著しく発達し、がんの病名や病状についての理解が可能となる。将来の具体的な夢を持ち、家族よりも友人関係が重要になる時期であり、がん治療にあたって、学業の継続や同世代の仲間からの疎外感などに悩む。一方、親からの自立、社会的自立への欲求が高まり、自我の確立をめぐってさまざまな葛藤を体験する時期でもあり、感情興奮性が増大し、本人と親や医療従事者との間の意思疎通が困難なことも少なくない。異性への恋愛感情や性的な感情が芽生える時期でもあり、性や生殖に関する話題については患者中心に進めていく必要がある。

若年成人（20歳頃～30代にかけて）

20歳を超えると身体的な成熟が完了し、多くは社会的、経済的に親から自立する。社会生活や家庭生活を営む中で人格も成熟し、自分自身で現実的な意思決定が可能である。一方、社会的には家庭や職場でさまざまな役割を担う時期であるため、がん罹患に伴っ

て、その役割責任を果たせなくなることに葛藤する。家族形成期であり、性や生殖の問題は差し迫った問題となる。

AYA世代がん患者・がん経験者の悩み

「総合的な思春期・若年成人（AYA）世代のがん対策のあり方に対する研究」班が2016年に実施したアンケート調査において、治療中のAYA世代のがん患者の悩みの年齢階層別の上位項目を**表4-1**に示す[6]。悩みの内容が発達段階の特性を示しており、15〜19歳では学業のことや体力の維持に関する悩みが、親から自立する20代以降は仕事のことや経済的なことの悩みが増え、20代後半以降は挙児に関する悩みや家族の将来についての悩みが増えてくる。

将来のこと、仕事のこと、経済的なことなどの問題は、健康なAYA世代にとっての悩みでもあるが、がんに罹患することにより、描いていたライフプランを変更することを余儀なくされた場合、それらの悩みが一層大きくなることは想像に難くない。また、晩期合併症やその対策についての心配を抱えている患者は多く、がん治療中から治療後の身体的な状況を踏まえて適切に情報を提供していくことの重要性が示唆される。

小児・AYA世代のがん患者に対するアプローチ

生物学的、精神的、社会的変化の大きいライフステージにある小児・AYA世代の患者への支援を考える際には、患者の発達段階を意識した対応が必要となる。

親の関与の大きい小児・思春期世代の患者に対しては、患者の将来の自立を見据え、本人と親の双方に関わっていく必要がある。その際、本人ががんになったことで、親やきょうだいの社会生活や心理にも影響を与えている可能性を念頭に置く必要がある。

社会的に多くの役割を持つようになる若年成人世代は、がん罹患による家庭や仕事への

表4-1 AYA世代のがん患者の年齢階層別「治療中」の悩み上位5項目（n＝207）

順位	15〜19歳 (n＝33)		20〜24歳 (n＝22)		25〜29歳 (n＝33)		30〜39歳 (n＝119)	
1	今後の自分の将来のこと	64%	今後の自分の将来のこと	73%	仕事のこと	64%	今後の自分の将来のこと	57%
2	学業のこと	58%	仕事のこと	50%	今後の自分の将来のこと	64%	仕事のこと	47%
3	体力の維持、または運動すること	46%	経済的なこと	46%	経済的なこと	49%	経済的なこと	44%
4	診断・治療のこと	42%	診断・治療のこと	42%	不妊治療や生殖機能に関する問題	49%	家族の将来のこと	42%
5	後遺症・合併症のこと	36%	後遺症・合併症のこと	32%	診断・治療のこと	40%	不妊治療や生殖機能に関する問題	36%

［厚生労働科学研究費補助金（がん対策推進総合研究事業）「総合的な思春期・若年成人（AYA）世代のがん対策のあり方に関する研究」平成28年度総括・分担研究報告書より転載］

影響が大きい。がんやがん治療による身体的な不調以外に、治療に伴う外見の変化、性機能・生殖機能への影響が、親しい人との関係性における悩みとなる可能性がある。また、子どもや高齢の親、上司や同僚にがんや予後をどのように伝えるか悩む患者も少なくない。

このように患者のニーズは多様であり、ニーズを評価し、必要とする患者に対し適切な支援を行うことは重要である。しかし、患者の発達・自立の度合い、社会的環境、将来のライフプランや希望はそれぞれに異なり、その直面する問題はさまざまであり、個々の患者の人格を尊重して対応することが原則である。また留意すべきは、医療従事者は医学的な側面からの助言は与えられる可能性があるが、医療以外の場面でのがん患者の体験や生活における対処方法を熟知しているわけではない。がん患者には、同じような経験をした同世代のがん患者の経験や対処方法を参考にしたいというニーズがある。こうしたニーズに対し、がん経験者によるピアサポートなどのリソースを活用できるよう、配慮することが望ましい。

引用・参考文献

1) 国立がん研究センターがん情報サービス．小児がんとは．https://ganjoho.jp/child/dia_tre/about_childhood/about_childhood.html［2019.1.6閲覧］
2) AYA世代のがん対策に関する政策提言．厚生労働科学研究費補助金（がん対策推進総合研究事業）「総合的な思春期・若年成人（AYA）世代のがん対策のあり方に関する研究」（研究代表者：堀部敬三）．https://www.mhlw.go.jp/file/05-Shingikai-10904750-Kenkoukyoku-Gantaisakukenkouzoushinka/0000138588.pdf［2019.1.6閲覧］
3) 国立がん研究センターがん情報サービス．小児・AYA世代のがん罹患．https://ganjoho.jp/reg_stat/statistics/stat/child_aya.html［2019.1.6閲覧］
4) R.J.ハヴィガースト．ハヴィガーストの発達課題と教育：生涯発達と人間形成．児玉憲典，飯塚裕子訳．東京，川島書店，1997，1-10．
5) Ohara A, et al. Current situation of cancer among adolescents and young adults in Japan. Int J Clin Oncol. 23 (6), 2018, 1201-11. Erratum in: Int J Clin Oncol. 23 (6), 2018, 1212-6.
6) 厚生労働科学研究費補助金（がん対策推進総合研究事業）「総合的な思春期・若年成人（AYA）世代のがん対策のあり方に関する研究」（研究代表者：堀部敬三）「ガイドラインの作成／思春期・若年世代のがん患者およびサバイバーのニーズに関する包括的実態調査」（研究分担者：清水千佳子）．平成28年度総括・分担報告書，2017．

（清水千佳子）

5 がんサバイバーシップとしての妊孕性温存への支援
がん看護の立場から

わが国で1年間に小児期とAYA世代においてがんと診断されるのは、小児（0～14歳）で約2,100例、15～19歳で約900例、20代で約4,200例、30代で約16,300例と推計される[1]。新たにがんと診断された年間約2万人の小児・若年患者が治療後の将来において家族をつくることを、がんの臨床にいるゲートキーパーとなる看護師がいかに考慮することができるかが、その後の妊孕性温存をはじめ、がんサバイバーシップにおいて大きな影響を与えると考える。

成人期がん患者

がん治療に伴う妊孕性への影響についての情報提供

がんと診断を受けたばかりの若年がん患者とその家族は、精神的に脆弱である中で、治療方針の決定や、がんと診断を受けたことによって仕事・家庭内役割に及んだ影響への対応など、さまざま意思決定が求められている。がんと診断され、治療方針が決定するまでは医療者はまず目の前にいる患者と家族が適切な意思決定能力を有している状況であるかどうかを見極めることが重要である。

その上で、計画されるがん治療の全体像を見据え、なぜがん治療が生殖機能に影響を及ぼすのかといった、妊孕性喪失のリスクについて説明を行う。リスクアセスメントは治療方法によって異なる。外科的療法は、手術によって生殖機能を失うことが予測される場合だけではなく、特に男性については、射精障害や勃起障害といった性機能障害によって、妊孕性保持のために生殖技術が必要となる可能性がないかどうかについても説明を行うことが求められる。

薬物および放射線治療の生殖機能への影響については、米国臨床腫瘍学会（ASCO）から提示されている主な治療レジメン別の生殖機能障害のリスク分類などを参考に[2]、エビデンスに基づいて患者と話し合っていくことが望ましい。生殖器と関係ないがんに罹患したのに、薬物療法や放射線治療といったがん治療によって生殖機能を失う可能性があることは、理解しがたいことである。薬物療法の必要性と副作用としての生殖機能毒性の機序についてわかりやすく説明することが重要である。その上で、治療後の自然妊娠の可能性と治療開始前に可能な妊孕性温存の具体的な方法を提示することが望ましい。

治療開始前における妊孕性温存療法への意思決定支援

がんの臨床に携わる看護師がどのようなプロセスで意思決定を支援していくことができるかを図5-1に示す[3]。Jonesらは、がん患者の妊孕性温存療法に関する意思決定のプロセスへの関連因子について次のようにまとめている[4]。はじめに、がんの臨床で生じる外的障壁として、不十分な情報提供、情報提供のタイミング、患者と情報提供者のコミュニケーションや生殖医療へのアクセシビリテ

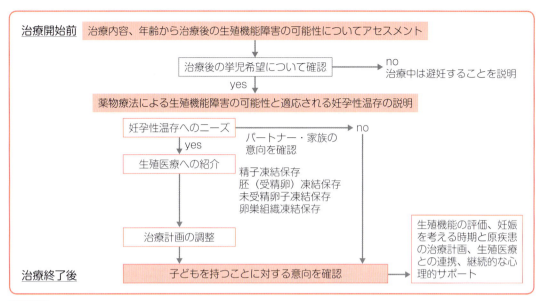

図 5-1 看護師による妊孕性支援のプロセス［渡邊知映．"妊孕性を支える看護"．女性性を支えるがん看護．鈴木久美編．日本がん看護学会監修．東京，医学書院，2015，67-75 より改変転載］

ィといった課題が挙げられている。これらの外的障壁をできるだけ軽減するためには、初診時の問診票などに将来的な妊娠・出産の希望についての質問を設けて挙児希望の有無を確認することや、妊孕性温存に関する情報パンフレットなどを用いて、がんの臨床に携わる看護者が誰でも最低限の情報を速やかに提供できるように整えることが重要である。患者が妊孕性温存療法に関心を示した場合には、確実に生殖医療へつなげることができるような連携が求められる。

はじめから看護者が妊孕性の問題は患者にとって優先度が低いと決めつけるのではなく、医師からがん治療が生殖機能へ影響を及ぼす可能性が説明されたときの患者や家族の反応を注意深く観察し、疑問がわいていないか、それ以上の情報提供の必要性がないかを十分にアセスメントすることが重要である。

さらに、Jones らは内的障壁として、妊孕性温存療法によってがん治療が遅れないか、ホルモン感受性陽性がんが悪化しないか、さらには将来の妊娠への不安といった妊孕性温存療法を選択することによるがん治療への影響を懸念することが意思決定に影響していることを指摘している[4]。拙速に妊孕性温存の方法だけを話し合うのではなく、がんの種類や病期からがん治療開始前までにどの程度の時間が許容されるのか、妊孕性温存療法を受けることによって、原疾患の予後に影響が生じないかどうか、どのタイミングで治療後の妊娠・出産について考えていけばよいのか、がん治療医と十分に話し合う時間を設けることが大切である。

妊孕性温存療法への意思決定を支援する上でアセスメントするべき項目は**表 5-1** を参照いただきたい。パートナーと意見が異なったり、経済的負担といった患者個人の課題を抱えている場合もあるため、個々の患者の中

で何が障壁となっているのかを話し合っていくことが望ましい。

さらに大切なことは、看護師は患者の言いにくい要望を医師に代弁するだけではなく、若年患者が疑問に思ったことを患者自身の言葉で医師に伝えることを支援する姿勢を持つことである。若年患者が自分の中で何を大切にしているのかを医療者と共有し、治療方針の決定からサバイバーシップにおける治療の影響についても自らが考え、医療に参画している意識を共有することができるように看護師がバックアップすることが重要である。

がん治療後の妊孕性の不確実性に伴う心理的負担

不妊治療中のがんの診断など、診断時の挙児希望がとても強い場合や、幼少時から母親になることに対するアイデンティティを大切にしてきた女性患者は、時にがん治療を受ける選択から逃げ出したくなったり、がん治療を乗り越えた後の生きる意義を見出せなくなるケースがある。あくまでもがん治療が優先されること、それを乗り越えた後の生き方を支援するための妊孕性温存療法であることを患者と医療者が共通理解する。

がんと診断され衝撃を受けている患者にとって、妊孕性を喪失する可能性を受け止めることはとてもつらいことである。さらに、妊孕性を喪失する可能性と直面すると同時に、患者は、生きることとのトレードオフ、がん治療と妊孕性温存療法という二重苦の中でジレンマを感じていることを理解し、そのような中でつらい治療を受けることを決めなければならない苦悩を承認していることを伝え、いつでも相談に乗ることができることを保証する。若年男性の場合は、治療終了後の生殖機能について評価されることなく、結婚するまで自らの妊孕性について不確実さを感じたまま問題が潜在化している場合も多い。そこで、必要なときにがん治療の情報を生殖医療や泌尿器科に提供できるように連携を取っていくことも求められる。

さらに、薬物療法によって必ずしもすぐに排卵が止まるわけではないため、薬物療法開始前のオリエンテーションでは、胎児への影響を考えて、治療終了までは避妊することを伝えることが重要である。

表 5-1 妊孕性対策に対する意思決定支援：アセスメントの視点

原疾患・治療関連要因	・予定されている治療内容が与える生殖毒性の評価 ・治療開始予定までの期間・緊急度 ・原疾患のホルモン感受性 ・既治療に伴う有害事象の有無（WBC、Plt、CRP など） ・卵巣への浸潤のリスク ・遺伝性乳がん・卵巣がん症候群の可能性
妊娠・出産・性、生殖機能関連要因	・将来の挙児希望の有無 ・最終月経、現在の月経状況 ・診断時年齢から予測される生児率 ・パートナー・子どもの有無 ・不妊治療の経験の有無 ・射精経験・射精障害の有無
本人の認知・感情	・妊娠・出産、母親・父親になることへの思い ・がんと診断されたことやがん治療に対する受け入れ ・がん治療の優先度 ・生殖医療に対する考え方 ・意思決定能力 ・精神状態
周囲の状況	・担当医からの説明内容 ・家族・パートナーの意向 ・経済状況 ・生殖医療へのアクセシビリティ

がん患者の妊孕性温存療法における生殖医療との連携

　妊孕性温存療法は生殖医療医とがん治療医が情報を交換しながら行っていかなければならない。看護師には両者が確実に連携できるように調整する役割が求められる。がん治療側からの情報提供内容は、年齢や性別、パートナーの有無、女性の場合には、最終月経、月経状況などの個人情報に加えて、予定されている治療内容、治療開始時期、既往歴、直近の血液検査の結果から採卵に伴う感染や出血のリスクがないか、原疾患のホルモン感受性の有無などの詳細な疾病関連情報などについて生殖医療医に提供されることが望ましい。さらに、がんと診断されたことへの受け止め、妊孕性についてどのような希望を持っているか、パートナーの理解は得られているかなど心理・社会面での情報を提供することも生殖医療のスタッフと患者のコミュニケーションを円滑にさせる。

小児期がん患者

　小児期のがん患者にとっては、妊孕性保持へのニーズは診断から治療時において直面する課題ではないが、治療後の長期的なサバイバーシップの中で向き合う課題となる。故に治療期においては、患児本人よりも親の妊孕性温存療法に対するニーズが高いことも考慮しなければならない。そのようなニーズの不均衡が生じている中で、どのように意思決定を支援していけるのだろうか。

　小児期の患者に適応される妊孕性温存の選択肢は限られており、卵巣組織・精巣組織凍結保存については臨床研究段階である。さらに、成人に比べて提供される温存療法による身体的侵襲が大きいことや、患児自身に精神的負担を負わせるデメリットを考慮して、情報提供が消極的になりがちなことが意思決定を困難にする要因として挙げられる。日本癌治療学会から発刊された「小児、思春期・若年がん患者の妊孕性温存に関する診療ガイドライン2017年版」の中では、16歳以上で十分な判断能力を有すると判断される場合には、親だけではなく、患者自身からもインフォームドコンセントを得ることが望ましく、16歳未満であっても親だけではなく、本人にも年齢相応の説明を行い、アセントを得ることが望ましいとしている[5]。

　さらに、小児がん患者はその後の長期的フォローアップが必要となる。その年齢の発達段階に合わせて、性や生殖に関するニーズの確認を行いながら、婦人科や泌尿器科といった診療科とシームレスな連携を取っていくことが望ましい。

引用・参考文献

1) 国立がん研究センター．がん登録・統計．小児・AYA世代のがん罹患．https://ganjoho.jp/reg_stat/statistics/stat/child_aya.html［2019.2.20閲覧］
2) Loren AW, et al; American Society of Clinical Oncology. Fertility preservation for patients with cancer: American Society of Clinical Oncology clinical practice guideline update. J Clin Oncol. 31 (19), 2013, 2500-10.
3) 渡邊知映．"妊孕性を支える看護"．女性性を支えるがん看護．鈴木久美編．日本がん看護学会監修．東京，医学書院，2015，67-75．
4) Jones G, et al. What factors hinder the decision-making process for women with cancer and contemplating fertility preservation treatment? Hum Reprod Update. 23 (4), 2017, 433-57.
5) 日本癌治療学会編．小児，思春期・若年がん患者の妊孕性温存に関する診療ガイドライン2017年版．東京，金原出版，2017，240p．

（渡邊知映）

6 がんサバイバーシップとしての妊孕性温存への支援
生殖看護の立場から

不妊症看護から生殖看護へ

　これまで生殖看護は不妊症看護を中核とし、人間のリプロダクションにおける健康支援を行ってきた。しかし、昨今の生殖医療の範囲が複雑化し急速に拡大してきたことに加え、「健やか親子21（第二次）」の基盤課題に挙げられているように、より広義のリプロダクションへの支援が期待されている。すなわち、生殖看護とは、人間のリプロダクションにおける健康に焦点を当て、この健康上の課題に関わりを持つすべての人々の身体的、心理・社会的、霊的側面が最適な状態を生み出すように支援する働きであると言えよう。したがって、本項で述べるがん患者の妊孕性に対する支援もその一部を占める。

　そしてその支援は小児期やAYA世代に始まり、成熟期においては妊孕性温存療法を受ける時期、がん治療に専念する時期、治療後に妊娠に向けて不妊治療を再開する時期、そして、妊娠・出産する時期、あるいは不妊治療を終結させる時期まで長期にわたって行われる。

生殖医療機関を訪れるがん患者の特徴

　妊孕性温存療法に関わる高度生殖医療（assisted reproductive technology；ART）は、不妊専門クリニックが担うケースが大半である。そこを受診する患者は挙児希望のカップルであり、看護職は不妊治療を受けるカップルを中心に支援しているため、胚（受精卵）や配偶子（精子、卵子）、生殖組織の凍結を目的として受診するがん患者への対応に戸惑うことも多い。

　不妊症患者は生殖医療を繰り返し受けることを通して、「妊娠できないかもしれない」という状況の解決策を模索していく。一方がん患者は、「妊娠できないかもしれない」という状況はがんの宣告とともに突然訪れ、未婚者では今後の恋愛や結婚への不安を、既婚者ではパートナーに対する自責に発展することも多い[1]。したがって、生殖看護に関わる看護職は、**表6-1**に示すような相違点を認識し、がん患者に対応することが求められる。

生殖看護からみた妊孕性温存の支援

　現在、がん医療と生殖医療とは異なる部門や機関で提供されることが多く、がん患者はがん治療と妊孕性という2つの課題に直面する。したがって診療科や組織を超え医療者が連携し、時機に応じた的確な情報収集をもとに複雑な意思決定を支援することが大切である[2]。生殖看護の役割を示したものが**図6-1**である。受診したがん患者に対する生殖看護の最初の役割として、「妊孕性温存療法を受けるがん患者・カップルへの支援」がある。そこで胚（受精卵）あるいは配偶子などを凍結した後、がん患者はがん医療を中心と

がん・生殖医療で知っておきたい基礎知識

表 6-1　不妊症患者とがん患者の背景の相違

		不妊症患者	がん患者		
主訴		挙児希望	胚（受精卵）凍結保存希望	卵子・卵巣組織凍結保存希望	精子凍結保存希望
患者の背景	年齢	成熟期	成熟期	小児期・思春期から成熟期	思春期から成熟期
	婚姻	既婚	既婚	未婚	既婚・未婚
	主な相談者	パートナー	パートナー・主治医	親・主治医	パートナー・親・主治医
生殖補助医療に関する情報とその理解		情報を持ち、その内容も理解	情報は少なく、理解も乏しい		
生殖補助医療への気持ち		治療結果（妊娠できるか否か）に対する不安	卵子や胚は自身の分身 期待や希望		
妊娠への気持ち		楽しみ・夢	不透明		
治療期間		ある程度限定	凍結期間は個人差あり		

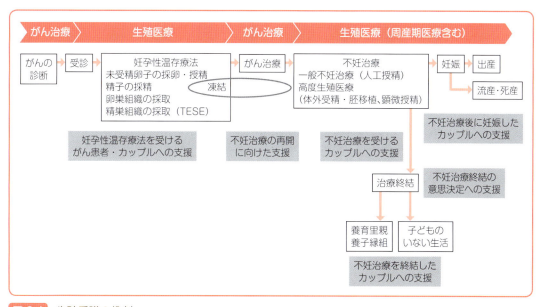

図 6-1　生殖看護の役割

した生活になる。その間も「不妊治療の再開に向けた支援」としてがん治療の経過を確認しながら凍結の継続の意思確認が行われる。そしてがん治療終了後、改めて妊娠を希望し不妊治療を受けるために受診したカップルに対し「不妊治療を受けるカップルへの支援」「不妊治療後に妊娠したカップルへの支援」が行われる。しかし、不妊治療には限界があることから、場合によっては「不妊治療終結の意思決定への支援」「不妊治療を終結したカップルへの支援」が行われる。次にそのプロセスの中で行われる具体的支援について述

べる。

ニーズへの対応

がん・生殖医療に向き合う患者のニーズは、がんの状態や治療段階、年齢、時間的猶予、パートナーや家族の考え方や患者一人ひとりの価値観や背景などによってさまざまである。例えば"がん治療を優先させたい"ニーズと"妊娠できる希望を残しておきたい"ニーズが共存する中で、自身の意見と違う"パートナー、家族の意見の相違、葛藤を何とかしたい"ニーズ、将来に向けて"自分の仕事と人生を諦めたくない"ニーズなどがある[2]。また、がん患者は妊孕性温存の意思決定に向けた情報収集と医療者や家族との相談を十分に行えておらず[3]、自分に合った情報希求や相談体制のニーズも考えられる。そこで、突然のがんの宣告、そして妊孕性温存療法の説明を理解できる十分な時間と気持ちの余裕がない中で生殖医療機関を受診したがん患者・カップルに対し、妊孕性温存療法に関して持っている情報とその理解度を改めて確認するとともに、どうしたいと考えているのか、パートナーや家族の想いはどうかなど、ニーズのアセスメントが大切である。

意思決定支援

生殖看護が関わる意思決定は、保健医療の意思決定の中でも難しい領域と言われる。その理由として、①カップルでの合意形成が求められること、②排卵という身体のリズムに合わせることや年齢とともに妊孕性が低下するという時間制約が多いこと、③治療成績の限界があること、④経済的な負担が大きいことを挙げられている[4]。がん患者の場合は、これらの難しさがさらに増幅される。未婚や小児のがん患者であれば、合意形成に家族も含まれること、女性の場合はがん治療のスケジュールの中で排卵周期を意識した生殖医療を進めなければならないことやがん治療の終了時点で生殖年齢を超えてしまう可能性もあること、凍結する対象（胚〔受精卵〕あるいは配偶子など）によって妊娠率に違いがあること、がん治療に伴う医療費も決して安価でない上、自費診療の不妊治療に伴う費用や受精卵や配偶子を凍結保存するための費用が必要となることなどである。

がん患者の妊孕性に関する意思決定支援は、「不確かなライフプランの支援」と言われる[5]。がん患者が治療の不確かさや将来の人生の不確かさに対峙し葛藤する中で、看護者は納得や折り合いをつけたライフプランを見出すことを支援するとともに、決断した不確かな道に歩み出すことを支え、その後の道のりを並走することが求められるだろう。

そこで、最初に生殖看護が担うのが、がん治療を受ける前の妊孕性温存療法に伴う意思決定支援である。詳細は、第5章Q.6を参照してほしい。次に、不妊治療の再開に向けた意思決定の支援である。そこには、冷凍保存してある胚（受精卵）・配偶子（精子、卵子）などの凍結継続の意思確認が含まれる。これはがん治療が終了し不妊治療を受けるタイミングまで継続して定期的に行われる支援であり、子どもやAYA世代のがん患者の場合は、結婚し挙児希望の意向が明確になるまで続けられる。そして、一般不妊治療やARTなど不妊治療を受けるカップルの意思決定支援に移行する。しかし、不妊治療後にすべてのカップルが妊娠できるわけではない。そこで妊娠・出産に至らない場合は妊娠できない状況を認め、不妊治療終結に向けた

意思決定支援が求められる。

将来の妊娠・分娩へ向けた支援

　生殖看護では妊孕性温存療法の実施がゴールではなく、その後の妊娠・分娩へ向け先を見越した支援が重要である。がんの宣告を受けたがん患者にとって妊孕性温存療法を受ける時期はがん治療の開始時期とも重なり、その後の人生に不確かさは付きまとう。そのため、闘病を続ける中で結婚生活が破綻してしまうケースも珍しくない。そこで、女性がん患者の場合は既婚者であっても胚（受精卵）の凍結に固執せず、複数採取された卵子の一部はそのまま凍結するなどの情報提供も必要となる。また、当事者が亡くなった場合であっても凍結した胚や配偶子は残っていることから、死後生殖を望む遺族も存在する。しかし、それは日本において認められていないことから、凍結延長の際には定期的に患者の生存確認を行うことも凍結開始時期に説明し納得してもらうことが大切である。

　一方、妊孕性温存療法後に患者は時間の経過とともにさまざまな情報に触れ、またがん治療に伴う体験から人生に対する考えも変化してくる。そこで、不妊治療の再開に向けた支援の中で、改めて不妊治療に関する情報提供を行うとともに場合によってはライフプランに関する相談に応じることも求められる。

がん看護と生殖看護の連携

　前述したように、がん治療医と生殖医療医が連携できるように、看護職は調整していく役割が求められる。そして、がん看護と生殖看護がバトンを渡し合いながら、あるいは協働しながら支援していくことが大切である。生殖医療機関では、がん医療機関から受け取った情報について患者とのコミュニケーションを通して確認しながら妊孕性温存療法が進められる。その後、治療の経過とともに患者の想いをまたがん医療機関にフィードバックしている。そして、がん治療に専念している間は両者が適宜連携しながら、不妊治療の再開に向けて準備を進めていく。特に不妊治療の再開が現実味を帯びてきた段階では、がんの病態や治療に関連した情報とともに、妊娠に対する本人やパートナー、家族の想いなど心理社会的情報を受け取りつつ、カップルに接することが大切である。

引用・参考文献

1) 詠田由美．"精神的アプローチ1　医師の立場から"．がん・生殖医療．日本がん・生殖医療研究会監修．東京，医歯薬出版，2013，214-21.
2) 上澤悦子．"精神的アプローチ2　看護の立場から"．前掲書1．222-9.
3) 土橋千咲，荒尾晴恵，野澤美江子．がん患者の妊孕性温存に関する意思決定に向けた情報収集・相談の様相と困難．大阪大学看護学雑誌．25 (1)，2019，in press.
4) 有森直子．生殖看護と意思決定支援．日本生殖看護学会誌．15 (1)，2018，55-7.
5) 矢ケ崎香ほか．若年乳がん女性患者のがん治療と妊孕性の意思決定を支援する看護師の認識．日本生殖看護学会誌．14 (1)，2017，21-8.

（野澤美江子）

7 がんサバイバーシップとしての妊孕性温存への支援
医師の立場から

　ここではがん・生殖医療における医師の役割を述べる。患者の人生を二次元、そして三次元的に考える必要性を意識し、主科となるがん治療医はさまざまな診療科、職種との連携を築いていく必要がある。

さまざまな医師の視点

がん治療医として

　近年、手術療法、抗がん剤治療、放射線治療、造血幹細胞移植、分子標的治療薬、免疫療法などさまざまな治療が集学的に行われるようになり、治療医として関わる医師が複数になる場合も多い。成人診療科の場合は臓器ごと、治療ごとに主治医が転々としがちあるが、すべてのがん体験を横糸として患者と共有し、患者の人生体験を縦糸として付き合うことができる主治医が、特に生殖年齢のがん患者には必要である。複数の治療医が存在する場合には、主科となる診療科の主治医にがん関連の情報を集約化し、主治医は患者のライフステージを意識しながら診療に当たることができるとよい。がん・生殖医療は、この横糸と縦糸の交差した時点、または縦糸の先を見据えた上でタイムリーに対応する必要がある医療である。

　がんの治療を開始するとき、もしくは新しい治療方針に切り替える必要が生じた際に、生殖・挙児可能な生殖機能の成熟が認められる患者の場合であれば、治療主治医は、できる限りのエビデンスと経験を踏まえて疾患の予後、治療によるその後の生活への影響を伝える。そして患者ががん経験者としての自身のその後の生活をイメージできた上で、加えての情報として不妊のリスク、妊孕性温存の方法に関する情報を提供することが推奨される[1]。このとき、患者自身の治癒が最優先であることは言うまでもない。

　妊孕性温存に関する情報は、必要な期間、費用、その後の妊娠の可能性など多岐にわたるので、生殖医療医からの提供が必要になる。機能温存の方法によって必要な期間が異なるので、がん治療開始時期との兼ね合いによっては、治療施設内外の生殖医療医との速やかな連携が求められる。生殖年齢に発症するがんは、進行が早く治療開始が急がれる場合が多いので、限られた時間の中で連携を行わねばならない。時間的余裕がないために妊孕性温存が適応にならない場合もあるし、医学的には可能であっても本人のライフスタイルや価値観から希望しない場合もある。どのような選択となっても、適切なタイミングで正確な情報を得て、患者自身が自己決定することがその後の生活の質の向上につながるという報告がある[2]。つまり、方法があるから試みないといけないのではないこと、妊娠・出産は親としてのゴールではなくその始まりであること、今後の自身の生活状況を長期的に考えて子どもを持たない選択肢もあることを伝えた上で、生殖医療医と連携を取る必要がある。

この意思決定の際にはさまざまな情報が必要になるが、基本となる情報は、原疾患と治療によりもたらされる身体面や経済面などを含めた生活への影響である。診断・治療に当たっては、腫瘍内科、移植科、免疫治療科、外科、放射線科など現在は複数の診療科が関わることがあるので、どの科が主治医科となって生殖医療医との連携をとるのか互いに対話を欠かさないようにし、連携のタイミングを逸しないようにしておく必要がある。

さらに、がんの種類・家族歴により遺伝性腫瘍が示唆される場合は、遺伝診療医や遺伝カウンセラーらとよく話し合った上で、患者に情報提供する。患者は、遺伝学的検査に関して意思決定した後に、今度は、妊孕性に関する情報を踏まえて、妊孕性温存についての意思決定を行うことになる。がんの診断後間もない患者にとっては、極めて負担の大きな行程である。

このように、診断後、治療開始までの時間のない中、患者は多岐にわたる意思決定を強いられるので、彼らの意思決定支援を担ってくれる多職種と連携が取れるとよい。例えば、がん看護専門看護師、不妊症看護認定看護師のほか、日本生殖心理学会が主催する講座（生殖心理カウンセラー養成講座、生殖医療相談士養成講座、がん・生殖医療専門心理士養成講座）を受講した心理職など、自施設または他施設にがん・生殖を依頼した際の専門家の有無などを知っておくと患者の助けになる。

そして、妊孕性温存を行った後には、挙児を希望する患者のライフステージに合わせて、原疾患の再発・転移の有無を評価した上で、再び生殖医療医との連携を図る必要がある。妊孕性温存が叶わなかった場合も、女性性・男性性の維持や性行為に伴う苦痛に対応するために必要な診療科との連携や、養子縁組を改めて考えはじめるがん経験者のニーズを拾い上げ、適切な団体を紹介できるとよい。

生殖医療医として

2017年、日本癌治療学会により「小児、思春期・若年がん患者の妊孕性温存に関する診療ガイドライン 2017年版」が刊行され、新たな分野として確立しつつあるものの、日本産科婦人科学会生殖補助医療（ART）登録施設におけるがん・生殖医療への取り組みは必ずしも十分ではない。がん患者における生殖補助医療は、パートナーがまだ存在しない場合や、それに伴い長期保存契約が必要になったり、社会的・医学的タイミングを図って卵巣組織・胚（受精卵）移植または人工授精を行う必要があるなど、一般的な不妊治療に加えて、さらに複雑な倫理的判断を必要とする場合が多い。

前述したとおり、原疾患の治療開始前の時間に余裕のない中での対応を強いられることになるので、原疾患の予後や今後の予定される治療に関するがん治療医との情報共有、患者が円滑に受診できる体制が構築されているとよい。

生殖医療医から提供される、患者が意思決定するために必要な情報は盛りだくさんである。温存方法それぞれに必要な期間、費用、女性の場合の温存後の妊娠は再発転移がない状態が前提であること、そして何より妊孕性温存は将来の妊娠・出産を確約するものではないこと、などの情報が必要となる。

さらに、意識しておきたいこととして前述

したが、妊娠・出産が人生のゴールではないことや、産まない選択肢もあるというデリケートな示唆も忘れないでおきたい。

がんの診断後間もない混乱の中にある患者のためには、患者が後で整理をしながら妊孕性について考えることができるように、手元に残る資料などを準備しておくとよい。

治療の時期による患者の悩みとその支援

診断・治療開始時の患者は、混乱の中、現状を理解し受容した上で意思決定すべきことが山積している。そこで、わかりやすい情報提供とできる限りの相談窓口の提供ができるとよい。

治療中も 25～39 歳の患者たちの悩みの上位 4～5 位に不妊治療や生殖医療に関する悩みがある[3]。そして治療終了後には、さらにそれらの悩みは上位となり、15～25 歳の思春期・若年成人世代においても不妊・生殖医療についての悩みが 5 位以内に顕在化してくる[3]。したがって治療開始後は折にふれ、子どもを持つこと、生殖医療に関することなどが話題にできるとよい。

患者のライフステージに応じた支援

卵巣組織凍結保存が技術的に可能になり、女性であれば前思春期でも必要に応じて妊孕性温存の対象になる。また、思春期世代の未成年でパートナーが存在しなくとも、もちろん不妊のリスクと温存方法について知っておく必要がある。この前思春期・思春期世代のがん治療は、小児腫瘍医が担当する場合が多いだろう。そして、18 歳未満の患者の場合、代諾者として親が意思決定をくだすことになるため、がんの診断・治療、不妊のリスク、妊孕性温存の方法などに関する本人への情報量は、親から制限されてしまうことが少なくない。小児腫瘍医は、10 代の患者であっても治療終了後には、不妊治療・生殖医療の悩みが上位である現状を忘れずに、妊孕性温存の施行の有無にかかわらず、治療の節目、成長の節目、またはパートナーができたときなどに話題とし、生殖に関するニーズに応じて説明を行うことが必要である。

一方、妊孕性温存がまだ行われていなかった時代の小児がん経験者の場合は、晩期合併症として不妊のリスクについて改めて説明する必要がある。女性の場合は、性ホルモン補充の必要性の説明は受けていても妊孕性との関係を理解していない場合もあるので、折にふれ、情報提供を行うことは必要である。そして、現在の生殖補助医療の中で可能性のある方法について、生殖医療医からの話を聞く機会を希望に応じて設けることが必要な場合もあろう。

25 歳以降のがん経験者にとって、不妊・生殖医療に関する悩みは常に上位である。パートナーの有無によって、また個々に、その時々のワークライフバランスによって、欲しい情報量や質が変わってくるので、患者の人生の伴走者としての治療主治医は、悩みを拾い上げた後、不妊症看護認定看護師などの相談窓口に導くことができるとよい。

がん・生殖医療と移行期医療

小児がん患者が未受精卵子や卵巣組織、精子を凍結保存した場合、伴侶を得て挙児のために移植するまでの期間は長期に及ぶことに

がん・生殖医療で知っておきたい基礎知識

なる。小児がん診療における長期フォローアップ体制として、妊孕性温存が必要になるようなハイリスクの治療を受けた小児がん経験者は、治療に精通した専門医が長期的にフォローアップすることが推奨されている[4]。そして、小児腫瘍医から成人科がん治療医へ移行する時期や疾患などは、いまだ課題が残されている領域でもある。小児がん経験者が妊娠を望む時期が来るまで、小児腫瘍医が主治医として彼らの人生の節目を共に迎えることができる場合は、その時点で健康状態を確認した上で生殖医療医と再び連携を取ることは容易である。一方で、性行為の苦痛など小児期には問題にならない悩みには小児科医は気付きにくいので、ライフステージに見合った問診や看護師との協働体制を確立していく必要がある。成人科がん治療医へ移行して長期フォローアップを受けることができている場合は、成人としての健康管理やライフスタイルに準じた診療が受けやすいといった長所があるだろう。しかし、妊孕性温存後の妊娠を希望した際に原疾患の再発・転移の有無を確認する診療については、小児がん疾患は多様であるために成人診療科では対応が困難な場合がある。成人診療科へ移行後も、小児－成人医療の医師間は双方向性の関係であることが必要であろう。

また、手術のみや低リスクの治療を受けた小児がん経験者の場合は、フォローアップは家庭医に移行してもよいことや、成人以降は電話や郵送による調査のみでよいことが示されている[4]。しかし、妊娠しにくさを意識したときの相談窓口は、がん治療との関連を考える必要があるので、まずは小児腫瘍医や生殖医療医の中でもがん・生殖に精通している施設へ相談することを提示しておくとよいだろう[5]。

　　　　　　　　　●

　分子標的治療薬、免疫療法など新しいがん治療の時代に入り、さらなる治癒率の改善が期待される。一方で、生命の誕生・終息において、ありのままを受け入れるという心の静けさを尊重することも必要だろう。がん・生殖医療は、患者が意思決定を行うための情報が日々更新され、発展し続けている領域である。医師は、がん経験者の治癒後の生活の質の向上のために、正しい情報と倫理的判断力を持ち、他診療科・他機関・他職種との連携が円滑に行える体制の維持に努める必要がある。

引用・参考文献

1) ASCO Practice Central. ASCO Quality Oncology Practice Initiative. http://qopi.asco.org/program.html［2019.2.5閲覧］
2) Ito Y, et al. The utility of decision trees in oncofertility care in Japan. J Adolesc Young Adult Oncol. 6（1）, 2017, 186-9.
3) 平成27-29年厚生労働科学研究「総合的な思春期・若年成人（AYA）世代のがん対策のあり方に関する研究」（研究代表者：堀部敬三）. AYA. http://www.ccaj-found.or.jp/materials_report/cancer_material/［2019.2.5閲覧］
4) JPLSG長期フォローアップ委員会長期フォローアップガイドライン作成ワーキンググループ編. 小児がん治療後の長期フォローアップガイドライン. 大阪, 医薬ジャーナル社, 2013, 356p.
5) 日本がん・生殖医療学会. がん治療と妊娠～がん治療後の将来を見据えて～：地域医療連携紹介. http://www.j-sfp.org/cooperation/index.html［2019.2.5閲覧］

（小澤美和）

8 がんサバイバーシップとしての妊孕性温存への支援
薬剤師の立場から

がん医療に携わる薬剤師の役割

　病院または開局薬局薬剤師は、入院患者、外来患者への対応の違いはあるものの、がんに対する治療計画、抗がん剤の作用、副作用とその対策の説明など、がん薬物療法を成功させるための医療支援を幅広く担ってきた。そして、がん医療により深く携わる薬剤師は、日本病院薬剤師会、日本医療薬学会、日本臨床腫瘍薬学会による学会等認定制度におけるがん薬物療法認定薬剤師、がん専門・がん指導薬剤師、外来がん治療認定薬剤師の認定資格の取得を目指し、日々自己研鑽を積み重ね、その専門性を高めてきた。がん医療の適正実施に向けた患者支援において、担当医、その他ヘルスケアプロバイダーとともに薬剤師は医療チームの一員としてその役割を果たしてきた。しかし、これまでの薬剤師による医療支援の機会は、当該治療の投与直前、あるいは実施中であることが多く、がん薬物療法に関する説明に限られることが大半であった。がん薬物療法を終了した後の患者の身体に与える影響、5年後あるいは10年後の影響に関する情報提供を行う機会は少なかったと考えている。

　がん薬物療法の飛躍的発展に伴い、患者の生存期間のさらなる延長が期待されている中、がん薬物療法を終了した後のフォローア

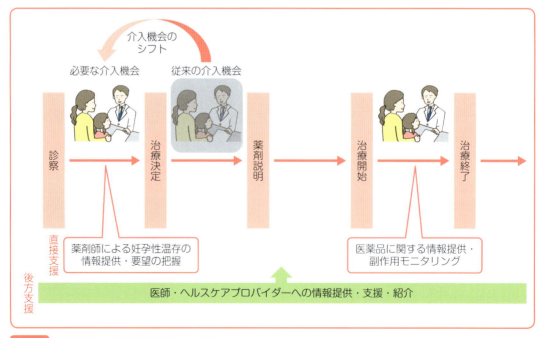

図8-1　薬剤師による情報提供の介入機会

がん・生殖医療で知っておきたい基礎知識

ップの重要性が注目されてきた。特に、がんサバイバーケアとして望まれている情報として、妊孕性に関する情報は、疾患の診断時から求められているとする意見もあり[1]、われわれ薬剤師による情報提供の介入機会をもう少し早くする必要があると考えている（図8-1）。従来は、医師の診察により治療方針が決定された後に、投与予定の抗がん剤治療レジメンの作用、副作用とその対策などについて薬剤師が情報提供してきた。しかし、このタイミングにおける薬剤師の介入では、予定される薬剤がもたらす性腺毒性などに関する情報提供を行ったとしても、妊孕性温存を実施する時間的猶予が削られてしまうことが想定される。したがって、医師診察後、患者による治療方針の意思決定の際に薬剤師からも情報提供を受けることで、妊孕性温存に必要な時間確保につなげることが期待される。そのような工夫により患者のニーズをいち早くくみ取ることができ、担当医、生殖医療医およびヘルスケアプロバイダーなどへの速やかな情報の橋渡しの一助を担うことが可能である。

われわれ薬剤師は、学生時代から「薬害」に関する教育を徹底して受けてきている。サリドマイドに代表される妊産婦への投薬に伴い催奇形性をもたらす薬害の教訓は、われわれの中では最も印象深く教育されているトピックの一つであり、仮に有用な薬剤であったとしても、時として重大な薬害を生じる怖さを心に抱き続け、再発防止を誓い、患者の医薬品適正使用の促進に貢献するよう努めている。それ故に、妊娠女性に対する薬剤の調剤、薬剤管理指導の際には大きな不安を感じている。

日常診療において、妊娠中の女性が母体疾患のコントロールのために服薬を必要とするケースは散見され、また妊娠していることを気が付かずに服薬していた事例もあり、薬剤師は、妊娠中の投薬リスク評価を行うことは避けることができない責務であることを改めて認識する必要がある。そして薬剤師自身が、その専門性を生かし対応する知識と経験を身につけ、現時点で得られているベネフィットリスクバランスを踏まえた適切な情報提供を行うことが、がん医療に携わる薬剤師の役割だと考える。

妊娠中・挙児希望を有する場合に薬剤師ができること

妊娠中にがんが発見された場合、がん治療の遅れは母体への治療成績低下につながる。一方、妊娠中絶の判断にも母体保護法の観点から時間的猶予は限られている。患者にとって、妊娠とがん治療の狭間に置かれた際に感じる不安は相当のものであろうと容易に推測できる。妊娠中のがん治療に伴う薬剤の母体および胎児への影響について科学的に対処するためには、抗がん剤の作用機序、副作用プロファイルとともに、胎盤通過に伴う胎児へのリスク、母乳を介した乳児へのリスク、卵胞や精巣への性腺毒性などの情報を効率よく収集し評価を行い、担当医、生殖医療医およびヘルスケアプロバイダーらと情報共有し、服薬カウンセリングを通じ不安を払拭する一助を薬剤師は担うことができるであろう。

抗がん剤に関する性腺毒性リスクについての情報は、日本癌治療学会の「小児、思春期・若年がん患者の妊孕性温存に関する診療ガイドライン 2017年版」、米国臨床腫瘍

学会（ASCO）の「ASCO Recommendations on Fertility Preservation in Cancer Patients」などのガイドラインから収集可能である。しかし、がん薬物療法においては、有害事象を軽減するための支持療法として用いる薬剤が必須のものとなっており、これら抗がん剤以外においても妊娠中または挙児希望を有する場合に、最善な薬剤選択が求められる。例えば、制吐薬として汎用されるオンダンセトロンにおいては、デンマークでの約60万人におけるコホート研究の結果、その使用に伴う流産リスクの有意な増加は認められず、関連性がなかったことが報告されている[2]。一方、降圧薬として過去汎用されていたアンジオテンシン変換酵素阻害薬については、第2～3三半期における使用による胎児への曝露により、腎尿細管形成不全を起こすことが示唆されている[3]。これら抗がん剤以外においても、より安全性の高い薬剤選択を判断する際には、エビデンスが乏しい中で現在得られる情報を最大限に活用し、評価し臨床応用に供されるべきである。このような場面において、医薬品を取り扱う専門家として薬剤師の職能を活用することは可能であると考える。

妊娠中または挙児希望を有するがん患者は、短期間のうちに多くの意思決定を迫られている。そのような患者のために、われわれ薬剤師は、安全性の高い薬剤選択のための情報を収集・評価し、薬学的知見を駆使して、担当医およびその他のヘルスケアプロバイダーとともに、がん医療の適正実施に向けた患者支援を行うことが大きな役割の一つだと感じている。そして、妊孕性・生殖機能温存療法後の患者に対して、抗がん薬のみならず、がん治療に必要な薬剤情報および基礎疾患などに対する薬剤情報を継続して提供可能となるよう準備しておく必要がある。

担当医およびその他のヘルスケアプロバイダーにおいては、患者の妊孕性温存への支援を検討する際に、自施設における薬剤師を医療チームの一員として活用いただけることを切に願っている。

引用・参考文献

1) Boyajian RN, et al. Desired elements and timing of cancer survivorship care: one approach may not fit all. J Oncol Pract. 10 (5), 2014, e293-8.
2) Pasternak B, et al. Ondansetron in pregnancy and risk of adverse fetal outcomes. N Engl J Med. 368 (9), 2013 Feb 28, 814-23.
3) Barr M Jr. Teratogen update: angiotensin-converting enzyme inhibitors. Teratology. 50 (6), 1994, 399-409.

（米村雅人）

9 がんサバイバーシップとしての妊孕性温存への支援
心理職の立場から

がん・生殖医療における心理支援

心理職[注]は、臨床心理士、公認心理師、がん・生殖医療専門心理士、その他心理専門職の総称と定義する。一般に、心理職の主要な職務として、患児・患者・家族の心理状態のアセスメントと専門的な心理カウンセリングや心理療法といった直接的支援と、多職種チームの中で心理状態や将来的な心理社会面の見通しを報告・相談したり、チーム内の人間関係やストレス状況を支援したりするといった間接的支援を担当することが多いが、がん・生殖医療においても基本的に同様である。医療情報の提供は医療知識に対する理解をもたらすだけでなく、強い不安を喚起しやすい。したがって、正しい知識や情報を心理面に十分に配慮しながら伝え、病気の結果もたらされる諸問題への対処法を話し合い習得してもらう心理療法を行う。主体的に療養生活を営めるようになるという心理療法などを用いて医療情報提供を行ったり、医療情報提供後の心理アセスメントと継続的支援を行ったりしている[1]。

なぜがん・生殖医療に心理カウンセリングが必要なのであろうか。それは、がん診断やがん治療は強いショックや不安、抑うつ、心身症状など精神疾患を引き起こしやすいことが知られているからである。例えば、乳がんと診断された女性の約3人に1人は大うつ病、約4人に1人はPTSD症状を訴える。乳がん患者の抑うつ症状は診断1年目48%、2年目25%、3年目23%、4年目22%、5年目15%と、一般人口中の有病率の2倍以上で長期にわたる精神的不調が報告されている。こうした精神症状は医療を選択する際の意思決定を左右する。初期乳がん患者において、医師が推奨する術後化学療法に対する受け入れは、抑うつが強い場合51%、抑うつでない場合は92%である[2]。がん診断から平均10年経過したがんサバイバーが侵入症状や侵入的思考と回避症状といったPTSD症状を抱えていると、挙児希望が低下することが報告されている[3]。精神症状と医療行動は密接に結び付いている。のちに患者が「意思決定のとき精神不調のため適切な医療行動がとれなかった」と後悔しないように、精神症状に注意を払い適切な支援を提供し、医療情報の理解や医療の受け入れを適切かつスムーズにする支援が必要とされている。

このような先行研究から、米国臨床腫瘍学会（ASCO）2013年ガイドライン（改訂）では、がん患者が将来の妊孕性について不安を感じていたら心理職を紹介することを推奨

注：わが国における心理職は現在、臨床心理士（日本臨床心理士資格認定協会が1988年12月認定開始、2018年4月時点有資格者34,504人）、公認心理師（厚生労働省、文部科学省が公認心理師法［平成27年法律第68号］に基づく国家資格で27,876人〔2018年11月30日現在〕）をはじめ、さまざまな学会や民間企業などが資格認定しており、医療、保健、教育、司法、福祉など多様な領域で専門的な心理支援活動を行っている。

し、米国生殖医学会（ASRM）はがん患者の妊孕性温存には十分に訓練された心理士があたることを推奨している。日本では2016年から日本がん・生殖医療学会と日本生殖心理学会の共同開催でがん・生殖医療専門心理士の養成講座と資格認定を行っている。

若年成人がん患者に対する心理支援

　がん診断時から心理状態のアセスメントを開始し、都度のアセスメントに合わせて支援をチームで取り組んでいく。アセスメントと支援はさまざまな学会や職業団体、ガイドラインなどで推奨するものがあり、状況に応じた独自のアセスメントをしている施設も少なくない。がん患者を対象とした簡便なものとしては「つらさと支障の寒暖計（distress and impact thermometer；DIT）」が挙げられる（「つらさと支障の寒暖計」は http://plaza.umin.ac.jp/~pcpkg/dit.html を参照のこと）[4]。重要なのはアセスメントした後の流れを含めたフローを作成しておくことである。そのためにカットオフポイントに従い医療チームでカットオフとその後の紹介、連携を話し合っておく。どの職種が支援する場合でもまず具体的な「つらさ」と「支障」について尋ねたり診療録から情報を収集したりして、がん／がん治療による身体症状の現れかどうかを第一に検討し、身体症状の現れではないとわかったときに心理的問題の現れであるかもしれないと考える。心理職は構造化精神科診断面接などを用いて精神症状、機能障害を聴取し、精神科医との連携を検討する。また、がんに対する認識、周囲からのサポートや人間関係、日常のストレスなどを尋ね、「つらさ」と「支障」の機序を検討する。患者の「つらさ」と「支障」がどのように発生しているのか心理教育を行い、「つらさ」と「支障」の軽減方法について話し合う。必要に応じてカウンセリング、リラクセーション、認知行動療法など効果的な方法を紹介し、患者の希望があれば心理職が継続的支援を提供することもある。このように各職種がどのような支援を行うか大筋を決めておくだけでなく、多職種チームにおいてもカンファレンスやカルテで共有して患者の心理状態に注意し、対処や支援方法を話し合う。

　ところで、がん・生殖医療は患者だけでなく夫婦・家族の次世代形成にかかる医療であるため、患者の過去や現在の夫婦・家族関係が影響する。患者は、これまでの家庭経験から子どもを持ちたい、あるいは持ちたくない意思を語ることが少なくない。女性患者とその母親との長年にわたる母娘葛藤が妊孕性温存の意思決定に影響することもある。たとえこれまで問題なく円満であっても、関係性の問い直しと再構築が行われるものである。そのため、心理職であっても医療の意思決定支援や妊孕性温存に関する心理カウンセリングにおいて夫婦や家族間の葛藤を十分に解決した上で進むことは時間的に難しい。もし状況的に可能ならば、患者と家族を分けておのおのの個別面接をしたり、患者の語りに対する共感や慰め、労りの言葉かけを加えたり、実際に意見の衝突を整理したり葛藤の軽減のための心理療法を行ったりする。こうしたことはがん・生殖医療の治療選択には直接的に関係がないかもしれないが、患者が将来的に内なる声に気づき、内なる傷つきを癒すことにつ

ながるかもしれない。がん患者の生殖の問題は長期的展望が必要で、がん診断からがん治療後長年を経ても闘病したことや子どもを持つことの意味を考えることがあるだろう。そうしたときに心理職と話したことを思い出すこともあるので言葉かけも意義があると考えている。

小児期のがん患児に対する心理支援

小児の心理状態のアセスメントは、子どもの発達に個人差が大きいため年齢で区切った対応をとることが難しい。そのため、心理職は基本的に言語・認知・行動などが同年齢の定型発達と比較してどのような状態か、発達の特徴を検討しながら、児の長所や得意とする点に働きかけて支援する。定型発達（表9-1）としてピアジェの認知発達理論とその関連研究を中心に見ると、おおよそ4～5歳くらいまでは自分が見聞したことがすべてであり、見えないものを理解することが難しい[5]。5歳頃から自分が見聞した認識と他者の認識とは異なり、他者は他者の信念があることをわかり始める。7歳頃になると無生物や生死の概念が形成される。9歳頃から病気や体の内臓など一目で観察できないものについての理解が進み、大人が簡単に具体的に説明すると理解できるようになる。子どもが独力で論理的に考えられるようになるのは13歳以上とされる。このような定型発達を念頭に置いて、患児の発達的特徴を捉え、対応方法を検討する。例えば、患児が年齢に比して言語発達が進んでいるなら、簡単な言葉を順序よく重ねることで筋道を立てて理解できるかもしれない。他方、表出としては、自身の病識や心情の変化などは子どもなので表現が乏しいことがあるので、オープンクエスチョンでなく選択肢を示すことや、フェイススケール（笑い顔から泣き顔までを段階的に図示したもの）で当てはまるものを選んでもらうこと、ジェスチャーなども含めた自由な表出を受け入れることなど、工夫が必要である。

一般に子どもは養育者や大人の表情と声のトーンから"空気"を読んで行動してよいかどうか判断する。例えば段差のある構造物の上にガラス板を張り視覚的断崖を形成し、ガラス板の端に0歳9カ月～12カ月児を座らせ、断崖を挟んで対面に母親が立ち、児に声かけをして児が渡るかどうかを見る有名な実験がある（図9-1）[6]。このような初めて見る、一見危険な場面に遭遇したときに、同席していた母親がニコニコと明るい声を出していれば児も安心してハイハイをして母親に近

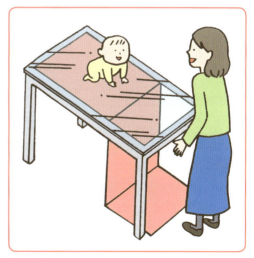

図9-1 視覚的断崖を用いた乳幼児の知覚実験装置（Gibson&Walk, 1960）

視覚的断崖とは、もともと乳幼児の奥行き知覚の存在を確かめるべく案出された実験装置で、深さ30cmから1mほどの溝の上に厚い透明なガラス板が渡され、乳幼児程度の体重ならば十分にその上をハイハイして移動することが可能となっている。

表9-1 小児から成人の発達

時期	年齢（開始目安）	認知、理解の発達[*1]	対人関係[*2]	情動・精神発達と起こりやすい問題[*3]
乳児	0歳8カ月	大人の言動を見て、自分の行動を調節する（社会的参照機能）。	主たる養育者に示す愛着と見知らぬ人への恐れ。基本的信頼感の形成	情動は3カ月を過ぎると不快から怒り、嫌悪、恐れが派生し複雑化する。
乳児	1歳6カ月	発語（1語文）。指さし、発声など含め意思の表出		
幼児	2歳	具体的なことであればイメージを形成できる（表象機能の発達）。	他者とイメージを共有して遊べる（ごっこ遊び、見立て遊び）。	幼児期までに発症する発達障害
幼児	3歳	3語文以上の発話。外見できる体の部分の名称がわかる。	話者がうそをついているか認識できる。	
幼児	4歳	理解は見た目に左右される。他者の信念が理解できるようになるが、信念の背景や悪意まで推測できない。	泣いている友人への対処はできるようになるが、理由の推測や善悪の判断は難しい。	
児童	7歳	具体的操作期。うそをつき、つじつまを合わせられる。無生物概念、死の概念の形成	相手の行動や意図を予測して自分の行動を選択できる。	小児期特有の表出（例えば、うつ病の特徴として怒り、イライラの表出。PTSD症状の特徴として不安、退行、問題行動の表出など）
児童	9歳	見た目に左右されずに質量保存が理解できる。		
思春期	11歳	論理的思考（2つ以上の条件の並立、三段論法の理解）	親・大人に対する反抗期。価値観や志向性によって友人関係を築くようになる。	
思春期	13歳			
思春期	14歳			青年期好発の精神疾患（例えば、社会恐怖、摂食障害、統合失調症、境界性人格障害など）
青年期	15歳		「自分とは何か」悩み、関与することでアイデンティティ達成に至る。	
青年期	16歳			
成人期	若年成人		婚姻、家族の形成	大人の精神疾患

[*1] ピアジェによる子どもの認知発達理論、その他発達心理学研究知見をもとにまとめた。
[*2] エリクソンによる心理社会的発達理論、その他発達心理学研究知見をもとにまとめた。
[*3] 精神医学・臨床心理学研究知見をもとにまとめた。
［小泉智恵．"Q3-2 患者が未成年者の場合にはどのようなかかわりが望ましいか"．がん患者の妊孕性・生殖機能温存のための診療手引き．AMED研究班編．東京，金原出版，2019より改変転載］

づくが、母親が無表情や暗い表情であり低い声で話していれば、児はハイハイを中断したりぐずり始めたりする。これは社会的参照という認知機能で、乳児であっても周囲の大人をよく観察し、大人の状態を認識した上で自身の行動を選択する機能が備わっていることを示している。このことから、子どもの言動は周囲の大人の言動や関係性を映し出すものだと捉えて、患児と家族との関係性を含めたアセスメントを行う。このメカニズムを応用すると、患児の家族をまず安心させる働きかけ行うことで患児も安心させることができる

ことになる。

　患児の家族の心理状態、家族関係の把握と対処としては、職種に限らず温かく尊重する態度でコミュニケーションをとることが大切である。短時間のささいな会話であっても医療者の態度が表れやすいので、医療者が普段からポジティブな生活態度を心がけていることが良好なコミュニケーションに役立つ。

　また、大人であってもわが子の病気となると気が動転してしまい、頭ではわかっていても心がついていけないことはよく起こる。そうした心理状態は何度もささいなことを質問したり、理解がよくなかったりする行動に表れる。医療者は行動の背景にある心理状態に配慮して対処することが大切である。

　心理職は上述したように、がん・生殖医療に向き合う患者のニーズへの対応、意思決定支援、妊孕性温存決定後の支援、がん治療中・治療後の支援、将来の妊娠・分娩に向けた支援など、どのような場面においても、心理学、精神医学の知識と技術をもって、心理アセスメントと心理カウンセリング・心理療法を提供し、多職種チームの一員として協働している。一般的な心理カウンセリング／心理療法は、静かな個室で患者と心理職が50分程度の1セッションを月数回のペースで5回、10回と継続して行うもので、予約制の診療体制をとっていることが多い。しかし、妊孕性温存決定時、危機的状況など時間がないときは患者の状況に応じて外来の待合の静かなところやベッドサイドなどで短時間、1回限りのカウンセリングも行って柔軟に対応している。

引用・参考文献

1) 奈良和子, 小泉智恵ほか. 妊孕性温存における心理支援と心理士の役割. 日本がん・生殖医療学会誌. 2 (1), 2019, 57-61.
2) Colleoni M, et al. Depression and degree of acceptance of adjuvant cytotoxic drugs. Lancet. 356 (9238), 2000, 1326-7.
3) Canada AL, Schover LR. The psychosocial impact of interrupted childbearing in long-term female cancer survivors. Psycho-oncology. 21 (2), 2012, 134-43.
4) 国立がんセンター東病院 臨床開発センター精神腫瘍学開発部. つらさと支障の寒暖計 (DIT: Distress and Impact Thermometer). http://plaza.umin.ac.jp/~pcpkg/dit.html [2019.2.5 閲覧]
5) 小泉智恵. "Q3-2 患者が未成年者の場合にはどのようなかかわりが望ましいか". がん患者の妊孕性・生殖機能温存のための診療手引き. AMED 研究班編. 東京, 金原出版, 2019, 印刷中.
6) Gibaon EJ, Walk RD. The "visual cliff". Sci Am. 202, 1960, 64-71.

（小泉智恵）

10 がんサバイバーシップとしての妊孕性温存への支援
がん専門相談員の立場から

妊孕性温存への支援における相談支援センターの役割

　がん診療連携拠点病院への相談支援センターの設置が2006年に義務づけられてから、相談支援センターに求められる役割はがん医療の変化とともに拡大してきている。2018年3月に閣議決定された第3期がん対策推進基本計画に基づき、2018年に見直された「がん診療連携拠点病院等の整備に関する指針」において、相談支援センターの業務の一つとして「がん治療に伴う生殖機能の影響や、生殖機能の温存に関する相談」が明記された[1]。このように今後は、相談支援センターのがん専門相談員が妊孕性温存への支援に取り組んでいくことも、重要な役割として期待されている。

　わが国のがん医療の現状として、40歳未満の患者が最初のがん治療開始前に、その治療による不妊への影響について医師から説明を受けたと認識している割合は44.3%にとどまっている[2]。また、がん診療に携わる医師のうち、日常診療において患者と妊孕性について話し合いを行う医師は42.7%という報告もある[3]。このように、がん患者は妊孕性温存療法などのがん・生殖医療に関する情報が主治医から必ずしも十分に提供されていない。そのため、患者の中にはがんと妊娠・出産のことについての悩みを抱えていても、どこに相談すればよいのかわからない者も少なからずいる。このような現状も踏まえて、がん・生殖医療のことで悩む患者が相談できる窓口の一つとして、がん診療連携拠点病院や地域がん診療病院に設置されているがん相談支援センターがその役割を担っていくことが期待されているのである。

がん専門相談員に求められるがん・生殖医療に関する相談支援

　将来子どもを持つことに関する悩みを抱えるがん患者に対して、がん専門相談員に求められる役割は、正しい情報を提供するとともに、心理的な支援を行っていくことである。がん・生殖医療に関する相談支援を行う上で特に不可欠なのは、がん治療の状況を把握することである。がん治療を急ぐ必要がある場合や治療を中断できない場合は、たとえがん患者が子どもを持つことを強く希望していても妊孕性温存療法を行うことが難しいこともある。がん治療の主治医が今後のがん治療をどのように予定しているのか、治療を急ぐ必要があると考えているのか、相談者の話を聴きながら状況を整理していくことが重要となる。特に、がん告知直後の場合、患者・家族はがん治療に関する正確な情報を把握していないことに加え、患者は精神的に動揺していることもある。そこで院内の患者からの相談の場合などでは、患者の同意を得た後、相談員から主治医に連絡して情報を整理することも検討する。場合によっては、主治医と連携

しながら、妊孕性温存のための医療を受けるかどうかを決めるための意思決定を支援する役割を担うことも有用であろう。そのためにも、患者やがん治療の状況に関する情報を収集し、患者の考え方や価値観、妊孕性に関する相談の背景や表出されない問題などについてアセスメントを進め、整理された状況や患者のニーズに基づいて、①情報提供、②他職種・他施設への紹介、③心理社会的支援を行っていく[4]。

情報提供

患者のがん治療の状況や生殖医療の理解を評価するために、相談者にがん治療の主治医からどのような説明があったのかなどについて尋ね、がん・生殖医療について必要な情報を提供していく。ただし、妊孕性温存療法などの生殖医療の適応は、がん治療の状況や予後といった医学的な状況および社会的な状況などのさまざまな要素により個別性が高い判断が必要となることから、不十分な知識で具体的なアドバイスを行うことが患者に誤解を与えることもあり得ることに注意する。そのため、相談員が十分な知識を有していないことについては個別的なアドバイスを控え、一般的な情報提供にとどめておく。相談員自身でわからない相談内容については、無理にアドバイスしようとするのではなく、不足している情報が何かを明確にし、専門家を紹介する。特に、妊孕性温存療法などの適応の判断については専門家への相談を促すべきである。

また、がん治療における生殖医療、妊孕性温存療法、不妊治療などの相談で、自身が困ったときに気軽に相談できる専門家とあらかじめ連携体制をつくっておくことも重要である。

他職種・他施設への紹介

がん・生殖医療に関する相談については、専門的な知識を必要とする内容や妊孕性温存のための具体的な行動を示す必要があるものも多い。がん相談支援センターの中ですべての相談に対応する必要はなく、専門家や他部門、他施設へ適切に紹介できることが重要である。特に、相談者が妊孕性温存療法を受けるべきかどうかなど、医療の適応について悩んでいるときは、不確かなアドバイスを行うのではなく、専門家に相談できるように支援しなければならない。がん治療中の場合は、タイミングを逸すると妊孕性温存療法の実施が困難になることもあるため、具体的な施設名や部門名、連絡先、相談方法を説明し、相談者が確実に専門家に相談できるようにすることが重要である。そのためにも、がん・生殖医療を実施できる地域の医療機関の情報をあらかじめ整理しておくべきであろう。

しかし、がん・生殖医療を提供できる医療機関の有無については地域格差も大きく、地域の中に専門施設が存在しないこともある。そのような場合には、地域の生殖医療専門施設にがん患者の受け入れが可能か確認し、地域の情報を蓄積していかなければならない。また、事前に精子・卵子・胚（受精卵）の長期凍結保存が可能か、その費用がいくらかなどについても情報収集しておくと相談支援に役立つ。これらの情報は、地域内のすべての相談支援センターにとって有用であるため、都道府県内や地域内での相談支援センターの会議などの集まりがあるときには積極的に情報共有していくことも心がけるべきである。時には、医療機関のホームページなどで記載されている公式な情報と実際の状況が異なる

こともあるため、相談員同士のネットワークが貴重な情報源になることも少なくない。

心理社会的支援

がん・生殖医療に関して相談する患者は、がんに伴う今後の不安を抱えている中で、将来子どもを持つことができるのかどうかという不安も重なり、大きな精神的・心理的な負担を抱えている状態にあることを強く認識しなければならない。特に、がん告知を受けた直後の患者は、がんの診断に伴う精神的な動揺がある中で、がん治療開始までの限られた時間で妊孕性温存療法を受けるかどうかの意思決定をしなければならない。患者が妊孕性温存のことで後日後悔することがないよう、患者が自身の考えを適切に表出できるように相談員はコミュニケーションを図り、可能な支援を行っていく必要がある。

患者が自身の考えを表出していくことができるよう、相談員は患者のつらい気持ちについて傾聴と共感を積極的に行い、受容的な態度で支持的な対応を心がけていく。くれぐれも相談員自身の価値観を押し付けることがないようにしていかなければならない。

また、患者が適切な生殖医療を受けるためには、患者とがん治療医との間の十分なコミュニケーションが必要である。生殖医療の専門施設を受診するときには紹介状が必要になり、妊孕性温存のための医療が、がん治療のスケジュールに合わせて実施される必要がある。患者が挙児を希望していることを主治医に伝えていない場合は、相談員は患者と主治医とのコミュニケーションが十分に行われるよう支援していかなければならない。患者が、主治医と話し合いたいことや聞きたいことを箇条書きでメモにするなど、主治医と円滑に話し合いを行っていくためのポイントを伝えていくのがよい。

相談支援を行っていくときの注意点

がん・生殖医療の相談に対応していくときに、いくつか注意すべきことがある。一つめは、妊孕性温存療法が将来子どもを確実に得られることを保証するものではないということである。精子・卵子・胚（受精卵）を凍結保存することは、将来子どもを持つことへの希望につながるものではあるが、それを約束するものではないことは相談者に理解してもらう必要がある。

二つめは、相談員が生殖医療の実施や妊娠・出産が不可能だと思ったとしても、それを断言しないことである。技術的な問題や倫理的な問題で、現段階では実施できない生殖医療がある。しかし、現時点では実施可能性が限りなくなかったとしても、今後、実現可能になる場合や海外であれば実施できる場合などもあり得る。不可能であると断言するのではなく、「一般的に難しい」という表現にとどめ、必要があれば専門的な医療機関を紹介するようにする。

三つめは、絶対不妊に陥っている者が挙児を強く希望している場合は、挙児をあきらめることができない気持ちにまずは共感していくということである。子どもを持つことができないという事実を一方的に直面化させて、挙児をあきらめさせるような対応は控えるべきである。

最後に、家族からの相談の場合は、必ず本人の意向を確認していかなければならない。家族が妊孕性温存などの生殖医療の実施に積

極的であったとしても、患者本人は挙児を希望していないこともある。家族が患者の意向を確認をせずに相談をしてくることもあるため、患者本人の意向を必ず確認するよう促す必要がある。そして、家族には、患者の意向を尊重するように伝えていく。

　たとえがんに罹患したとしても、生殖年齢にある者が子どもを持ちたいと願うことは自然なことである。しかし現状では、そのように考える患者を支援する体制の整備は不十分であり、がん相談支援センターが患者にとって利用しやすい最初の相談窓口の一つとなることが期待されている。がん専門相談員ががん・生殖医療の相談支援を円滑に実施できるようにする教材が開発されているため、ぜひ参考にしていただきたい[5, 6]。妊娠や出産について悩んでいるがん患者が、納得できる医療を選択していくことができるよう、がん相談支援センターのがん専門相談員は必要な知識を習得し、適切な支援を実施していくことが求められている。

引用・参考文献

1) 厚生労働省健康局長．がん診療連携拠点病院等の整備について．https://www.mhlw.go.jp/content/000347080.pdf［2019.2.5 閲覧］
2) 国立がん研究センターがん対策情報センター．指標に見るわが国のがん対策．厚生労働科学研究費補助金がん対策推進総合研究事業「がん対策における進捗管理評価指標の策定と計測システムの確立に関する研究」．2015, 89-90.
3) Takeuchi E, Kato M, et al. Physicians' practice of discussing fertility preservation with cancer patients and the associated attitudes and barriers. Support Care Cancer. 25 (4), 2017, 1079-85.
4) Takeuchi E, et al. A Content Analysis of Multidimensional Support Needs Regarding Fertility Among Cancer Patients: How Can Nonphysician Health Care Providers Support? J Adolesc Young Adult Oncol. 2018 Dec 26. [Epub ahead of print]
5) 国立がん研究センター中央病院相談支援センター．がんと妊娠の相談窓口：がん専門相談員向け手引き．http://www.j-sfp.org/ped/dl/teaching_material_20170127.pdf［2019.2.5 閲覧］
6) Takeuchi E, Kato M, et al. The effects of an educational program for non-physician health care providers regarding fertility preservation. Support Care Cancer. 26 (10), 2018, 3447-3452.

（加藤雅志）

11 がんサバイバーシップとしての妊孕性温存への支援
遺伝カウンセラーの立場から

遺伝性がんの特徴

遺伝性がんの割合はがん種によっても異なるが、その潜在数は多く、すべてのがんの約5〜10%は遺伝性のがんと考えられる。対象者の妊孕性温存を考える場合に、遺伝性であることによる特徴を考慮する必要がある（表11-1）。

遺伝性のがんには、どのがん種においても若くして発症する、何度もあるいは複数のがんに罹患する可能性がある、家系員の一部で同じ体質を共有する（がん関与遺伝子の病的バリアント〔変異〕を共有する）という共通した特徴が認められる。そのため若い世代のがん罹患者における遺伝性の割合は高く、生殖年齢にある世代が多く該当する可能性が高い。また、遺伝性がんのほとんどが常染色体優性遺伝性疾患であり、妊娠ごとに1/2の確率で次世代に遺伝する可能性がある。このことは、挙児検討の際に、当該女性に大きな精神的影響を与えることが知られている。さらに遺伝性のがんの場合には、罹患した本人だけでなく、その娘や姉妹、姪など未発症保因者となり得る生殖年齢の女性に大きな影響を及ぼす可能性があることに注意が必要である。

遺伝性乳がん卵巣がん症候群を例に

特に若い女性が罹患する可能性の高い遺伝性がんの一つに遺伝性乳がん卵巣がん症候群（hereditary breast and/or ovarian cancer syndrome；HBOC）がある。そこでここではHBOCを例に、妊孕性の問題とその対策について考える。

HBOCは、がん抑制遺伝子である*BRCA1/2*の病的バリアントにより、主に乳がんと卵巣がんの罹患リスクが上昇する遺伝性がんである。最近ではがんパネル遺伝子検査の普及により*BRCA1/2*以外の遺伝子の関与も知られてきており、遺伝子ごとの治療や検診法などの研究も進んでいる（表11-2）。その罹患リスクは、70歳までに一般女性（乳がん9%、卵巣がん1%）に比べると

表 11-1 家族歴によらない*BRCA1/2*遺伝子変異の頻度

		*BRCA*の変異を持つ可能性
乳がんと診断された女性の年齢	＜30〜40歳	6〜18%
	＜40〜50歳	〜6%
	年齢問わず	2%
	トリプルネガティブ乳がん	9〜28%
乳がんと診断された男性	年齢問わず	4〜14%

表11-2 　BRCA1/2 病的変異保有者に推奨されるサーベイランス（NCCN および ACN）

		開始年齢（歳）
女性に推奨される検診方法	毎月の自己検診	18
	医療機関での半年ごとの検診	25
	年1回の MRI もしくはマンモグラフィ	25〜30
男性に推奨される検診方法	年1回の医療機関での検診	35
	年1回のマンモグラフィ	40
RRSO 済でない女性の卵巣がん検診	半年ごとの経腟超音波による骨盤内診察および CA-125 抗原量の計測	35歳もしくは家系内で最も若くして卵巣がんを発症した年齢より10歳早く

NCCN：National Comprehensive Cancer Network、ACN：American Cancer Network

乳がんで38〜87％、卵巣がんで16.5〜63％まで上昇する[1]。女性では乳がん、卵巣がんが中心となるがんであるが、男性では前立腺がん（8.6〜20％）、乳がん（1.2〜8.9％）のリスクが上昇し、男女共通のがんとして膵臓がん、大腸がん、皮膚がんなどのリスクを上昇させることが知られている。年齢依存的にがんの発症リスクは高まり、一度がんを発症したからといって2番目の原発がんの可能性が否定されるわけではないため、生涯を通した管理が必要となる。

HBOC の可能性がある女性は、疾患の持つ特徴からさまざまな問題を抱えるリスクがあることが報告されている。医学的には、がんの治療によって妊孕性が低下することや、BRCA1/2 遺伝子に病的バリアントがある女性は卵巣予備能の低下や早発卵巣不全のリスクが上昇することが報告されている[2]。また、心理社会的な影響としては、生物学的な子どもを持つことへの躊躇や受精卵を保存するための結婚に対する焦りなどの報告があり[3]、さらには着床前診断（preimplantation genetic diagnosis；PGD）や出生前診断への関心が高いことも報告されている[4]。中でも、がんを発症しやすい卵巣の医学的管理をどう選択するかは大きな問題である。最も効果の高い予防法として、リスク低減卵管卵巣切除術（risk-reducing salpingo-oophorectomy：RRSO）があり、卵巣がんのリスクを80％、乳がんのリスクを50％軽減することが知られている。RRSO は35歳以上の出産を終えた女性に推奨されているが、卵巣を切除することでの心身面への影響は大きく、また生殖年齢にある女性にとってはその選択は大変困難な問題となり得る。米国 National Comprehensive Cancer Network（NCCN）ガイドラインでは RRSO に対する心理社会的支援を適切に行う重要性が示されている。

遺伝性がんにおける妊娠・出産と遺伝カウンセリング

病的バリアントを持つ、つまり遺伝性がんの体質を持つことを早期に知ることで、その可能性のある人は既発症、未発症問わず選択肢が増える可能性が高い。そのため適切なタイミングで遺伝性がんに関する遺伝カウンセリングと遺伝学的検査による遺伝性がんの診

断、そして妊孕性温存のための対策の検討を行うことが重要となる。遺伝学的検査の前の遺伝カウンセリングは一般的に、①個人の医学的情報および家族歴の収集、②心理社会的評価、③個人のがんや遺伝子変異に関してのリスク評価についての話し合い、④インフォームドコンセント（IC）の過程での遺伝学的検査を受けるにあたっての利益と不利益、限界、⑤医学的管理の選択肢についての話し合い、⑥遺伝的差別に関する説明、となるが[5]、そのほかに、⑦妊娠・出産に関連する話し合いも盛り込む必要がある。

BRCA1/2 に病的バリアントを持つ女性の満期妊娠回数と乳がんリスクとの関係については議論が分かれている。しかし対象数を増やしての検証は必要ではあるものの、がん治療中の妊娠およびがんと診断後の妊娠そのものは予後に影響しないとの報告もある[6]。

遺伝性がんの可能性がある女性は、遺伝学的検査により自身が変異バリアントを保有するか否かを知ることで、そのライフプランの中で、いつ頃妊娠・出産を考えるか、卵子や受精卵の保存をどうするかなどを前もって考えることが可能となる。例えば、卵巣がんの罹患リスクが高い女性が、がん罹患のリスクが高まる年齢に至る前に妊娠・出産を終えるという計画を立てたり、乳がんや大腸がんの罹患リスクが高い女性ががん治療後に妊娠を可能とするために前もって受精卵や未受精卵子を保存しておくことなどがある。

しかしながら、がん未発症である女性が自身が遺伝性がんであると知ることによる、その妊娠・出産に対する心理的影響は大きい。時に子どもへの遺伝、あるいは体外受精や妊娠そのものが自身のがん発症リスクを高めることに対する懸念から、子どもをもうけることに躊躇を示すことがあることを理解し、医療者は細心の配慮をもって対応する必要がある。

遺伝性がんに対する出生前診断はわが国では適応外とされ、また多くの国で一般的ではないため、患者の PGD に対する関心は高いことが知られている。国内でも現状 PGD は適応外であり、体外受精においてはエストロゲン高値に曝露されることによる乳がんリスク上昇への影響も検討しなければならないため、患者に PGD の説明がなされるべきかについての議論を慎重に進めるべきとしている。

これからのがんサバイバーシップと遺伝カウンセリング

遺伝性がんの遺伝学的検査受検者数が増え、またがんサバイバーシップが改善されるにつれ、遺伝性がん関連遺伝子の病的バリアント保有者が生殖に関する遺伝カウンセリングを受ける機会はますます増加すると予測される。遺伝性がんの研究は日々発展していることから、BRCA 以外のがん関連遺伝子においても医学的管理に対する情報はもちろんのこと、生殖に関連する情報も充実することが期待される。そのため、遺伝カウンセリングを担当する者は常に最新の情報にアクセスし、生殖年齢にある男女がそのリスクに応じて、前向きに計画的に自らの妊娠・出産と向き合っていけるような支援を行うことが必要である。

引用・参考文献

1) Petrucelli N, et al. BRCA1- and BRCA2-Associated Hereditary Breast and Ovarian Cancer. GeneReviews [Internet]. Last Update: December 15, 2016. https://www.ncbi.nlm.nih.gov/books/NBK1247/
2) Finch A, et al; Hereditary Breast Cancer Study Group. Frequency of premature menopause in women who carry a BRCA1 or BRCA2 mutation. Fertil Steril. 99 (6), 2013, 1724-8.
3) Chan JL, et al. Reproductive Decision-Making in Women with BRCA1/2 Mutations. J Genet Couns. 26 (3), 2017, 594-603.
4) Quinn G, et al. Attitudes of high-risk women toward preimplantation genetic diagnosis. Fertil Steril. 91 (6), 2009, 2361-8.
5) Berliner JL, et al. NSGC practice guideline: risk assessment and genetic counseling for hereditary breast and ovarian cancer. J Genet Couns. 22 (2), 2013, 155-63.
6) Valentini A, et al; Hereditary Breast Cancer Clinical Study Group. The impact of pregnancy on breast cancer survival in women who carry a BRCA1 or BRCA2 mutation. Breast Cancer Res Treat. 142 (1), 2013, 177-85.

（四元淳子）

第 2 章

がん治療が生殖機能に及ぼす影響

1 治療別に学ぼう！ 放射線治療

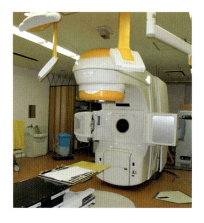

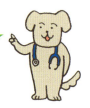

放射線にはエックス線、ガンマ線、電子線などがあります。よく使用されるのは、「リニアック」という機器です。

男性の生殖細胞に及ぼす線量ごとの影響と、精子減少から回復する期間

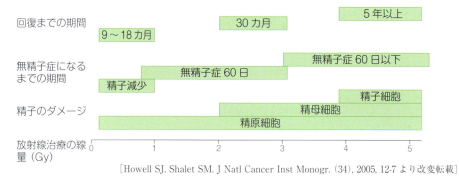

［Howell SJ, Shalet SM. J Natl Cancer Inst Monogr．(34), 2005, 12-7 より改変転載］

女性の原始卵胞数に及ぼす影響と、卵巣機能不全に至る時期の考え方

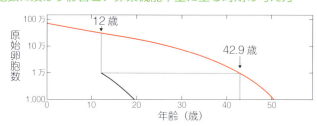

［Wallace WH, et al. Int J Radiat Oncol Biol Phys. 62 (3), 2005, 738-44 より改変転載］

どんな治療ですか？

　放射線は、細胞が分裂して増えるときに必要な遺伝子に作用して、細胞が増えないようにしたり、細胞が新しい細胞に置き換わるときに脱落する仕組みを促すことで、がん細胞を消滅させたり、少なくしたりします。放射線治療ではこのような作用を利用してがんを治療します。放射線治療に用いられる放射線の種類には、エックス線、ガンマ線、電子線などがあります。最も使用されている放射線治療機器は、リニアックという体の外から放射線治療を行う機器です。このほか、研究段階ですが、陽子線や重粒子線による治療が一部の施設で行われています。

放射線治療でどんな影響が生じますか？

　放射線治療では臓器によって耐容線量（合併症が発症する線量）が変わります。精巣や卵巣は放射線治療に弱い臓器です。そのため、放射線治療の影響で不妊が起こりやすいのが問題です。また、脳への放射線治療で視床下部から下垂体に照射される場合、下垂体前葉のホルモン異常が起こって、不妊の原因になることもあります。

　精巣の場合、少ない線量でも精原細胞、精母細胞に作用し、無精子症になることがあります。男性の生殖細胞に及ぼす線量ごとの影響と、精子減少から回復する期間を左頁に示します。

　卵巣の場合、通常、出生時に100万個あった原始卵胞は50歳で1,000個以下になり、卵巣機能不全に至ります。左頁の図を見てください。例えば、12歳の時に卵巣に10Gyの照射を行うと、原始卵胞数は3％になり、矢印の42.9歳の原始卵胞数と同じになります。そこからの減衰の曲線をそのまま平行移動して12歳のところにもっていくと、20歳で卵巣機能不全になると考えられます。このように年齢によって影響が異なるのが特徴です。

陽子線治療とは何ですか？

　陽子線治療には放射線治療の合併症を減らすことが期待されています。なぜなら、陽子線治療の場合、ある一定の深さ以上に放射線がまったく当たらなくすることができるためです。精巣や卵巣がその深さより深い部位にある場合、ほとんど放射線を当てなくてすむようにできます。そのため不妊が起こる可能性が減ります。

男性生殖機能への影響

生殖細胞は放射線感受性が高く、10cGy以下でも精原細胞（spermatogonium）の減少や形態異常が起こり得るとされている。永久不妊は分割照射では2Gy、1回照射では3.5～6Gyで起こると言われている。分割照射では1回照射よりダメージを受けやすい。なぜなら、2週間以上かかる幹細胞のcell cycleにおいて放射線のダメージを受け続けるため、少ない線量でもダメージが生じる生殖細胞では影響を受けるためであり、通常とは逆でイメージがつきにくい。

生殖機能障害を起こす放射線治療としては、まず精巣などのリンパ腫の場合に精巣摘出と化学療法後に対側精巣への放射線治療を行う場合があるが、そのときは完全に精巣機能が根絶されるため、ここでは述べない。

多くの研究がなされているのは全身照射と精巣腫瘍セミノーマの放射線治療である。造血幹細胞移植の前処置として行う全身照射後の男性生殖機能障害の報告として、例えばSandersらは463名の男児に対して10、12、14、15.5Gyの全身照射を行った場合について報告している[1]。経過観察期間中央値20年以上で、81名（18%）の精巣機能が改善（黄体化ホルモン〔luteinizing hormone；LH〕、卵胞刺激ホルモン〔follicle stimulating hormone；FSH〕、テストステロンが正常値で精子形成も回復）したが、父親になれたのは5名のみ（1%）のみであった。また、12Gy以上の全身照射を行った392症例では父親になれたのは2名（0.5%）のみであった。

セミノーマの報告として、Jacobsenらによると、傍大動脈から患側骨盤までの照射野であるDog-leg fieldの照射では精巣の線量は0.32Gyで、1年後に精子数は50%減少したままであったのに対し、傍大動脈だけの照射野の場合では精巣の線量は0.09Gyと少なく、1年後の精子数は回復していた[2]。放射線が直接精巣に照射されない場合でも散乱線の影響で多少の放射線が照射され、放射線感受性の高い精巣では影響が出る。傍大動脈だけの照射野なら精巣までの距離が遠く、精巣への線量が少なくなり、精子数の減少につながらないことが多い。現在のセミノーマの治療戦略の中ではⅠ期の場合、化学療法か経過観察もしくは放射線単独治療が行われ、放射線治療を行う場合は傍大動脈のみの照射野が標準的であるため、精巣の遮蔽は必要ないと考えられる。しかしⅡ期の場合、Dog-leg fieldが必要となり、精巣遮蔽が勧められる。放射線の線量と精巣機能の回復について理解しておくことは重要であり、p.48の図「男性の生殖細胞に及ぼす線量ごとの影響と、精子減少から回復する期間」がわかりやすい[3]。

女性生殖機能への影響

卵巣機能に関してはAshの報告が詳しく、分割照射が生殖年齢の女性の卵巣機能に及ぼす影響を報告している[4]。卵巣への線量が1.5Gyではほとんどの女性に卵巣機能障害の有害事象はないが、40歳以上で不妊のリスクが生じる。2.5～5Gyの場合、15～40歳では60%が恒久的不妊に至り、40歳以上では100%恒久的不妊となる。5～8Gyの場合、15～40歳では70%が恒久的不妊に至り、40歳以上では100%恒久

的不妊となる。8Gy 以上になると 100% 恒久的不妊となると報告している。また最近の報告では、Wallace らの報告がよく使われる（p.48 の図を参照）[5]。これは Faddy and Gosden model を使ったもので[6]、2Gy の放射線で卵子数が半分になると考えて卵巣機能不全に至る時期を計算するものである（TD50 ＝ 2Gy）。

また、臨床データとしては The Childhood Cancer Survivor Study（CCSS）が小児がん治療後の 1,915 名 4,029 回の妊娠を検討している[6]。63% が正常妊娠で、1% が死産、15% が流産であった。流産の割合が高く、特に全脳全脊髄照射を行った症例で 3.6 倍、骨盤照射を行った症例で 1.7 倍になると報告している。The National Wilms Tumor Study（NWTS）では 427 件の妊娠、409 件の出産例を検討し、早産、切迫早産、胎児の位置異常、低出生体重児、早産が多いと報告している[7]。

骨盤に対する放射線治療を行う際に卵巣の移動術も有効である。卵巣は腹腔内を移動するため、毎回の放射線治療で十分に遮蔽することは困難である。通常は結腸傍溝のできるだけ頭側側方に移動する。照射野外へ移動すると通常はクリップが置かれるので放射線治療計画用の CT で卵巣の同定も可能になり、移動する卵巣が固定されるため卵巣の線量の評価および線量低減に有用である。

妊孕性を考えた場合、子宮にも配慮が必要である。20Gy 以上で子宮の発育不全、保持能力低下、早産、低出生体重児が増えるとされており、子宮の血流障害が原因だと考えられている。

引用・参考文献

1) Sanders JE, et al. Pregnancies following high-dose cyclophosphamide with or without high-dose busulfan or total-body irradiation and bone marrow transplantation. Blood. 87 (7), 1996, 3045-52.
2) Jacobsen KD, et al. External beam abdominal radiotherapy in patients with seminoma stage I: field type, testicular dose, and spermatogenesis. Int J Radiat Oncol Biol Phys. 38 (1), 1997, 95-102.
3) Howell SJ, Shalet SM. Spermatogenesis after cancer treatment: damage and recovery. J Natl Cancer Inst Monogr. (34), 2005, 12-7.
4) Ash P. The influence of radiation on fertility in man. Br J Radiol. 53 (628), 1980, 271-8.
5) Wallace WH, et al. Predicting age of ovarian failure after radiation to a field that includes the ovaries. Int J Radiat Oncol Biol Phys. 62 (3), 2005, 738-44.
6) Green DM, et al. Ovarian failure and reproductive outcomes after childhood cancer treatment: results from the Childhood Cancer Survivor Study. J Clin Oncol. 27 (14), 2009, 2374-81.
7) Green DM, et al. Pregnancy outcome after treatment for Wilms tumor: a report from the National Wilms Tumor Study Group. J Clin Oncol. 20 (10), 2002, 2506-13.

（副島俊典）

2 治療別に学ぼう！化学療法～女性～

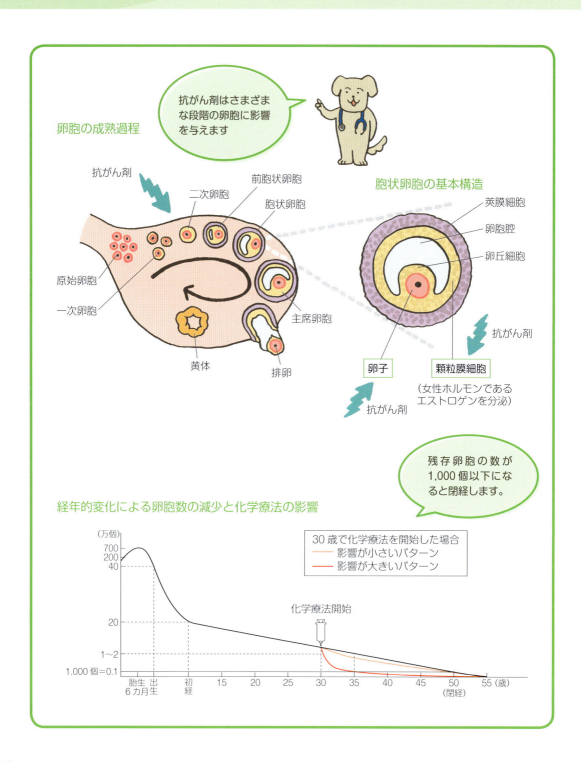

抗がん剤治療は卵巣にどのような影響を与えるのですか？

　がん細胞を破壊する抗がん剤を使った治療のことを化学療法と言います。抗がん剤には、卵巣にほとんど影響を与えない薬剤がある一方で、卵巣に強い影響を及ぼす薬剤もあります。卵巣に影響を及ぼす抗がん剤は、卵巣内の成熟卵胞や原始卵胞などさまざまな段階の卵胞に障害を与え、その数を減らしてしまいます。その結果、卵巣から女性ホルモンが産生されなくなり、無月経になることがあります。一時的な無月経で月経が回復することも少なくありませんが、卵巣への影響が強い抗がん剤、投与量が多い場合、患者さんの年齢などによっては無月経が永続することもあり、妊娠できる能力（妊孕性と言います）が低下あるいは喪失する場合もあります。

どのような抗がん剤治療が卵巣に影響を与えやすいのですか？

　卵巣への影響が強い抗がん剤としては、シクロホスファミド、ブスルファンなどのアルキル化薬やシスプラチンなどの白金製剤などがあります。女性は、お母さんの胎内にいるときからすでに自分の一生分の卵（原始卵胞）を自分の卵巣の中に受け継いでいるのですが、その卵（原始卵胞）の数（卵巣の予備能とも呼ばれます）は加齢によって減少していきます。そのため、治療を始めた年齢が高いほど影響も強くなります。また、アルキル化薬などの抗がん剤の投与量によっても、卵巣への影響度が変わってきます。

　日本癌治療学会が編集した「小児、思春期・若年がん患者の妊孕性温存に関する診療ガイドライン」では、治療内容、患者および薬物投与量など妊孕性に及ぼす因子、使用対象疾患別の不妊リスクを高リスク群、中間リスク群、低リスク群、超低リスク、不明に分類し掲載しています。

女子・女性の性腺機能への影響

卵子の源である原始卵胞は胎生期に形成され、卵巣内にプールされている。原始卵胞の数は出生後増加せず、加齢とともに減少する。加齢により残存卵胞数が限界個数以下になると、原始卵胞はエストロゲンを産生する胞状卵胞へ成熟しなくなり、閉経に至る（p.52の図「卵胞の成熟過程」）[1]。

抗がん剤には、卵巣に影響を与えない薬剤がある一方で、卵巣に強い毒性を及ぼす薬剤もある。作用点となる細胞は抗がん剤の種類によって異なり、卵巣内のさまざまな段階の卵胞や、卵子自体に影響を与えると考えられている[2]。抗がん剤が主に成熟した卵胞に影響を及ぼし、原始卵胞や未成熟の卵胞への影響が少ない場合には、化学療法終了後に卵巣機能は回復することが多い。抗がん剤が一次卵胞の段階から出現してくる顆粒膜細胞に影響を与えることもある。顆粒膜細胞は、卵子の発育に重要な役割を有する細胞であるとともに、細胞分裂が活発であるため抗がん剤の影響を受けやすい。顆粒膜細胞が障害されると、結果として成熟卵胞への発育が障害され、卵巣機能が低下する[2]。抗がん剤が卵巣内にプールされている原始卵胞の数を減少させてしまうこともある。原始卵胞の数が減少するメカニズムとして、抗がん剤の原始卵胞に対する直接作用と、抗がん剤が前胞状卵胞に障害を与えた結果、そこから分泌される原始卵胞の活性化抑制因子である抗ミュラー管ホルモン（anti-Müllerian hormone；AMH）が減少し、休眠状態にあった原始卵胞が過剰に活性化、消費されることにより残存原子卵胞の数が急激に減少する、という2つの作用が考えられている。原始卵胞の数が限界個数以下になると、永続的な卵巣機能不全（ホルモン産生機能低下、卵子消失）となり、永続的な無月経や不妊に至る。シクロホスファミド、ブスルファンなどのアルキル化薬、シスプラチンなどの白金製剤は、総使用量が増加するほど原始卵胞数が減少すると考えられている。抗がん剤による卵巣への影響は、治療を受けた年齢によっても異なり、年齢が高いほど卵巣機能不全に陥る率が高くなる（p.52の図「経年的変化による卵胞数の減少と化学療法の影響」）[3]。

日本癌治療学会は、治療プロトコール、薬物投与量、使用対象疾患別の不妊リスクを高リスク群、中間リスク群、低リスク群、超低リスク群、不明に分類し、男女別に一覧表として情報を提供している（**表2-1**）[3]。

引用・参考文献

1) 河村和弘. がん治療後の卵巣機能不全と妊娠. 日本産科婦人科学会雑誌. 68 (2), 2016, 384.
2) Ben-Aharon I, Shalgi R. What lies behind chemotherapy-induced ovarian toxicity? Reproduction. 144 (2), 2012, 153-63.
3) 日本癌治療学会編. 小児、思春期、若年がん患者の妊孕性温存に関する診療ガイドライン 2017年版. 東京, 金原出版, 2017, 13.

表 2-1 化学療法および放射線治療による性腺毒性のリスク分類（女性）（ASCO2013）

リスク	治療プロトコール	患者および投与量などの因子	使用対象疾患
高リスク（＞70％以上の女性が治療後に無月経となる）	アルキル化薬*＋全身照射		白血病への造血幹細胞移植の前処置、リンパ腫、骨髄腫、ユーイング肉腫、神経芽細胞腫、絨毛がん
	アルキル化薬*＋骨盤照射		肉腫、卵巣がん
	シクロホスファミド総量	5g/m²（＞40歳） 7.5g/m²（＜20歳）	多発がん、乳がん、非ホジキンリンパ腫、造血幹細胞移植の前処置
	プロカルバジンを含むレジメン	MOPP：＞3サイクル BEACOPP：＞6サイクル	ホジキンリンパ腫
	テモゾロミドまたはカルムスチンを含むレジメン＋頭蓋照射		脳腫瘍
	全腹部あるいは骨盤照射	＞6Gy（成人女性） ＞10Gy（思春期後） ＞15Gy（思春期前）	ウィルムス腫瘍、神経芽細胞腫、肉腫、ホジキンリンパ腫、卵巣がん
	全身照射		造血幹細胞移植
	頭蓋照射	＞40Gy	脳腫瘍
中間リスク（30〜70％の女性が治療後に無月経となる）	シクロホスファミド総量	5g/m²（30〜40歳）	多発がん、乳がん
	乳がんに対するAC療法	×4サイクル＋パクリタキセル／ドセタキセル（＜40歳）	乳がん
	モノクローナル抗体（ベバシズマブなど）		大腸がん、非小細胞肺がん、頭頸部がん、乳がん
	FOLFOX4		大腸がん
	シスプラチンを含むレジメン		子宮頸がん
	腹部／骨盤照射	5〜10Gy（思春期後） 10〜15Gy（思春期前）	ウィルムス腫瘍、神経芽細胞腫、脊髄腫瘍、脳腫瘍、急性リンパ性白血病または非ホジキンリンパ腫再発
低リスク（＜30％の女性が治療後に無月経となる）	アルキル化薬*以外や低レベルのアルキル化薬を含むレジメン	ABVD、CHOP、COP、白血病に対する多剤療法など	ホジキンリンパ腫、非ホジキンリンパ腫、白血病
	シクロホスファミドを含む乳がんに対するレジメン	CMF、CEF、CAFなど（＜30歳）	乳がん
	アントラサイクリン系＋シタラビン		急性骨髄性白血病
超低リスク、またはリスクなし（月経に影響しない）	ビンクリスチンを用いた多剤療法		白血病、リンパ腫、乳がん、肺がん
	放射線ヨウ素		甲状腺がん
不明	モノクローナル抗体（セツキシマブ、トラスツズマブ）		大腸がん、非小細胞肺がん、頭頸部がん、乳がん
	チロシンキナーゼ阻害薬（エルロチニブ、イマチニブ）		非小細胞肺がん、膵臓がん、慢性骨髄性白血病、消化管間質腫瘍

＊ブスルファン、カルムスチン、シクロホスファミド、イホスファミド、lomustine（本邦未承認）、メルファラン、プロカルバジンなど

LIVESTRONG Foundation's Fertile Hope Program (www.livestrong.org/fertilehope)
The Foundation does not directly or indirectly engage in the practice of medicine. The information presented here is neither intended nor implied to constitute medical advice, diagnosis, or treatment. Any information provides should not be considered complete and should never be used in place of a visit, call, consultation, or advice of your physician or other health care provider. Always visit or speak to a qualified health service provider in person prior to starting any new treatment or with any questions you may have regarding a medical condition. Do not disregard medical advice or delay in seeking it because of something you have read here.

（日本癌治療学会編「小児、思春期・若年がん患者の妊孕性温存に関する診療ガイドライン2017年版」金原出版、2017, p13より）

（久慈志保、鈴木　直）

3 治療別に学ぼう！ 化学療法〜男性〜

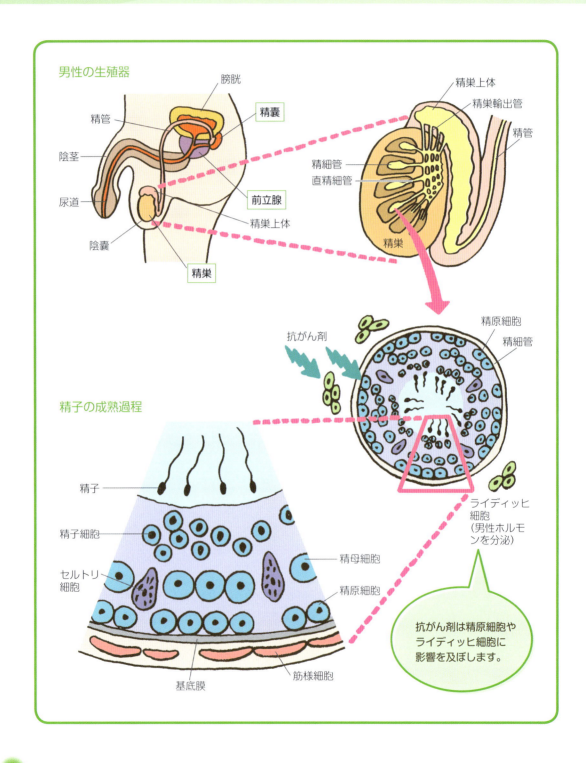

がん治療が生殖機能に及ぼす影響

抗がん剤治療は精巣にどのような影響を与えるのですか？

　がん細胞を破壊する抗がん剤を使った治療のことを化学療法と言います。抗がん剤には、精子形成および精巣機能に大きく影響を与える薬剤と、ほとんど影響しない薬剤とがあります。精巣には精子形成の元になる細胞（精原細胞）と男性ホルモンを産生するための細胞（ライディッヒ細胞）が存在しています。精原細胞は分裂が活発なため、抗がん剤による影響を受けやすいと考えられています。したがって、男性ホルモンの産生は認められていても、精子形成が障害され、無精子症となっている場合があります。

　一般的に精子形成には約70日間を要することから、抗がん剤治療開始後、最初の1〜2カ月の精子数は正常でも、その後急激に減少することがあります。精子形成に障害を受けた場合、治療終了後1〜3年かけて回復することも少なくありません。しかし、精巣への影響が強い抗がん剤では、精子形成への障害が持続し、無精子症が改善しないこともあります。精子形成が障害されていても、精液の量は変化しません。

どのような抗がん剤治療が精巣に影響を与えやすいのですか？

　男子・男性に対する化学療法の中で、シクロホスファミド、イホスファミド、ブスルファン、プロカルバジンなどのアルキル化薬やシスプラチンなどの白金製剤は、精原細胞の数を減らしてしまいます。さらにこれらの抗がん剤総使用量の増加により永続的に精子が作られにくくなることがあります。

　日本癌治療学会が編集した「小児、思春期・若年がん患者の妊孕性温存に関する診療ガイドライン」では、治療内容、患者さんおよび薬物投与量など、妊娠できる能力（妊孕性と言います）に及ぼす因子、使用対象疾患別の不妊リスクを高リスク群、中間リスク群、低リスク群、超低リスク、不明に分類し掲載しています。

男子・男性に対する性腺機能への影響

　精子の元である精原細胞は精巣内の精細管に存在しており、体細胞分裂によって増殖し、一部が精子へと分化していく（p.56の図参照）[1]。精原細胞は自己複製するため、思春期以降も一定数に保たれている。

　抗がん剤には、精子形成および精巣機能に大きく影響する薬剤と、ほとんど影響しない薬剤とがある。作用点となる細胞は、精細管内の精原細胞や、精巣内の間質細胞で男性ホルモンを産生するライディッヒ細胞などである[1]。精原細胞は分裂が活発であるため、ライディッヒ細胞より抗がん剤による影響を受けやすい。よって、治療終了後に男性ホルモンの産生は認められていても、精子形成が障害され、無精子症となっている場合がある[1]。一般的に精子形成には約70日間を要することから、抗がん剤治療を開始して最初の1～2カ月は精子数は正常かやや減少するにとどまるが、その後急激に減少する。精原細胞への障害が軽度であれば、治療終了後1～3年かけて造精機能は回復する。しかし、精原細胞への障害が強く、その数を著しく減少させてしまうことにより永続的な造精機能障害を生じ、永続的な無精子症となることもある[2]。シクロホスファミド、イホスファミド、ブスルファン、プロカルバジンなどのアルキル化薬およびシスプラチンなどの白金製剤は、総使用量が増加するほど精原細胞数が減少すると考えられている[1]。精液中の漿液成分は精囊と前立腺から分泌されており、抗がん剤による影響はほとんどないため、精液量は減少しない。

　日本癌治療学会は、治療プロトコール、薬物投与量、使用対象疾患別の不妊リスクを高リスク群、中間リスク群、低リスク群、超低リスク群、不明に分類し、男女別に一覧表として情報を提供している（**表3-1**）[3]。

引用・参考文献

1) Howell SJ, Shalet SM. Testicular function following chemotherapy. Hum Reprod Update. 7 (4), 2001, 363-9.
2) Meistrich ML. Effects of chemotherapy and radiotherapy on spermatogenesis in humans. Fertil Steril. 100 (5), 2013, 1180-6.
3) 日本癌治療学会編. 小児、思春期、若年がん患者の妊孕性温存に関する診療ガイドライン2017年版. 東京, 金原出版, 2017, 13.

がん治療が生殖機能に及ぼす影響

表 3-1　化学療法および放射線治療による性腺毒性のリスク分類（男性）（ASCO2013）

リスク	治療プロトコール	患者および投与量などの因子	使用対象疾患
高リスク（治療後、一般的に無精子症が遷延、永続する）	アルキル化薬*＋全身照射		白血病への造血幹細胞移植の前処置、リンパ腫、骨髄腫、ユーイング肉腫、神経芽細胞腫
	アルキル化薬*＋骨盤または精巣照射		肉腫、精巣腫瘍
	シクロホスファミド総量	7.5g/m²	多発がんと造血幹細胞移植の前処置など
	プロカルバジンを含むレジメン	MOPP：＞3サイクル BEACOPP：＞6サイクル	ホジキンリンパ腫
	テモゾロミドまたはカルムスチンを含むレジメン＋頭蓋照射		脳腫瘍
	精巣照射	＞2.5Gy（成人男性） ＞15Gy（小児）	精巣腫瘍、急性リンパ性白血病、非ホジキンリンパ腫、肉腫、胚細胞腫瘍
	全身照射		造血幹細胞移植
	頭蓋照射	＞40Gy	脳腫瘍
中間リスク（治療後、無精子症が遷延、永続することがある）	重金属を含むレジメン BEP シスプラチン総量 カルボプラチン総量	2～4サイクル ＞400mg/m² ＞2g/m²	精巣腫瘍
	散乱による精巣への照射	1～6Gy	ウィルムス腫瘍、神経芽細胞腫
低リスク（一時的な造精機能低下）	アルキル化薬*以外の薬剤を含むレジメン	ABVD、CHOP、COP、白血病に対する多剤療法	ホジキンリンパ腫、非ホジキンリンパ腫、白血病
	精巣に対する放射線照射	0.2～0.7Gy	精巣腫瘍
	アントラサイクリン系＋シタラビン		急性骨髄性白血病
超低リスク、またはリスクなし（影響なし）	ビンクリスチンを用いた多剤療法		白血病、リンパ腫、肺がん
	放射線ヨウ素		甲状腺がん
	散乱による精巣への放射線照射	＜0.2Gy	多発がん
不明	モノクローナル抗体（ベバシズマブ、セツキシマブなど）		大腸がん、非小細胞がん、頭頸部がん
	チロシンキナーゼ阻害薬（エルロチニブ、イマチニブなど）		非小細胞がん、膵臓がん、慢性骨髄性白血病、消化管間質腫瘍

＊スルファン、カルムスチン、シクロホスファミド、イホスファミド、lomustine（本邦未承認）、メルファラン、プロカルバジンなど

LIVESTRONG Foundation's Fertile Hope Program（www.livestrong.org/fertilehope）
The Foundation does not directly or indirectly engage in the practice of medicine. The information presented here is neither intended nor implied to constitute medical advice, diagnosis, or treatment. Any information provides should not be considered complete and should never be used in place of a visit, call, consultation, or advice of your physician or other health care provider. Always visit or speak to a qualified health service provider in person prior to starting any new treatment or with any questions you may have regarding a medical condition. Do not disregard medical advice or delay in seeking it because of something you have read here.
（日本癌治療学会編「小児、思春期・若年がん患者の妊孕性温存に関する診療ガイドライン2017年版」金原出版，2017，p14より）

（久慈志保、鈴木　直）

4 治療別に学ぼう！分子標的治療薬

抗がん剤と分子標的治療薬の違い

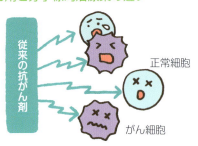
正常細胞
がん細胞

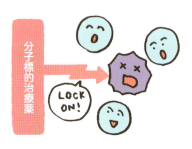

⇒正常の細胞もがん細胞と一緒に攻撃する。正常な細胞のダメージによって起こる副作用が強くなる（嘔気、脱毛、血球減少など）。

⇒がん細胞の増殖を引き起こす細胞内の特定の分子を狙い撃ちするので、正常細胞のダメージは少ない（嘔気、脱毛などの副作用が少ない）。

分子標的治療薬内服後の妊娠（イメージ）

例えば…
Aさん（32歳）慢性骨髄性白血病

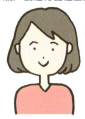
卵巣機能は年齢（32歳）相当

問題点
・分子標的治療薬自体が卵子や精子に影響を及ぼすかは不明
・妊娠が許可された時点の加齢
　➡卵子数の減少や卵子の老化

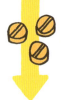
分子標的治療薬
イマチニブ
内服中は避妊

5年後
Aさん（37歳）
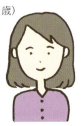

分子標的治療薬自体の影響がほとんどない場合
　➡卵巣機能は年齢（37歳）相当？
分子標的治療薬による卵巣へのダメージがある場合
（中等度リスク以上）
　➡卵巣年齢は年齢（37歳）相当より低下している可能性がある。

がん治療が生殖機能に及ぼす影響

どのような治療ですか？

　がん細胞は放っておくと一般的にどんどん増殖し続ける性質があり、医学や遺伝子工学の進歩によって、さまざまな分子（タンパク質や遺伝子）ががんの増殖に関わっていることがわかってきました。分子標的治療薬は、その特定の分子（タンパク質や遺伝子）を狙い撃ちして、がん細胞の増殖を抑えたり破壊するお薬です。一般的な抗がん剤は、がん細胞を含めた正常細胞まで攻撃するのに対して、分子標的治療薬はがん細胞増殖の原因を元から断つ薬です。1990年代からがん治療に導入された比較的新しい治療法です。

対象となるのは？

　がん細胞の増殖に関わる特定の分子（タンパク質や遺伝子など）をもったがんが対象になります。現在、分子標的治療薬が実際に使用されているのは、肺がん、乳がん、胃がん（GIST）、腎細胞がん、肝細胞がん、膵臓がん、大腸がん、血液がん（白血病やリンパ腫）、婦人科がん（卵巣がんや子宮頸がん）などの患者さんなどです。

将来どうやって妊娠・出産するのですか？

　現在、分子標的治療薬が卵子や精子の数を減少させる、または質を悪くするのか、という疑問への答えはありません。しかし、現在さまざまな動物実験が行われています。しかし、ヒトの卵子や精子への影響に関する報告は少なく、はっきりしたことが言えない状況です。よって、妊娠できる能力を残す治療（妊孕性温存療法と言います）を行う必要があるかどうかは、主治医であるがん治療医と生殖医療医と十分に相談することをお勧めします。また、分子標的治療薬を内服している間に妊娠した患者さんで流産したり、お腹の赤ちゃんに異常が起こるという報告もあり、妊娠中の内服に関する安全性についても不明な点が多いため、内服中は避妊することを勧めています。

妊娠・出産率はどのくらいですか？

　治療終了後の妊娠・出産に関しては、その時点での年齢や卵巣機能（卵巣の中に残っている原始卵胞の数）、精液所見（精子の数や運動率などの状況）によって変わります。もし、治療が終わった時点で卵巣機能、精液所見が著しく低下してしまった場合、同年代の人と比較して妊娠しづらくなっていたり、早期に閉経したり無精子症などになる可能性もあります。その時の年齢や卵巣、もしくは精子の機能低下の度合いにより不妊治療を開始する時期や方法が変わってきますので、かかりつけの産婦人科医を見つけて相談することをお勧めします。しかし、そのような急激な機能低下が見られない場合は、同年代の人と同じように妊娠・出産することが可能だと考えられます。

第2章 4 治療別に学ぼう！ 分子標的治療薬

分子標的治療薬の作用と副作用

　分子標的治療薬は、1990年代の後半からがん治療に導入された抗がん剤である。多くが内服薬で治療継続が容易であるため、患者のQOL向上につながり、治療成績の向上をもたらすことから、近年、注目されてきた。

　従来からある、「殺細胞薬」である一般的な抗がん剤は、がん細胞と同時に正常な細胞にまで影響を与えることがあるために、吐き気や脱毛、骨髄抑制などさまざまな副反応が生じる。一方、「細胞静止薬」である分子標的治療薬はがん細胞の増殖などに関わる特定の分子（タンパク質、遺伝子）を標的として、がんの増殖などを抑制する。よって、分子標的治療薬は正常な細胞への影響が少ないことから副反応軽減が期待されていた。しかし一部では、薬剤性肺炎、皮膚障害などの一般の抗がん剤とは異なる重大な副反応を来す場合もあり、その効果と副作用のリスクを十分理解して使用する必要がある[1]。

妊孕性へ及ぼす影響

　一般的な抗がん剤や分子標的治療薬が妊孕性や性腺機能に及ぼす影響については、米国臨床腫瘍学会（ASCO）の妊孕性温存に関するガイドラインに記載がある。しかしほとんどの分子標的治療薬の性腺毒性（卵巣や精巣への悪影響）の有無は「不明」である[2]。血管新生阻害薬であるベバシズマブは、ASCOの2013年のガイドラインでは中間リスク群に分類されているが、本薬剤の臨床試験に参加した対象患者の大半が40歳以上と高年齢の女性であった点や、8割以上の患者は後に卵巣機能回復を認めていることより、日本癌治療学会編集の「小児、思春期・若年がん患者の妊孕性温存に関する診療ガイドライン2017年版」ではこの解釈に注意喚起している[3]。

　分子標的治療薬が及ぼす影響は日々アップデートされているので、慎重に情報を収集する必要がある。また治療開始前に妊孕性温存のための未受精卵子や胚（受精卵）、卵巣組織、精子の凍結保存を行うかは、使用薬剤、患者の年齢や配偶者の有無、治療の期間、卵巣予備能を総合的に評価して検討する。

分子標的治療薬内服中の妊娠

　分子標的治療薬内服中の妊娠は一概に論ずることはできず、個別に対応すべきである。胎児への影響を否定する文献がある一方、一部の薬剤では内服中の妊娠で胎児形態異常が発症したという報告がある。よって、安全性の程度が分からない以上、基本的に避妊することを勧めざるを得ない現状がある。同じ理由で、分子標的治療薬内服中の妊孕性温存のための未受精卵子や胚（受精卵）の凍結保存、精子凍結保存に関しても、慎重な対応が必要である。現在わかっている影響の多くは動物実験によるもので、ヒトに対する十分な知見が存在せず、長期データがそろうまでは、この限られた情報の中で個別に対応する（**表4-1**）。分子標的治療薬内服中に予期せぬ妊娠をした場合は、がん治療医へ相談し、内服継続や今後の妊娠継続について、産婦人科医も含めた話し合いと連携が必要である。

　治療が終了し、がん治療医から妊娠を許可された場合、内服終了後から3～6カ月程度のwash out期間が必要だと考えられる。これは卵子や精子が分子標的治療薬の影響を

がん治療が生殖機能に及ぼす影響

表 4-1 分子標的治療薬の卵巣機能・妊娠に対する影響

対象疾患	作用	一般名（商品名）	卵巣機能、妊娠に関する報告
乳がん（HER2陽性）、胃がん	ヒト化モノクローナル抗体薬（がん細胞に対する特異的な抗体）	トラスズマブ（ハーセプチン®）	・動物実験（サル）では薬剤の胎盤通過が報告されているが、胎児への影響は認めていない。 ・トラスズマブを内服していた妊婦に羊水過少を認めた報告がある。
卵巣がん、子宮頸がん、大腸がん、非小細胞肺がんなど	ヒト化モノクローナル抗体（同上）	ベバシズマブ（アバスチン®）	・本文参照
非ホジキンリンパ腫	キメラ抗体薬（ヒトの抗体とマウスの抗体を混合した、がん細胞に対する特異的な抗体）	リツキシマブ（リツキサン®）	・妊孕性や性腺機能に関する報告はない。
慢性骨髄性白血病、急性リンパ球性白血病、消化器間質腫瘍	チロシンキナーゼ阻害薬（がん細胞増殖に関する細胞内シグナルの伝達抑制）	イマチニブ（グリベック®）	・イマチニブ内服中の採卵卵子数の減少の報告があり、内服中の一時的なゴナドトロピンの低反応の可能性を示唆す。 ・妊娠中の催奇形性の報告などがある。
		ダザチニブ（スプリセル®）	・ラットへの投与実験で、性腺への影響は認められていない。

受けている可能性を考え、影響のない卵子や精子を使用するためである。また、抗ミュラー管ホルモン（anti-Müllerian hormone；AMH）を用いた卵巣機能評価（あくまでも参考値となるが）や精液検査、その他一般の不妊検査と同様のホルモン検査、子宮卵管造影などを行い、どのようなスケジュールで妊娠を目指すかを考えていくことを勧める。

治療終了後に著しく卵巣機能が低下している場合や、その他の卵管因子（卵管閉塞や卵管水腫）、男性因子（乏精子症や無精子症）がある場合には、なるべく早く妊娠にたどり着けるように計画を立てる。

治療終了後に卵巣機能が年齢相当でその他の不妊因子もない場合は、自然な妊娠を目指すことも可能である。精子凍結保存を施行した患者では、凍結精子を使用する場合、基本的に顕微授精を行う。しかしここで重要なことは、妊娠を目指していても元のがんの存在を忘れてはならず、定期的な検査・受診が必要であることである。妊娠を目指している間に、もしがんの再発や転移などが認められた場合には、直ちにがん治療を再開する。

引用・参考文献

1) 山本信之監修. もっと知ってほしいがんの分子標的薬のこと 2014年版. NPO法人キャンサーネットジャパン. http://www.cancernet.jp/upload/w_bunshi140731no.pdf ［2019.2.5 閲覧］
2) Loren AW, et al; American Society of Clinical Oncology. Fertility preservation for patients with cancer: American Society of Clinical Oncology clinical practice guideline update. J Clin Oncol. 31(19), 2013, 2500-10.
3) 日本癌治療学会編. 小児，思春期・若年がん患者の妊孕性温存に関する診療ガイドライン 2017年版. 東京, 金原出版, 14.

（白石絵莉子、高江正道、鈴木　直）

5 治療別に学ぼう！造血幹細胞移植

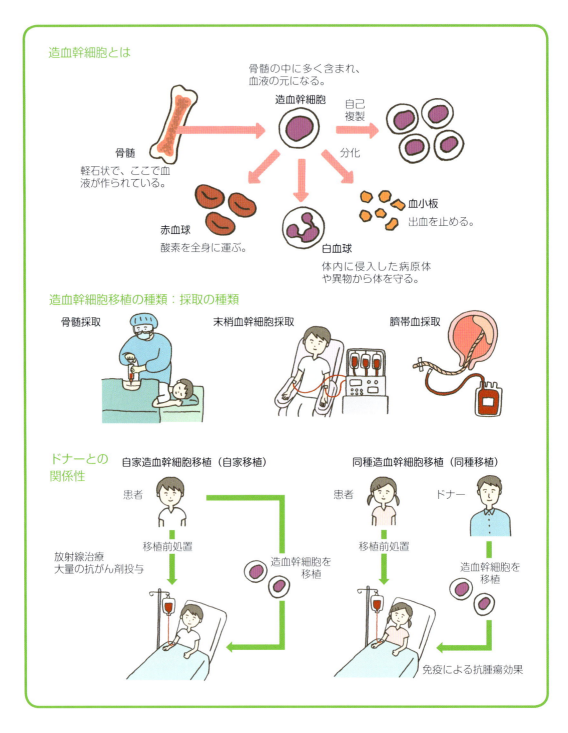

がん治療が生殖機能に及ぼす影響

第2章 5 治療別に学ぼう！ 造血幹細胞移植

どんな治療ですか？

造血幹細胞移植は、通常の化学療法や免疫抑制療法だけでは治すことが難しい血液がんや免疫不全症などに対して、完治を目的として行う治療です。あらかじめ大量の化学療法や全身への放射線治療などの移植前処置を行って、がん細胞の排除と免疫抑制を行ったあとに、自分またはドナーさんから事前に採取した造血幹細胞を点滴で投与します。自分の造血幹細胞を移植することを自家移植、ドナーさんからの移植を同種移植といいます。投与された造血幹細胞が患者さんの骨髄に根付いて、正常な造血機能が徐々に回復してきます。同種移植の場合は、ドナー由来のリンパ球が患者さんの残存するがん細胞を攻撃する移植片対白血病効果（GVL効果）も期待されます。

対象となる疾患は？

血液やリンパのがん（白血病、悪性リンパ腫、多発性骨髄腫など）、造血機能が低下する疾患（再生不良性貧血や骨髄異形成症候群など）、生まれつきリンパ球や白血球に異常のある疾患（先天性免疫不全症など）です。

妊孕性にはどう影響しますか？

妊孕性とは、妊娠できる能力のことです。移植前処置の方法、造血幹細胞移植を受ける年齢、移植後の慢性移植片対宿主病（GVHD）の発症の有無によって、影響は大きく異なります。移植前処置として最も大きな影響を与えるのは、放射線の全身照射（TBI）とブスルファン（BU）という抗がん剤（アルキル化薬）の投与です。女性では、全身照射による前処置でも10〜14％の患者さんでは性腺機能の回復が認められますが、ブスルファンによる前処置後では回復はほとんど認められていません。男性では全身照射、ブスルファンいずれを用いた前処置後でも同様に17％程度の患者さんで性腺機能の回復が認められます。

妊孕性への影響を軽減する方法はありますか？

ブスルファンの使用を避けることや、また放射線の全身照射時に卵巣や精巣を遮蔽することで軽減できる可能性があります。

造血幹細胞移植の原理

白血病やリンパ腫などの造血器腫瘍は、抗がん剤や放射線治療の感受性が高いため、これらが第一選択治療として行われる。しかし通常の治療では治癒しない場合があり、より大量の抗がん剤や放射線が必要になる。しかし、その治療は正常の造血幹細胞にも影響を及ぼし、不可逆性の造血障害が起こる。造血幹細胞移植は、障害された造血幹細胞を、自分またはドナーの造血幹細胞に置き換える治療法である。このサポートがあるため、造血抑制の耐用量を超えた大量化学療法や全身照射（total body irradiation；TBI）を用いた前処置（移植前処置）を行い、抗腫瘍効果を高めることができる。

造血幹細胞の種類

造血幹細胞移植で用いられる幹細胞には、骨髄、末梢血幹細胞、臍帯血の3種類がある。いずれの方法においても、幹細胞は経静脈的に投与される。

骨髄移植

骨髄移植は造血幹細胞が本来存在する骨髄液を採取して移植する方法である。骨髄液を採取するときにはドナーは全身麻酔を受け、骨盤の骨（腸骨）から採取を行う。

末梢血幹細胞移植

通常、造血幹細胞は血液中に存在しないが、顆粒球コロニー刺激因子（granulocyte colony-stimulating factor；G-CSF）という白血球を増やす薬剤を投与した後には、一時的に骨髄から末梢血に流れ出す。この末梢血幹細胞を採取して移植に用いるのが末梢血幹細胞移植である。血液中に流れ出した造血幹細胞を血球成分分離装置を用いて採取する。

臍帯血移植

胎児と母親とを結ぶ臍帯と胎盤の中に含まれる臍帯血には幼若な造血幹細胞が存在し、この細胞を移植に用いるのが臍帯血移植である。臍帯血の提供に同意した妊産婦がドナーとなり、分娩後に臍帯血を採取する。

自家移植と同種移植の違い

自家移植では、自分の造血幹細胞を凍結保存しておき、大量化学療法を行った後に造血レスキューのための移植を行う。同種移植は、血縁者あるいは非血縁者でヒト白血球抗原（human leukocyte antigen；HLA）と呼ばれる白血球の血液型が一致、あるいは類似している健常人や臍帯血から造血幹細胞の提供を受けて行う。前処置によるがん細胞の根絶と、移植後に患者の体内で増殖してくるドナー由来のリンパ球による免疫反応により、がんを排除することを目的として行う。

造血幹細胞移植による性腺機能障害のリスク

高頻度に不可逆的な性腺機能障害が生じるため、造血幹細胞移植は米国臨床腫瘍学会（ASCO）のガイドラインでは遷延性無月経や無精子症の高リスク（70％以上）に分類されている[1]。その中でも影響が大きいのは、前処置で用いられるTBIと大量ブスルファンである。しかし、TBIによる前処置後でも移植時年齢が若い場合には性腺機能の回復が認められる場合がある[2]。一方、ブスルファンを用いて移植を行った場合は若年者でもほとんど卵巣機能の回復は認められていない。

がん治療が生殖機能に及ぼす影響

また、慢性移植片対宿主病（graft vs host disease；GVHD）を発症すると性腺機能はさらに影響を受け、男性患者は無精子症となることが多く[3]、女性患者では卵巣や子宮のサイズが小さいことが報告されている[4]。

不妊対策

男性患者：精子凍結保存

男性患者では、挙児希望がある場合は精子の凍結保存を行う。通常量の化学療法であっても、治療開始後は運動率の保たれた精子を十分量保存することが困難な場合があるため、可能な限り化学療法前の採取を試みる。

女性患者

女性患者の不妊対策は男性よりも困難な場合が多い。採卵は排卵周期に合わせて行う必要があるが、原疾患に対する治療開始前や治療中は、白血球や血小板の減少により採卵に伴う感染症や出血のリスクが問題となるため、タイミングを合わせることは難しい。また、化学療法を繰り返している状況下では良好な卵子が採卵できない場合もある。できるだけ早期に患者・家族の希望を確認し、可能であれば化学療法前から生殖医療を専門とする医師と情報を共有し、化学療法と採卵のタイミングを検討することが重要である。卵巣組織凍結保存は、卵巣への腫瘍細胞の混入のリスクがあるため急性白血病では推奨されていないが、将来的な技術の発展に期待して一部の施設で研究的に行われている。またTBIによる不妊リスクを回避する目的で、寛解期症例で再発リスクが低い場合には卵巣遮蔽を積極的に行っている施設もあり、健康な児の出産も報告されている[5]。

移植後の妊娠・出産

移植後に女性患者あるいは男性患者の配偶者が妊娠・出産する場合、生児出産の確率は一般の出産と同程度であり、先天異常や発育不全の頻度は上昇しないとの報告がある[6]。しかし、TBIを受けた女性患者では帝王切開、早産、低出生体重児の頻度が高く[7]、母子ともに高リスク出産として扱う必要がある。

引用・参考文献

1) Lee SJ, et al; American Society of Clinical Oncology. American Society of Clinical Oncology recommendations on fertility preservation in cancer patients. J Clin Oncol. 24 (18), 2006, 2917-31.
2) Sarafoglou K, et al. Gonadal function after bone marrow transplantation for acute leukemia during childhood. J Pediatr. 130 (2), 1997, 210-6.
3) Rovó A, et al. Spermatogenesis in long-term survivors after allogeneic hematopoietic stem cell transplantation is associated with age, time interval since transplantation, and apparently absence of chronic GvHD. Blood. 108 (3), 2006, 1100-5.
4) Tauchmanovà L, et al. Gonadal status in reproductive age women after haematopoietic stem cell transplantation for haematological malignancies. Hum Reprod. 18 (7), 2003, 1410-6.
5) Kanda Y, et al. Protection of ovarian function by two distinct methods of ovarian shielding for young female patients who receive total body irradiation. Ann Hematol. 93 (2), 2014, 287-92.
6) Carter A, et al. Prevalence of conception and pregnancy outcomes after hematopoietic cell transplantation: report from the Bone Marrow Transplant Survivor Study. Bone Marrow Transplant. 37 (11), 2006, 1023-9.
7) Salooja N, et al; Late Effects Working Party of the European Group for Blood and Marrow Transplantation. Pregnancy outcomes after peripheral blood or bone marrow transplantation: a retrospective survey. Lancet. 358 (9278), 2001, 271-6.

（岡本幸代、藤井伸治）

6 疾患別に学ぼう！婦人科がん

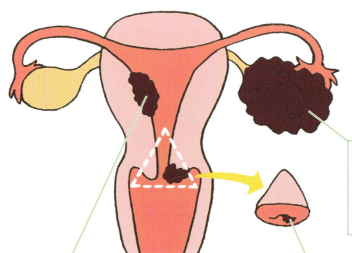

妊孕性温存療法の対象となる状態

卵巣悪性腫瘍
- 片方の卵巣にとどまっているがん
- 腫瘍のある方の卵巣・卵管を切り取ります。

子宮体がん
- 子宮の内側にとどまっているがん
- 子宮の内側にある病変を手術用の小さいさじでかき出したあと、薬による治療を行います。

子宮頸がん
- 顕微鏡でわかるレベルの微小ながん
- 子宮の入り口を円錐形に切り取ります。

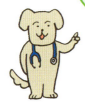

初期の婦人科がんが温存治療の対象となります。

どんな病気ですか？

　婦人科がんで、妊娠できる能力（妊孕性と言います）を温存する治療（妊孕性温存療法）の主な対象となるのは、初期の子宮頸がん、子宮体がん、そして卵巣悪性腫瘍です。

妊孕性温存の対象となるのは？

　それぞれのがんで、初期の状態である以下のようなものが妊孕性温存療法の対象となります。

●子宮頸がん

　子宮の入り口（子宮頸部と言います）にとどまっている顕微鏡でわかるレベルの初期子宮頸がんが原則、対象になります。子宮頸部を円錐形に切り取る治療を行います。もう少し大きな親指の頭ぐらいまでの子宮頸がんに対して、子宮頸部を大きく切り落として子宮本体（子宮体部と言います）と腟をつなぐ手術を行うことがあります。

●子宮体がん

　子宮の内側にとどまっているような初期がんが対象になります。子宮の内側にある病変を手術用の小さいさじでかき出し、その後、ホルモン剤の内服治療を行います。

●卵巣悪性腫瘍

　片方の卵巣にとどまっている初期の卵巣悪性腫瘍が対象になります。がんが両方の卵巣に及んでいる場合やほかの臓器に進展している場合には対象となりません。主な治療は手術です。腫瘍のある方の卵巣・卵管を切り取る手術が原則です。また同時に、ほかの臓器にがんが転移していないか調べる手術を追加します。卵巣悪性腫瘍の中でも「胚細胞腫瘍」という腫瘍では抗がん剤がよく効くため、卵巣を越えて腫瘍が存在している場合でも、子宮と片方の卵巣を残す方法で妊孕性温存を行う場合があります。

妊孕性温存療法が許容できるタイミングや期間は？

　上記の婦人科がんでは少なくとも1つ健康な卵巣が存在しているため（そうでなければ妊孕性温存療法の対象となりません）、配偶子（卵子）や胚（受精卵）などの凍結保存を行いません。

将来、妊娠・出産できますか？

　初期婦人科がんでは上記のように手術でがんの部分を取り除き、健康な子宮と卵巣が残るため、自然妊娠が可能です。ただし、時に体外受精などの高度生殖補助医療を併用して妊娠を促すこともあります。

婦人科がんにおける妊孕性温存療法に関する医療者向けのワンポイント知識や患者説明の要点を疾患別に説明する。

子宮頸がん

高度異型上皮、上皮内がん、および微小浸潤がんが主たる妊孕性温存療法の対象となる。コルポスコピー下生検で微小浸潤がんを疑う場合には診断的円錐切除術が必要となる。妊孕性を温存する場合、微小浸潤がん（ⅠA1期）では得られた摘出検体の病理検査において、切除断端が陰性であること、脈管侵襲がないことが重要となる。脈管侵襲が認められるとリンパ節転移率が約8倍に上昇し、再発リスクが約4倍に高まると報告されている[1, 2]。すなわち脈管侵襲が認められたケースでは円錐切除のみで初回治療を終えず、追加画像検査や手術で残存腫瘍の有無を適切に評価することが重要である。もし、脈管侵襲が認められた場合は骨盤リンパ節郭清術を含めた子宮全摘術が推奨されている。

ⅠA2期の場合、標準治療として確立してはいないがⅠA1期に準じて円錐切除が行われたり、広汎子宮頸部全摘術が適応される。いずれにしてもスキップ病変や脈管侵襲の有無には細心の注意を払う。ⅠB1期で比較的腫瘍サイズが小さい（通常、長径2cm以下の場合が多い）症例に対して広汎子宮頸部全摘術が行われる。本術式は子宮傍結合織を含め局所病変を十分に切除可能であり、子宮頸がんの十分な根治的治療法として期待できる。しかしながらまだ本術式は登場から十分な時間が経過しておらず標準治療としては確立していない。また、広範囲の手術操作や頸管の短縮といった因子から術後には狭窄や不妊症が続発しやすいため、高度生殖補助技術が適応される場合が少なくない。さらには首尾よく妊娠できたとしても、流産・早産などの周産期合併症が比較的高頻度で生じることに留意して、対策をできるだけ講じる必要がある。

子宮体がん

子宮内膜に限局していると考えられる高分化型類内膜腺がんが妊孕性温存療法の適応となる。治療前にMRIによる画像診断や子宮内膜全面掻爬による病理組織検査で十分に精査を行っておく。

現在、わが国で子宮体がんの治療に使用できる唯一のホルモン製剤はメドロキシプロゲステロン酢酸エステル（medoxyprogesterone acetate；MPA）である。原則として600mgを連日経口投与し、定期的に経腟超音波検査、内膜細胞診、内膜組織診で経過観察を行う。治療終了の決定には再度、麻酔下で子宮内膜全面掻爬術を行う。寛解後も定期的に同様な検査を施行し、一定期間、中用量ホルモン製剤で周期的な消退出血を起こす。早期妊娠を希望する場合には積極的に高度生殖医療技術を有する生殖医療医に紹介する。MPA療法によって約7割程度が寛解に至るが、同時に寛解例の約7割程度が再発することにも留意する。再発例に対する治療は確立していない。再度MPA療法を行う場合もあれば、子宮摘出に移行する場合もある。患者との十分な話し合いの上、方針を決定する。

表6-1 各初期婦人科がんにおける妊孕性温存療法に関するポイント

		主な対象病期など	主な妊孕性温存療法	治療、経過観察の要点	患者説明のポイント
子宮頸がん		上皮内がん	円錐切除術	スキップ病変・切除断端陽性例に注意	月経困難症の続発や流産・早産リスクの説明
		微小浸潤がん	円錐切除術	脈管侵襲陽性に注意	診断的円錐切除後の病理評価によって妊孕性温存の対象から外れることもある。
		局所浸潤がん（ⅠB1期）	広汎子宮頸部全摘術	・確立した標準治療ではない。 ・脈管侵襲に注意 ・頸管狭窄に注意	挙児希望の場合、自然妊娠が得られにくく高度生殖補助技術が必要となる場合が多い。
子宮体がん		子宮内膜限局型、高分化型	子宮内膜全面搔爬術＋高用量プロゲステロン療法	・術前はMRIなどで筋層浸潤がないことを確認 ・薬物療法の副作用に注意 ・完全寛解が得られない場合には妊孕性温存を断念し、子宮摘出に移行 ・完全寛解後の再発が多い。	完全寛解後で挙児希望の場合、高度生殖補助技術が必要となる場合が多い。
卵巣悪性腫瘍	上皮性卵巣がん	ⅠA期、非明細胞腺がん	片側付属器切除術＋ステージング手術	・妊孕性温存療法の適応は明細胞腺がん、被膜破綻症例。中～低分化型がんでは確立していない。	
	胚細胞腫瘍	Ⅰ期以上も対象	片側付属器切除術＋ステージング手術＋抗がん剤治療	・好発年齢は10～20代の若年層である。 ・上皮性卵巣がんと比較して腫瘍の増大・進行が早いため、早期診断を行って速やかな治療開始が重要 ・原則、むやみに薬剤投与量の減量や変更を行わず、治療スケジュールを厳守することが重要	

卵巣悪性腫瘍

上皮性卵巣がんに対する妊孕性温存の基本術式に含まれる手技は患側付属器摘出術、大網切除術、および腹腔内細胞診である。妊孕性温存手術の選択の有無にかかわらず、卵巣がん手術においては正確なステージングを要する。また、pT1期と考えられた症例でも実際には10～20%のオカルト転移があると言われるため、ステージング手術として、腹腔内各所の生検、後腹膜リンパ節（骨盤・傍大動脈）郭清または生検などが行われる。しかしながら治療的意義が乏しく、腹腔内の癒着などによって妊孕性に負の影響を及ぼす

可能性も危惧されるため、画像診断、術中の肉眼的所見、さらに入念な触診によって明らかに異常を認めない場合にはリンパ節郭清の省略も可能という意見がある。

　臨床病理学的な必要条件として、原則、ⅠA期かつ高分化型という条件が掲げられている。わが国のガイドラインでは、中分化型症例、ⅠA期明細胞腺がん、あるいは明細胞腺がんを除くⅠC期症例に対する妊孕性温存の可能性を示唆しているが、いまだ確立した適応基準ではない[3]。今後さらなるエビデンスの構築が望まれる。

　悪性卵巣胚細胞腫瘍は原始胚細胞が腫瘍化した悪性腫瘍で、比較的稀な腫瘍である。未分化胚細胞腫、卵黄嚢腫瘍、およびgrade 2/grade 3の未熟奇形腫が代表的な腫瘍としてこのカテゴリーに含まれる。成熟型奇形腫の悪性転化を除く本腫瘍の好発年齢は10～20代の若年層である。本腫瘍は上皮性卵巣がんと比較して腫瘍の増大・進行が早いため、早期診断を行って速やかに治療を開始することが重要である。本腫瘍の多くが片側性であること、若年者が多いこと、および抗がん剤が著効することなどを考え、健側卵巣と子宮を温存する妊孕性温存手術が積極的に行われる。悪性卵巣胚細胞腫瘍に対する標準化学療法として、ブレオマイシン、エトポシド、シスプラチンを用いたBEP療法が確立している。

引用・参考文献

1) Copeland LJ, et al. Superficially invasive squamous cell carcinoma of the cervix. Gynecol Oncol. 45 (3), 1992, 307-12.
2) Mota F. Microinvasive squamous carcinoma of the cervix: treatment modalities. Acta Obstet Gynecol Scand. 82 (6), 2003, 505-9.
3) 日本婦人科腫瘍学会編. 卵巣がん治療ガイドライン2015年版. 東京, 金原出版, 2015, 198p.

（梶山広明）

memo

7 疾患別に学ぼう！
乳がん

ホルモン受容体が存在する乳がんの治療の考え方

ホルモン受容体は火力発電所のように、女性ホルモンを投入するとがん細胞の増殖エネルギーを発生します。

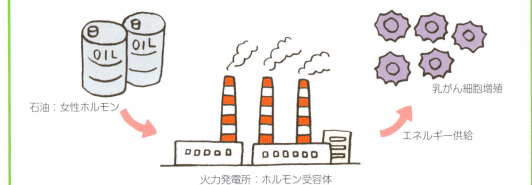

内分泌療法は、以下の3種類の方法で「発電」を止めることで、乳がんの増殖エネルギーを低下させることを目指します。

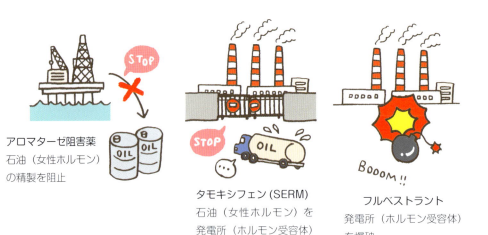

がん治療が生殖機能に及ぼす影響

どんな病気ですか？

乳房に発生する悪性腫瘍（あくせいしゅよう）です。わきの下のリンパ節へ転移することが多く、さらに進行すると、骨・肺・肝臓などへ転移が起こり、命を落とす原因となります。日本では 40〜50 代がなりやすく、女性では最も罹患する頻度が高いがんですが、手術や薬物療法を組み合わせてしっかり治療することで、早期の乳がんは根治する可能性が高い病気です。

どんな治療法がありますか？

手術療法や化学療法（がん細胞を破壊する抗がん剤を使った治療のことです）に加え、身体にやさしい内分泌療法（ないぶんぴつりょうほう）（がん細胞に影響するホルモンの分泌や働きを妨げる薬を使った治療）を選ぶことができる可能性があります。乳がんの細胞は女性ホルモンを吸収し、細胞内に存在する「ホルモン受容体」へ投入することで、細胞を増殖させるエネルギーを発生します。この仕組みをさまざまな手段で妨害することで、乳がん細胞を死滅させる治療です。がん細胞に「ホルモン受容体」が存在する乳がんはすべて、この治療の対象となります。

妊孕性温存の対象となるのは？

抗がん剤治療を行う場合は著しく妊娠できる能力（妊孕性（にんようせい）と言います）が低下するため、妊孕性温存の対象となります。一方で内分泌療法では妊孕性が損なわれることはなく、中止・終了すれば妊娠は可能です。しかし、内分泌療法を行っている間は妊娠不可能であり、ガイドラインでは手術後 5 年間の治療が推奨されていますので、妊娠・出産の適齢期が過ぎてしまう恐れがあります。

妊孕性温存療法が許容できるタイミングや期間は？

診断・手術を行った後、抗がん剤や内分泌療法を開始するまでの期間が、妊孕性温存療法に適したタイミングです。手術の後に抗がん剤治療を行う場合は、可能な限り早く抗がん剤治療を行うことが望ましいとされていますが、術後 12 週間以内に開始すれば、抗がん剤治療の効果が落ちることはないという研究結果が報告されています。

乳がんとは

国立がん研究センターの最新のがん統計によれば、乳がんの罹患数は76,839人で、女性における部位別罹患数は第1位（2013年）、死亡数は14,015人で第5位（2016年）となっており、2017年における乳がん罹患数予測は89,100人である。女性の乳がん粗罹患率・年齢調整罹患率はどちらも1975年以降は一貫して増加傾向にある。他のがん種と比較して40～50代の若い年齢層が中心であるため、出産年齢の高年齢化に伴い、乳がんに対する治療を行いながら、妊孕性を確保するためのさまざまな努力がなされている。多様化・細分化する乳がん治療のすべてを記載することは不可能であるが、内分泌療法と妊孕性の温存に対する考え方を中心に解説を行う。

乳がんに対する内分泌療法

ホルモン受容体（hormone receptor；HR）が内分泌療法の効果予測に重要なバイオマーカーであることは多数の臨床試験やメタ解析により確立されている。そのため、HR（+）乳がんにおいては、手術後に内分泌療法は必ず施行されるべきである。

タモキシフェンは女性ホルモンの一つであるエストロゲンがその受容体（estrogen receptor；ER）に結合する際に競合的に働き、細胞増殖を抑制する薬剤である。HR（+）乳がんにおけるタモキシフェンの重要性については、HR陽性早期乳がんに対する術後5年間投与の有効性を検討した20試験（n＝21,457）を統合したメタ解析の結果がEarly Breast Cancer Trialists' Collaborative Group（EBCTCG）から報告されている[1]。これによれば、タモキシフェンの使用によって観察期間15年の時点で再発リスクを41%、死亡リスクを34%減少させた。

アロマターゼは、男性ホルモンであるアンドロゲンをエストロゲンへ変換するために必要な酵素である。アロマターゼ阻害薬（AI剤）はこの酵素を阻害することで、血中エストロゲン濃度を低下させ、乳がん細胞の増殖を抑制する。閉経後の患者に限ってみると、AI剤のタモキシフェンに対する優位性が証明されている。ATAC（Arimidex, Tamoxifen Alone or in Combination）試験は、閉経後手術可能乳がん患者9,366人を対象としており、アナストロゾール単独群はタモキシフェン単独群と比較して有意に無再発生存率（DFS）を改善させた[2]。他のAI剤であるレトロゾールおよびエキセメスタンにおいても同様の結果が得られている。これらの結果から、現時点においては閉経後HR（+）乳がんに対してはAI剤が、閉経前についてはタモキシフェンが術後補助内分泌療法の標準治療であると考えられている。

内分泌療法の妊孕性への影響

手術、化学療法、内分泌療法をすべて完遂した患者では、妊娠が乳がんの予後に悪影響を与える可能性は少ないと考えられるため、妊娠を考慮してよい。しかしながら、化学療法は卵巣に直接的なダメージを与え、内分泌療法は長期間に及ぶことで妊娠可能期間を短縮してしまう。前述のタモキシフェン・AI剤はガイドラインでは5年間の内服が推奨されており、その間の妊娠は不可能である。

タモキシフェン1〜2年の内服による乳がん再発抑制効果は、5年間の内服治療と比較すると有意に劣ることが報告されている[3]。そのため、年齢的に内分泌療法の終了後には妊娠の可能性が低下すると考えられる場合に、内分泌療法を中断して妊娠を試みることは現時点では推奨されない。しかし、内分泌療法を一時中断して妊娠を試みることの、乳がんの予後に対する影響を検討する臨床試験が現在進行中である。今後はこれらの結果を踏まえて、患者がリスクを十分理解した上で意思決定を行うことを医療者は支援するべきである。

妊孕性温存療法の種類と許容できるタイミング

乳がん治療において使用される一般的な化学療法は卵巣毒性により予備能の低下を引き起こし、閉経が誘導される確率は30〜70％と報告されている[4]。そのため、挙児を希望する乳がん患者に対して、これら妊孕性の低下リスクとこれに対する対策を提示することは極めて重要である。

対策として、パートナーが存在する場合は胚（受精卵）凍結保存が推奨され、存在しない場合は未受精卵子凍結保存が考慮される。どちらも卵巣刺激から採卵にある程度の時間が必要であるため、乳がんに対する治療の遅れが問題となる。手術後に化学療法を行う場合は、診断から手術、または手術から化学療法までの期間に凍結保存を行うことが推奨される。化学療法の効果は術後12週間を超えて開始した場合、全生存期間が有意に劣ることが報告されているため、12週間以内に開始することが望ましい。一方で術後8週以内もしくは4週以内に化学療法を始めるべきであると考えられる報告も散見されるため、術後化学療法の遅延期間はできる限り短くするべきであると考えられる。術前化学療法の遅延と予後の関係についての検討はないため、妊孕性温存を行うタイミングとして推奨はされない。

引用・参考文献

1) Early Breast Cancer Trialists' Collaborative Group (EBCTCG), Davies C, et al. Relevance of breast cancer hormone receptors and other factors to the efficacy of adjuvant tamoxifen: patient-level meta-analysis of randomised trials. Lancet. 378 (9793), 2011, 771-84.
2) Baum M, et al; ATAC Trialists' Group. Anastrozole alone or in combination with tamoxifen versus tamoxifen alone for adjuvant treatment of postmenopausal women with early breast cancer: first results of the ATAC randomised trial. Lancet. 359 (9324), 2002, 2131-9.
3) Early Breast Cancer Trialists' Collaborative Group (EBCTCG). Effects of chemotherapy and hormonal therapy for early breast cancer on recurrence and 15-year survival: an overview of the randomised trials. Lancet. 365 (9472), 2005, 1687-717.
4) Loren AW, et al; American Society of Clinical Oncology. Fertility preservation for patients with cancer: American Society of Clinical Oncology clinical practice guideline update. J Clin Oncol. 31 (19), 2013, 2500-10.

（林田　哲）

8 疾患別に学ぼう！ 泌尿器科がん

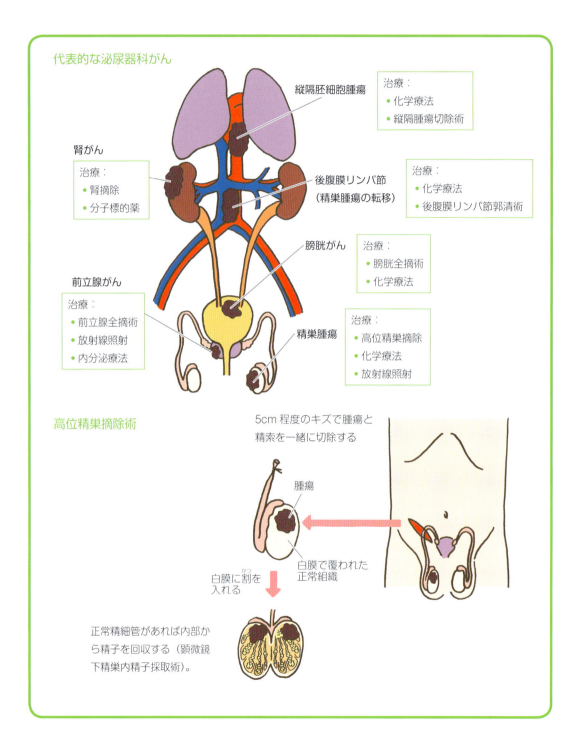

がん治療が生殖機能に及ぼす影響

どんな病気ですか？

泌尿器科がんの中で若い人に多いのが精巣腫瘍(せいそうしゅよう)です。片側の精巣の腫れが主な症状ですが、痛みがないため、気付いたときにはかなり進行している場合があります。短期間で後腹膜(こうふくまく)リンパ節や肺に転移することも多く、転移した部位によってさまざまな症状が起こります。その他の泌尿器科がんである膀胱(ぼうこう)がん、前立腺(ぜんりつせん)がん、腎(じん)がんは中年以降に多いのですが、若い人が発症することもまれにあります。ここでは若い男性の泌尿器科がんについて解説します。

どんな治療法がありますか？

泌尿器科がんの治療は、手術による病変の切除、腫瘍の縮小や再発の予防のための化学療法（がん細胞を破壊する薬を使った治療）や放射線照射が中心となります。特に精巣腫瘍はこれらの治療の組み合せで大部分が完治できるようになりました。

妊孕性温存の対象となるのは？

妊娠できる能力のことを妊孕性(にんようせい)と言います。化学療法や放射線照射により精子(せいし)を作る機能が弱まったり失われたりする可能性があります。また手術の内容によっては精子の通り道を一緒に切除したり、勃起(ぼっき)や射精(しゃせい)をつかさどる神経を損傷してしまうことにより、結果として不妊となります。がんを克服できる見込みで、これから妊娠を考える場合は妊孕性温存の対象となります。

妊孕性温存療法が許容できるタイミングや期間は？

精巣腫瘍をはじめとした泌尿器科がんは進行が速く、治療開始の遅れは最小限にとどめるべきです。妊孕性温存のために許容される治療開始の遅れは1〜2週間と言われます。また肺転移や脳転移に出血が見られるなど致命的な症状がある場合は妊孕性温存を諦めざるをえません。

将来、妊娠・出産できますか？

治療前に保存した精子があれば、顕微授精(けんびじゅせい)により妊娠・出産が可能です。もし保存した精子がない場合、胎児に与える影響を考慮して治療終了後一定期間の避妊が必要です。治療終了後に無精子(むせいし)症(しょう)の状態から回復しない場合は、手術で精巣内から直接精子を回収する方法（顕微鏡下精巣内精子(けんびきょうかせいそうないせいし)採取術(さいしゅじゅつ)、microdissection-TESEと言います）もあります。

第2章 8 疾患別に学ぼう！泌尿器科がん

精巣腫瘍／胚細胞腫瘍

概要

　精巣腫瘍は、男性10万に1人程度の稀な疾患である。しかし罹患年齢のピークが若年にあるため、20～30代に限れば最も頻度が高い。家族歴や停留精巣は発症のリスクとなる。進行が速く、転移も多いため、精巣腫瘍を考えた場合、遅滞なく高位精巣摘除術を実施すると同時にCTなどで転移の検索を進める。病理結果と腫瘍マーカー（乳酸脱水素酵素〔lactate dehydrogenase；LDH〕、ヒト絨毛性ゴナドトロピン（human chorionic gonadtropin；hCG〕、αフェトプロテイン〔AFP〕）の値によって、セミノーマと非セミノーマとに大別される。これらを合わせて胚細胞腫瘍と呼ぶ。非セミノーマはさらに胎児性がん、卵黄嚢腫瘍、絨毛がん、奇形腫、混合型に分類される。なお胚細胞腫瘍の中には縦隔や後腹膜など精巣外が原発となる場合もあるが、これらも転移を伴う精巣腫瘍と同様の扱いを受ける。

治療

　セミノーマと非セミノーマで方針が大きく異なる（図8-1[1]、表8-1）。

妊孕性との関連

　精巣腫瘍患者は、健常男性やほかのがん患者と比べ精子が少ない傾向にあることが知られる。また片側例でも精巣摘除後にいっそう精液所見が増悪する恐れがあり、精巣摘除前の精子凍結保存を推奨する意見もある。さらに治療開始時点で無精子症や無精液症の場合、あるいは単精巣や両側精巣腫瘍の場合は、Onco-TESE（testicular sperm extraction）と呼ばれる、がん以外の正常精巣組織内から直接精巣を回収する術式が考慮される。ただしonco-TESEが実施可能な施設は少ない。

　放射線照射では予防量であっても遷延する造精機能低下を生じる可能性がある。このため病期Ⅰのセミノーマで後腹膜リンパ節に照射を行う場合、照射前の精子凍結保存を検討し、照射中は極力陰嚢を遮蔽する。

　化学療法は最低2年間にわたり造精機能に影響を及ぼす。薬剤の累積使用量によっては不可逆的な無精子症となる可能性もある。このため化学療法が開始される場合は、治療開始前にもれなく患者の希望を確認し、精子凍結保存を勧めるべきとされる。

　明確なエビデンスはないが、妊孕性温存に伴う治療開始遅延は1～2週間以内なら容認される。ただし神経症状を伴う脳転移や、喀血を伴う肺転移など、救命が優先される病態では、妊孕性温存を断念せざるを得ない。その場合でも十分な説明と同意を得ることが重要である。化学療法後の有意な残存病変に対して実施される後腹膜リンパ節郭清術は、逆行性射精などの射精障害を併発し、結果として不妊となる。射精機能温存目的で神経温存が試みられることもあるが、術後に満足な性機能が温存されるとは限らず、やはり治療前の妊孕性温存が重要と言える。もし治療終了時点で精子凍結保存が実施されていない場合、放射線の生殖器官への影響や抗がん剤の催奇形性を考慮し、男性の場合は薬剤の半減期の5倍に90日を加算した避妊期間が推奨される。がん治療の終了後、無精子症の場合でも、顕微鏡下精巣内精子採取術（microdissection-TESE）により、精子を回収できることもある。

がん治療が生殖機能に及ぼす影響

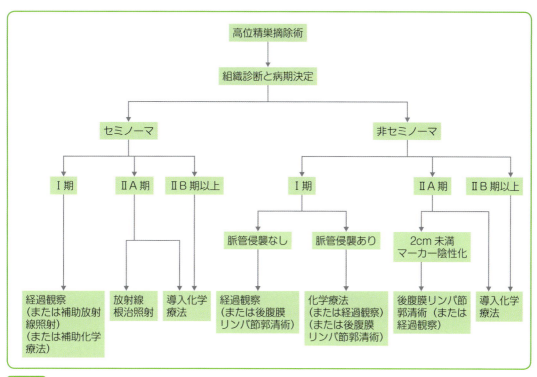

図8-1 精巣腫瘍の治療アルゴリズム

Ⅰ期：転移を認めない（※脈管侵襲：腫瘍細胞が血管やリンパ管に認められること）。
Ⅱ期：横隔膜以下のリンパ節にのみ転移を認める（ⅡA：5cm未満、ⅡB：5cm以上）。
Ⅲ期：肺などの遠隔転移を認める。
（日本泌尿器科学会編「精巣腫瘍診療ガイドライン2015年版」東京、金原出版、2015より作成）

表8-1 精巣腫瘍の治療

高位精巣摘除術	・精管と血管が束になった精索と一緒に精巣腫瘍を切除する術式である。
後腹膜リンパ節郭清術	・腹部の大動脈や大静脈の周囲にあるリンパ節に対する術式である。 ・転移のないⅠ期でも再発予防で実施されることがある。 ・診断時点で転移がある場合は、化学療法によってがん細胞を十分に死滅させてからこの手術を実施する。 ・難易度が高いため症例数の多い施設での実施が推奨される。
転移巣切除術	・後腹膜リンパ節郭清術以外にも肺、肝その他の残存病巣を切除する場合もある。
放射線照射	・セミノーマではⅠ期の再発予防、およびⅡ期の小さなリンパ節転移に対して行われることがある。 ・非セミノーマで効果が期待できない。
化学療法	・Ⅰ期の中で再発の可能性が高い場合や、有意な転移のあるⅡ期以上に行われる。 ・BEP（ブレオマイシン、エトポシド、シスプラチン）の後、残存腫瘍の追加切除により8割以上が治療可能である。

表 8-2 泌尿器科がんの種類別の妊孕性への影響

	治療法の名前	がんの種類	妊孕性への影響	回復の見込み	妊孕性温存の方法
手術	（両側例の）精巣摘除術	精巣腫瘍	精巣の消失	なし	onco-TESE
	後腹膜リンパ節郭清術	後腹膜リンパ節転移（特に精巣腫瘍）	射精障害	なし	神経温存 治療前の精子凍結保存
	膀胱全摘術	膀胱がん	射精障害 勃起障害	なし	
	前立腺全摘術	前立腺がん			
薬物療法	化学療法	精巣腫瘍 膀胱がん	造精機能の低下	あり	治療前の精子凍結保存
	内分泌療法	前立腺がん	性欲の減退 勃起障害 造精機能の低下	あり	
	分子標的治療薬	腎がん	不明	不明	
放射線照射		精巣腫瘍 前立腺がん	造精機能の低下	あり	

その他泌尿器科がん

概要

泌尿器科がんには、精巣腫瘍のほかに膀胱がん、腎がん、前立腺がんがある。これらは稀ながら若年発症例もある。また晩婚化のため比較的高年齢であっても挙児希望の有無は確認すべきである。膀胱がんは、筋層浸潤がある場合や局所再発を繰り返す場合は、膀胱全摘術（前立腺、尿道も同時に切除する）が標準術式となり、遠隔転移を伴う場合は化学療法（GC：ゲムシタビン、シスプラチン）が導入される。前立腺がんは、限局する場合は前立腺全摘術や放射線照射が選択され、転移を伴う場合は内分泌療法（男性ホルモンの遮断）が選択される。腎がんの好発年齢は60歳前後だが、悪性度が高い転座型では若年にしばしば見られる。腎がんでは病期にかかわらず腎摘除術が多く施行されるが、転移を有する場合は分子標的治療薬も併用する。

妊孕性との関連

膀胱がんや前立腺がんで膀胱・前立腺を摘出した場合、勃起・射精障害を来す。神経温存した場合は勃起機能のみ温存されるが、射精は不可である。前立腺がんに対する内分泌療法では男性ホルモンを遮断するため、性欲・性機能の減退、および造精機能の低下が見られる。腎がんに頻用される分子標的治療薬が妊孕性に及ぼす影響については不明な点が多い。

引用・参考文献

1) 日本泌尿器科学会編. 精巣腫瘍診療ガイドライン 2015年版. 東京, 金原出版, 2015, 112p.
2) Lee SJ, et al; American Society of Clinical Oncology. ACOG recommendations on fertility preservation in cancer patients. J Clin Oncol. 24 (18), 2006, 2917-31.
3) Loren AW, et al; American Society of Clinical Oncology. Fertility preservation for patients with cancer: American Society of Clinical Oncology clinical practice guideline update. J Clin Oncol. 31 (19), 2013, 2500-10.
4) Kenney LB, et al. Male reproductive health after childhood, adolescent, and young adult cancers: a report from the Children's Oncology Group. J Clin Oncol. 30 (27), 2012, 3408-16.
5) 日本癌治療学会編. 小児、思春期・若年がん患者の妊孕性温存に関する診療ガイドライン 2017年版. 東京, 金原出版, 2017, 80-6.
6) 大山力. "若年がん患者の現況（男性：精巣腫瘍など）". がん・生殖医療：妊孕性温存の診療. 東京, 医薬出版, 2013, 93-100.

（古城公佑、西山博之）

9 疾患別に学ぼう！骨・軟部腫瘍

骨肉腫症例における診断から治療までの流れ

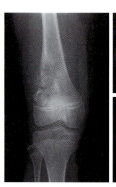
画像診断

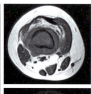
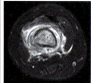

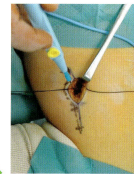
生検

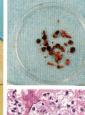
病理診断

妊孕性温存療法の適正なタイミング（1週間以内）

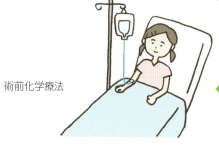
術前化学療法

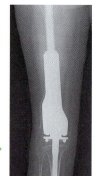
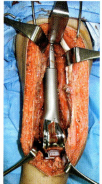
手術

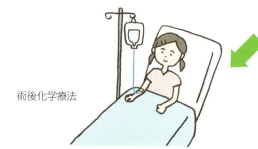
術後化学療法

どんな病気ですか？

骨・軟部腫瘍は、骨、筋肉や脂肪組織などから発生する腫瘍の総称です。ほとんどが四肢・体幹に発症するため、整形外科で治療を受けることが多いです。肉腫と呼ばれる悪性の骨・軟部腫瘍だけでも60種類に及び、それぞれ「がん」としての振る舞いが異なります。非常にまれな「希少がん」であるうえに、それぞれの腫瘍で好発年齢（起こりやすい年齢）、発生部位、治療内容が大きく異なり、診療には豊富な治療経験と高度な専門的知識が求められるため、症例は専門施設に集約化される傾向が強いです。

どんな治療法がありますか？

骨肉腫、ユーイング肉腫、横紋筋肉腫など、小児期、AYA（思春期と若年成人）世代に発症する悪性骨・軟部腫瘍（肉腫）の約4分の3はとても悪性度が高いので、外科的治療に化学療法（がん細胞を破壊する薬を使った治療）や放射線照射を併用する治療（集学的治療）を行います。

妊孕性温存の対象となるのは？

妊娠できる能力のことを妊孕性と言います。悪性骨・軟部腫瘍に対する化学療法には、晩期障害として性腺機能を低下させるシスプラチンやイホマイド、シクロホスファミドが含まれるため、化学療法を行う小児期、AYA世代の悪性骨・軟部腫瘍患者は妊孕性温存の対象になります。一方で、妊孕性温存療法は治療開始前の非常に限られた期間に行うことが求められるため、現状としては、妊孕性温存療法において時間的な制限の少ない思春期以降の若年男性患者が主な対象となります。

妊孕性温存療法が許容できるタイミンや期間は？

化学療法開始前の妊孕性温存療法が求められます。高悪性度腫瘍の場合、通常診断から1週間以内に化学療法が開始されるため、2週間以上かかる妊孕性温存療法は勧められません。

将来、妊娠・出産できますか？

必要となる治療の内容によって、妊娠・出産ができる可能性が異なります。一人でも多くの患者さんが妊娠・出産の問題で困らないよう、治療前にそのリスクについて説明し、適応のある患者さんには妊孕性温存療法が行われるように取り組みが広がっています。

骨・軟部腫瘍とは

骨・軟部腫瘍とは間葉系細胞由来の新生物の総称であり、多くが運動器に発生するため、歴史的に整形外科医が深く関わることが多い。2013年のWHO分類では骨腫瘍、軟部腫瘍合わせて24カテゴリー192種類の病理組織分類があり、良性、中間悪性から悪性まで非常に多様である[1]。

肉腫と呼ばれる悪性の骨・軟部腫瘍だけでも60種類に及び、それぞれ「がん」としての振る舞いが異なる。悪性骨・軟部腫瘍（肉腫）は極めて稀な疾患ではあるが、他の悪性腫瘍と比較して若年層（小児期、AYA世代）に多く分布するため、妊孕性温存療法の対象となる症例が多い。非常に稀な「希少がん」である上に、個々の症例によって治療法が大きく異なり、豊富な治療経験と高度な専門的知識が求められるため、症例は専門施設に集約化される傾向が強い。

妊孕性温存療法の対象となる骨・軟部腫瘍

集学的治療の確立によって悪性骨・軟部腫瘍（肉腫）の予後は大幅に改善し、長期サバイバーが増加しているため、治療開始前から患者の妊孕性温存の機会が奪われないよう努めることが極めて重要である。これまで、悪性骨・軟部腫瘍患者における治療後の性腺機能や妊孕性温存療法に関する包括的な報告は極めて少ないため、他臓器腫瘍領域のエビデンスを参考にすると、不妊のリスクが高いと予想される悪性骨・軟部腫瘍患者として、①化学療法が必要となる患者、②骨盤腫瘍の患者が挙げられる。

化学療法の適応となる悪性骨・軟部腫瘍

日本整形外科学会全国骨・軟部腫瘍登録によると、悪性骨腫瘍患者の約4割、悪性軟部腫瘍患者の約2割が40歳未満である[2,3]。若年発症（小児期、AYA世代：40歳未満）の原発性悪性骨腫瘍の上位2疾患は、骨肉腫、ユーイング肉腫であり、その2疾患で若年発症原発性悪性骨腫瘍の約3/4を占める。若年発症（小児期、AYA世代：40歳未満）の原発性悪性軟部腫瘍では、脂肪肉腫、滑膜肉腫に横紋筋肉腫、骨外性ユーイング肉腫、悪性末梢神経鞘腫瘍が続き、これら5疾患で若年発症（40歳未満）原発性悪性軟部腫瘍の約2/3を占める。骨肉腫、ユーイング肉腫、横紋筋肉腫など、小児期、AYA世代に発症する悪性骨・軟部腫瘍（肉腫）の約3/4が高悪性度腫瘍であり、外科的治療に化学療法や放射線照射を併用する集学的治療を行う。

悪性骨・軟部腫瘍に対するKey drugと性腺機能に与える影響

最も代表的な悪性骨腫瘍である骨肉腫に対しては、ドキソルビシン、シスプラチン、メトトレキサート、イホスファミドを組み合わせたMAP-I療法が代表的なレジメンとなる。横紋筋肉腫、ユーイング肉腫など小円形細胞肉腫に対しては、ビンクリスチン、シクロホスファミド、ドキソルビシン（VDC）、アクチノマイシンD（VAC）、イホスファミド、エトポシド（IE）を組み合わせたVDC-IE療法、VAC療法の有効性を示した報告が多く、いずれの疾患も化学療法を中心とした集学的

治療が標準的治療となっている。脂肪肉腫、滑膜肉腫、悪性末梢神経鞘腫瘍などの非小円形細胞肉腫に対してはドキソルビシン（アドリアマイシン）、イホスファミドを組み合わせた AI 療法の有効性を示す報告が多い。薬剤別にみると、悪性軟部腫瘍、骨肉腫、ユーイング肉腫に対して高頻度で投与される高用量のアルキル化薬（シクロホスファミド、イホスファミド）の使用は、男性の遷延性無精子症、女性の無月経の高リスク群に分類される。また、骨肉腫の治療で用いられる高用量（累積投与 400mg/m^2 以上）のシスプラチンも、男性の遷延性無精子症の高リスク因子であることが知られている [4, 5]。ただし、各薬剤の妊孕性に対する影響がすべての薬剤に対し、個別に、かつ年齢別に解析されているわけではないため、今後の報告にも注意すべきである。

骨・軟部腫瘍における がん・生殖医療の現状と課題

小児期、AYA 世代の悪性骨・軟部腫瘍において、妊孕性温存療法は治療開始前の非常に限られた期間に行うことが求められる。そのため現状としては、がん治療医と生殖医療医の連携がとれている施設においてのみ、妊孕性温存療法において時間的な制限の少ない思春期以降の若年男性患者が主な対象となっている。すなわち、

- がん（骨・軟部腫瘍）治療医と生殖医療医との連携の強化
- 妊孕性温存療法において時間的な制限の多い、女性患者における妊孕性温存
- 思春期以前の小児期男性患者における妊孕性温存
- 非常に稀で多様性に富む骨盤腫瘍治療後の生殖機能・妊孕性の評価

など、集約された骨・軟部腫瘍の診療にあたる専門施設には多くの課題がある。今後、「小児、思春期・若年がん患者の妊孕性温存に関する診療ガイドライン」の普及により、がん治療医と生殖医療医との連携が強化され、多くの患者の妊孕性温存の機会が増えることが期待される。

引用・参考文献

1) Fletcher CD, et al. WHO Classification of Tumours of Soft Tissue and Bone. 4th ed. Lyon, IARC Press, 2013, 468p.
2) 日本整形外科学会骨軟部腫瘍委員会／国立がん研究センター編．平成 25 年度全国骨腫瘍登録一覧表．2013．
3) 日本整形外科学会骨軟部腫瘍委員会／国立がん研究センター編．平成 25 年度全国軟部腫瘍登録一覧表．2013．
4) Lee SJ, et al; American Society of Clinical Oncology. American Society of Clinical Oncology recommendations on fertility preservation in cancer patients. J Clin Oncol. 24 (18), 2006, 2917-31.
5) Levine J, et al. Fertility preservation in adolescents and young adults with cancer. J Clin Oncol. 28 (32), 2010, 4831-41.

（中山ロバート）

10 疾患別に学ぼう！造血器腫瘍〜小児〜

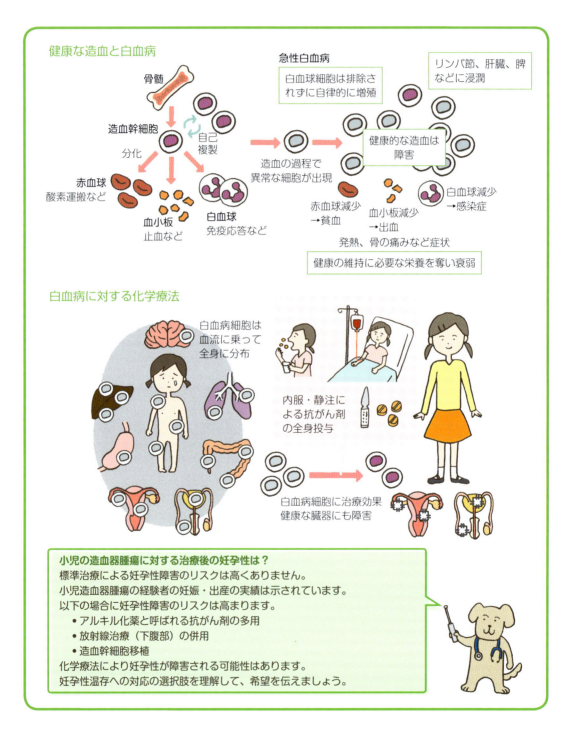

どんな病気ですか？

血液中の細胞である血球が産生される場所を造血器と呼びます。出生後の主な造血器は骨髄とリンパ節です。造血器腫瘍は血球に由来する悪性腫瘍（がん）です。小児では白血病とリンパ腫が代表的な疾患です。白血病では骨髄において、リンパ腫では主にリンパ節などにおいてがん細胞が増殖します。これらの病変を採取して、がん細胞を検出し、性質を評価することにより診断されます。急性リンパ性白血病では、発熱、リンパ節の腫れ、脚などの骨の痛み、貧血、出血斑などの症状が知られています。

どんな治療法がありますか？

がん細胞を破壊する薬剤（抗がん剤）による治療（化学療法）が選択されます。造血器腫瘍の病変は全身に分布すると考えられています。静脈内に注射された、あるいは内服された抗がん剤は、血液の流れに乗って全身をめぐり、がん細胞に対する効果を発揮します。この過程で、健康な細胞にも作用して副作用を生じます。科学的な観点から、診断、再発のリスクなどに応じて最も推奨される治療を標準治療と呼びます。

妊孕性温存の対象となるのは？

妊娠できる能力のことを妊孕性と言います。小児の造血器腫瘍に対する標準治療による妊孕性障害のリスクは低いとされています。アルキル化薬と呼ばれる抗がん剤を多用する場合、放射線治療を併用する場合、造血幹細胞移植を行う場合にリスクは高まります。

妊孕性温存療法が許容できるタイミングや期間は？

健康な細胞が抗がん剤にさらされる前が望ましいものの、造血器腫瘍に対する治療を優先しなければならない状況が大部分です。寛解（がんの病変が検出されない状態）後の早期、あるいは妊孕性障害のリスクが高い治療の開始前が現実的です。

将来、妊娠・出産できますか？

小児造血器腫瘍の経験者が妊娠・出産に至った実績は示されています。造血器腫瘍に対する適切な治療、妊孕性障害のリスクの理解と対応、心身の健康を維持することが大切です。

小児の造血器腫瘍

小児期に発症する主な造血器腫瘍は白血病、リンパ腫である。白血病は小児がんの30～40%の頻度で生じ、急性リンパ性白血病（acute lymphoblastic leukemia；ALL）、急性骨髄性白血病などに分類される。リンパ腫は小児がんの8～10%程度の頻度で、ホジキンリンパ腫、非ホジキンリンパ腫などに分類される。以下、ALLを中心に記す。

原因と病態生理

がんの発症には、加齢、生活習慣・放射線被曝などの環境素因、遺伝素因が関与すると考えられている。一部の小児がんの発症には遺伝的素因の関与が大きいと考えられている。Down症候群などの一部の染色体異常症、染色体が不安定な（壊れやすい）遺伝性疾患、免疫不全症などにおいて白血病の発症リスクが高いことが知られている。

ALLは小児白血病の75%程度の頻度の病型であり、2～3歳に発症年齢のピークを示す。骨髄中などにおけるALL細胞の増殖に関連し、発熱、脚などの骨の痛みなどの症状を生じる。正常な造血は障害され、貧血、血小板減少による出血傾向を生じる。ALL細胞の浸潤により、リンパ節、肝臓、脾臓などの腫大を生じる。ALL細胞は精巣に浸潤することもある。ALLの診断時に振り返ると2カ月程度前から関連する症状を認めるとされる。

診断

白血病では、骨髄中に白血病細胞が増殖していることから、骨髄穿刺、あるいは骨髄生検（診断目的で組織を採取）を行い、白血病細胞を検出し、細胞形態、免疫表現型、染色体・遺伝子異常などを評価して診断する。正確な分類診断は予後の予測、治療選択に必須である。中枢神経浸潤を評価するために脳脊髄液検査も行う。

治療

複数の抗がん剤の併用による化学療法が小児の造血器腫瘍に対する治療の中心である。ホジキンリンパ腫、中枢神経浸潤を伴う白血病、リンパ腫に対し放射線治療を併用することがある。

ALLは、年齢、診断時白血球数、染色体・遺伝子異常、初期治療に対する反応性などによりリスク（再発などを生じる）分類され、リスクに応じた治療が選択される。2～3年間に及ぶ治療は、寛解導入療法、強化療法、維持療法などにより構成される。標準治療により、低リスク群には90%以上、中間リスク群には70～80%、高リスク群には50～60%以下の無イベント生存（再発などを生じない生存）が報告されている。

妊孕性温存の適応

米国臨床腫瘍学会（ASCO）が提示した、女性における永続的な無月経を生じるがん治療のリスクにおいて、ALL、急性骨髄性白血病、ホジキンリンパ腫・非ホジキンリンパ腫に対する代表的な化学療法は、いずれも30%未満の低リスクに分類されている。一方で、アルキル化薬に分類されるシクロホスファミドの総投与量が$5g/m^2$などを超過する場合に妊孕性障害のリスクは増加すると報告されている。小児造血器腫瘍に対する代表

的な標準治療におけるシクロホスファミドの総投与量はリスクに応じて、ALL では 2.5〜4g/m² 程度、非ホジキンリンパ腫では 3〜5.8g/m² 程度と幅がある。また、再発に対する治療には、妊孕性障害のリスクが高い造血幹細胞移植が選択されることが多い。すなわち、妊孕性障害のリスクを一律に規定することは困難である。すべての造血器腫瘍の小児患者、および保護者に対し、化学療法により妊孕性が障害される可能性があること、妊孕性温存の希望がある場合には対応の選択肢を提示することが求められる。

妊孕性温存療法のタイミング

小児造血器腫瘍の診断時には貧血、出血傾向、易感染性、臓器障害などの症状により全身状態が不良であることが少なくない。また、急速に進行する病態の頻度が高く、短時間で精液を採取する以外の妊孕性温存療法に要する時間を確保することが困難な状況が大部分である。さらには、小児患者、およびその保護者とも不安、動揺の大きな時期であり、妊孕性障害のリスクを理解し、その対応を短時間で決定することは容易でない。造血器腫瘍に対する治療を優先し、寛解後の早期、あるいは妊孕性障害のリスクが高い治療の開始前の対応が現実的である。造血器腫瘍に対する治療に遅延を生じさせないために、そして妊孕性温存療法を安全に行うために、関係する医療者チームによる周到な治療計画が求められる。

患者、家族への説明のポイント

- 小児の造血器腫瘍の 80% 以上に長期生存が期待される。
- 一般に標準治療による妊孕性障害のリスクは高くないとされる。
- 化学療法により妊孕性が障害される可能性があることを理解してもらわなければならない。
- 妊孕性温存のための選択肢を理解した上で希望を述べられるよう対応する。

引用・参考文献

1) 日本小児血液・がん学会編. 小児血期・腫瘍学. 東京, 診断と治療社, 2015, 608p.
2) 日本癌治療学会編. 小児、思春期・若年がん患者の妊孕性温存に関する診療ガイドライン 2017 年版. 東京, 金原出版, 2017, 228p.

（慶野　大、森　鉄也）

11 疾患別に学ぼう！ 造血器腫瘍〜成人〜

日本の成人白血病の病型分類と頻度

急性白血病 75%		慢性白血病 25%	
急性骨髄性白血病 56%	急性リンパ性白血病 19%	慢性骨髄性白血病 22%	慢性リンパ性白血病 3%

［鈴木久三. Medicina. 27（4）, 1990, 562 より作成］

白血病の主な症状

原因		主な症状
造血機能の障害	赤血球減少	（貧血）息切れ、動悸、倦怠感など
	白血球減少	（感染）発熱など
	血小板減少	（出血）あざ、赤い点状の出血斑、鼻血、歯ぐきからの出血
白血病細胞が臓器に浸潤	肝臓や脾臓の腫れ	お腹が張る、腹部の腫瘤・痛み
	歯肉膨張	歯ぐきの腫れ・痛み
	骨痛	腰痛、関節痛
	髄膜への浸潤	頭痛

急性白血病の治療の流れ

寛解導入療法 → 寛解 → 地固め療法 →
- 経過観察
- 維持療法
- 造血幹細胞移植

※地固め療法後の治療方針については、予後不良因子などから総合的に決定する。

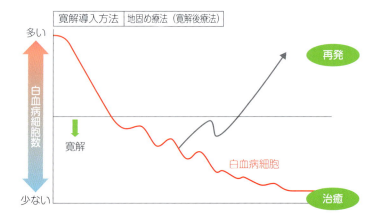

どんな病気ですか？

白血病は血液のがんです。血液細胞には赤血球、血小板、白血球があり、これらが作られる骨髄という場所でがん細胞が増殖します。そのため、正常の血液細胞が減ってしまい、貧血、感染、出血などの症状がでます。白血病は急速に進行する急性白血病と、ゆっくり進行する慢性白血病と大きく2つに分かれ、さらに骨髄性とリンパ性とに分けられます。

どんな治療法がありますか？

白血病の種類によって用いる抗がん剤が異なりますが、急性白血病の場合は速やかに抗がん剤治療（化学療法）を開始することが必要です。白血病の原因遺伝子が明らかな場合（慢性骨髄性白血病のBCR-ABR遺伝子など）には、分子標的療法が行われることもあります。難治例や再発リスクが高い場合には造血幹細胞移植が行われます。

妊孕性温存の対象となるのは？

妊娠できる能力のことを妊孕性と言います。白血病は化学療法や造血幹細胞移植で治癒の期待できる病気ですので、妊孕性温存を希望する、すべての妊娠可能年齢の患者さんが対象となります。

妊孕性温存療法が許容できるタイミングや期間は？

一般的に白血病細胞は急速に増加するため、診断後は速やかに化学療法を開始する必要があります。そのため、全身状態および好中球数が安定している男性患者さんにおいては、治療開始前の精子凍結保存が勧められますが、女性患者さんでは月経周期に合わせた対応を必要とするため困難です。化学療法各コース間の短い血球回復期を利用して妊孕性温存療法が試みられることもありますが、現実的には難しい場合が多く、造血幹細胞移植前に受精卵（胚）凍結保存もしくは未受精卵子凍結保存が試みられます。また卵巣組織凍結保存は、卵巣に白血病細胞が入り込んでいる可能性があるため一般には推奨されていませんが、将来的な技術の発展に期待して、一部の施設で研究的に行われています。

将来、妊娠・出産できますか？

標準的な化学療法による遷延性無精子症や無月経のリスクは低いと分類されており、自然妊娠も期待できます。造血幹細胞移植については高リスクに分類され、特に移植前処置として全身放射線照射（TBI）やブスルファンを用いた場合には自然妊娠は困難とされています。

造血器腫瘍

代表的な造血器悪性腫瘍は白血病および類縁疾患、リンパ腫、骨髄腫に大別される。わが国における白血病の2014年の年齢調節罹患率は、人口10万人当たり男性7.0人、女性4.4人で、年間約12,000人が罹患している[1]。60歳以上の発症が多いものの、40歳未満の患者が15%（約1,800人）存在する。白血病類縁疾患には骨髄異形成症候群や骨髄増殖性疾患が含まれるが、60歳以上の高齢者に多く若年者では稀である。

白血病とは

白血病は、造血幹細胞から血液細胞へと成熟する途中の細胞ががん化して発症する。病気の進行のパターンや症状から急性と慢性とに分けられ、さらにがん化した細胞のタイプで骨髄性とリンパ性とに分類される。成熟したらリンパ球になる予定の細胞ががん化した場合がリンパ性白血病で、それ以外の細胞になる予定の細胞ががん化した場合、骨髄性白血病となる。

白血病の原因

白血病を含む「がん」は、一般に遺伝子や染色体に傷がつくことで発症すると考えられている。遺伝子や染色体に傷がつく原因として、放射線、ベンゼンやトルエンなどの化学物質、ウイルスなどが挙げられているが、その仕組みは完全には解明されていない。

白血病の診断

白血病の診断は問診、血液検査、骨髄検査などの結果に基づいて行われる。貧血などの症状があり、血液検査の結果から血液細胞の数や種類に異常が見られた場合に白血病が疑われ、最終的な診断には骨髄検査が行われる。骨髄中の異常細胞の数や種類、染色体や遺伝子の状態を確認し、確定診断に至る。

急性白血病

急性白血病は進行が早いため、診断されるとすぐに治療を開始する。がん化した細胞の種類に合わせて、複数の抗がん剤を組み合わせた化学療法を行う。治療の最初の段階は「寛解導入療法」と呼ばれ、白血病細胞を一気に減らすことを目標に施行される。完全寛解とは骨髄中の白血病細胞の割合が5%以下になることで、この状態になると血液検査では白血病細胞は検出されず、白血球や赤血球、血小板の数も正常レベルまで増加し、自覚症状もなくなる。しかし白血病細胞が完全に体内からなくなったわけではないので、放置すると再発する恐れがある。そのため、さらに白血病細胞を減らすための地固め療法や維持療法が行われる。これらの標準化学療法における遅延性無月経や無精子症は、米国臨床腫瘍学会（ASCO）のガイドラインでは低リスク（20%未満）に分類されている[2]。

また、急性前骨髄球性白血病については、*PML-RARA*融合遺伝子に作用するオールトランス型レチノイン酸や亜ヒ素などの有効性が確立されており、標準治療に組み込まれている。これらの薬剤には強い催奇形性があり妊娠中は使用禁忌であるが、妊孕性への影響については報告がなく不明である。

慢性骨髄性白血病

血液の基となる細胞を作る造血幹細胞に異

常が起こり、がん化した血液細胞が増殖することによって起こる。ゆっくりと進行するため症状が現れにくく、健康診断などで偶然白血球数増加を指摘されて発見されることが多い。無治療では最終的に急性白血病の病態に至る。慢性骨髄性白血病の主な原因はフィラデルフィア染色体という異常な染色体上にある *BCR-ABR* という遺伝子である。この遺伝子によって作られるタンパク（チロシンキナーゼ）が白血病細胞を増やす指令を絶え間なく出し続けるため、体内で白血病細胞が増え続ける。現在の標準治療はこのタンパクに対する分子標的療法であるチロシンキナーゼ（TKI）阻害薬であり、多くの患者ではTKI阻害薬を生涯内服継続することが必要となる。TKI阻害薬には催奇形性があり、妊娠中は使用禁忌であるが、妊孕性への影響はいまだ結論が出ていない。

造血幹細胞移植

上記の標準化学療法や分子標的治療に抵抗性の場合や、染色体や遺伝子検査の結果から再発リスクが高いと考えられる場合に施行される。造血幹細胞移植については ASCO のガイドラインで遷延性無月経や無精子症の高リスク（70％以上）に分類され[2]、特に移植前処置で用いられる全身放射線照射（total body irradiation；TBI）や大量ブスルファンによって卵巣機能はほぼ障害される。そのため妊孕性温存療法を施行するタイミングは、造血幹細胞移植前が最後の機会となる。

急性白血病に対する妊孕性温存療法の施行については、疾患と治療の特徴から施行のタイミングが最大の問題となる。生殖医療の専門家と密に連携し、その機会を探ることになるが、現実的には同種造血幹細胞移植前に施行することが多い。急性白血病の患者で、第一寛解期では移植を行わずに様子を見て、再発した場合に移植を計画するような場合には、第一寛解期で安定している間に再発に備えて採卵を試みることも勧められる。卵巣組織凍結保存は、卵巣への腫瘍細胞の混入のリスクがあるため急性白血病では推奨されていないが、将来的な技術の発展に期待して、一部の施設で研究的に行われている。

引用・参考文献

1) 国立がん研究センターがん情報サービス．がん登録・統計．https://ganjoho.jp/reg_stat/index.html ［2019.2.5閲覧］
2) Loren AW, et al. Fertility preservation for patients with cancer: American Society of Clinical Oncology clinical practice guideline update. J Clin Oncol. 31 (19), 2013, 2500-10.

（岡本幸代、藤井伸治）

12 疾患別に学ぼう！悪性リンパ腫

悪性リンパ腫とは

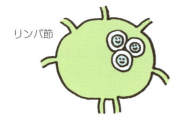
リンパ節

がん化

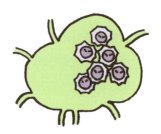
リンパ節内でかたまりを作る

症状

痛みのないリンパの腫れ
- 首（頸部から鎖骨の上）
- わきの下（腋窩）
- 足の付け根（鼠径部）など

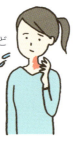

全身症状（B症状）

体重減少（6カ月で10％以上）

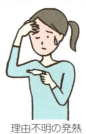
理由不明の発熱

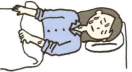
大量の寝汗

病期

病期分類（Stage）	Ⅰ	Ⅱ	Ⅲ	Ⅳ
定義	リンパ節腫脹が1つの領域にとどまっているもの	横隔膜を挟んで片方のみ（上下どちらか）で、リンパ節腫脹が2領域以上あるもの	横隔膜を挟んで両側でリンパ節腫脹が2領域以上あるもの	リンパ節以外の臓器に病変がびまん性にあるもの。骨髄浸潤があるもの。

どんな病気ですか？

リンパ球ががん化して、リンパ節やリンパ節以外の臓器にかたまりを作る病気です。からだのすべての部位で発生する可能性があります。進行するにしたがって発熱、体重減少、大量の寝汗といった全身的な症状が見られるようになります。

がん細胞の性質により病型が分類され、大きくはホジキンリンパ腫と非ホジキンリンパ腫の2つに分けられます。

どんな治療法がありますか？

病型や病気の広がり（病期）で治療内容が決まります。主な治療法は化学療法（がん細胞を破壊する薬を使った治療）と放射線治療です。化学療法はいろいろな種類の抗がん剤を組み合わせて行います。放射線治療は単独、もしくは化学療法と併用して行います。治療効果が十分でない場合は、さらに強い化学療法や造血幹細胞移植などが行われます。

妊孕性温存の対象となるのは？

妊娠できる能力のことを妊孕性と言います。男性においては、プロカルバジン（アルキル化薬）を含む化学療法、精巣への放射線照射、造血幹細胞移植前処置で遷延性無精子症となります。精子採取は体に負担を与えないため、精子採取が可能な年齢なら全例が対象となります。女性においては、プロカルバジンを含む化学療法、造血幹細胞移植前処置、腹部骨盤への放射線照射で高率に無月経となります。こうした治療が予定されている患者さんが対象となります。

妊孕性温存療法が許容できるタイミングや期間は？

可能であれば、治療開始前に精子、卵子、受精卵（胚）の凍結保存を行います。卵子は採卵時期の調整が必要なうえ、採取には体への負担を伴うため、病気の状態により採取時期の検討が必要となります。ただし思春期前の男児では現時点で妊孕性を温存する方法はなく、女児では卵巣組織の凍結保存しか方法はありません。

将来、妊娠・出産できますか？

治療終了後に妊娠・出産が可能な症例は増加していますが、妊娠可能と判断できる時期に一定の基準を設けることは困難です。治療歴がある場合は、流産・早産のリスクに配慮して妊娠から分娩まで慎重に管理する必要があります。

悪性リンパ腫とは

悪性リンパ腫は血液のがんで、リンパ系組織とリンパ外臓器（節外臓器）から発生する。リンパ系組織とは、リンパ管やリンパ液、リンパ節、胸腺、脾臓、扁桃腺などである。リンパ系組織は全身にあるため、悪性リンパ腫も全身すべての部位で発生する可能性がある。節外臓器とは、胃、腸管、甲状腺、骨髄、肺、肝臓、皮膚などである。

通常は頸部や腋窩、鼠径部などリンパ節の多いところに痛みのないしこりとして発症する。病状が進むと全身に広がり、進行するにしたがって発熱、体重減少、盗汗といった全身的な症状（B症状）が見られるようになる。

悪性リンパ腫は腫瘍細胞の性質から、大きくホジキンリンパ腫と非ホジキンリンパ腫の2つに分類される。ホジキンリンパ腫はリンパ節腫脹のほか、全身的な症状を伴うことが多い。非ホジキンリンパ腫は全身のリンパ節に発症するだけでなく節外臓器にも発症し得る。

悪性リンパ腫の治療

治療方針は病理診断と病期分類（I期からIV期）に基づいて決定される。主な治療法は化学療法と放射線治療である。化学療法は数種類の抗がん剤を組み合わせた多剤併用療法を、通常3～4週間を1コースとし4～8コース行う。治療効果が十分でない場合は造血幹細胞移植が行われる。

ホジキンリンパ腫の標準治療はABVD療法（ドキソルビシン、ブレオマイシン、ビンブラスチン、ダカルバジン）であるが、放射線治療が併用されることがある。性腺毒性としてABVD療法は低リスクであるが、プロカルバジンを含むBEACOPP療法（ブレオマイシン、エトポシド、ドキソルビシン、シクロホスファミド、ビンクリスチン、プロカルバジン、プレドニゾロン）を6コース以上実施すると高率に無精子症や無月経となる。放射線の性腺毒性は年齢と照射量に依存し、男性では精巣への放射線照射量が2.5Gy以上、男児では6Gy以上だと永久不妊に至る。女性では腹部骨盤への放射線照射量が6Gy以上、思春期後女児で10Gy以上、思春期前女児で15Gy以上だと70%以上で治療後無月経となる[1]。

非ホジキンリンパ腫は組織型により治療内容が異なる。男性ではシクロホスファミドを$7.5g/m^2$以上使用すると永続的な無精子症となる可能性がある。女性は思春期前後でアルキル化薬に対する感受性が異なるとされ、男性よりブスルファンの影響が大きい。造血幹細胞移植の前処置には大量のアルキル化薬（ブスルファン、メルファラン、シクロホスファミド）が用いられ、全身放射線照射も併用されることがあるため永久不妊の原因となる。

悪性リンパ腫における妊孕性温存

男性患者では治療前精子凍結保存が推奨される。ただし思春期前の男児では現時点で確立された妊孕性温存方法はない。女性患者では、パートナーが存在する場合は胚（受精卵）凍結保存が、パートナーが存在しない場合は未受精卵子凍結保存が推奨される。胚（受精卵）や未受精卵子の凍結保存には排卵

誘発剤による卵巣刺激が必要である上、採取には侵襲を伴うため、疾患の悪性度や易出血性を考慮して採取時期を決定する必要がある。卵巣組織凍結保存では卵巣刺激が不要のため、卵子採取の時間的猶予がない場合や思春期前の女児では卵巣組織凍結保存が考慮される。しかし、ホジキンリンパ腫とは異なり、悪性度の高い非ホジキンリンパ腫やバーキットリンパ腫は卵巣にリンパ腫細胞が存在するリスクがあり、適応は慎重に検討する必要がある[2]。

治療後の妊娠・分娩

治療後の妊娠・分娩については、ホジキンリンパ腫で多くの報告がある。ドイツの研究グループからの報告では[3]、女性患者において化学療法終了平均39カ月後に、4コースのABVD療法群で15%、BEACOPP療法2コース＋ABVD療法2コース群で26%が挙児を得ているが、生殖補助医療（assisted reproduction；ART）の関与は認められない。男性患者ではBEACOPP療法6～8コース後4年で12%が挙児を得ているが、その大部分はART後である[4]。男性患者と比較して女性患者での化学療法後ART例は少数のため、今後、卵子や胚（受精卵）の保存が普及することで挙児を得る例が増加することが期待される。

AYA世代（15～39歳）のホジキンリンパ腫で放射線治療のみを受けた女性から生まれた児をコホート集団と比較したestimate prevalence ratioは、早産児6.03（95%CI：3.13-11.63）、低出生体重児4.56（95%CI：1.88-11.06）、非ホジキンリンパ腫で化学療法のみ受けた女性から生まれた児では、早産児2.68（95%CI：1.67-4.30）、低出生体重児3.31（95%CI：2.06-5.31）との報告がある[5]。治療歴がある場合はハイリスク妊娠として、妊娠から分娩まで慎重に管理する必要がある。

引用・参考文献

1) Lee SJ, et al; American Society of Clinical Oncology. American Society of Clinical Oncology Recommendations on Fertility Preservation in Cancer Patients. J Clin Oncol. 24 (18), 2006, 2917-31.
2) Dittrich R, et al. Fertility Preservation for Patients with Malignant Disease. Guideline of the DGGG, DGU and DGRM (S2k-Level, AWMF Registry No.015/082, November 2017) -Recommendations and Statements for Girls and Women. Geburtshilfe Frauenheilkd. 78 (6), 2018, 567-84.
3) Behringer K, et al. Fertility and gonadal function in female survivors after treatment of early unfavorable Hodgkin lymphoma (HL) within the German Hodgkin Study Group HD14 trial. Ann Oncol. 23 (7), 2012, 1818-25.
4) Behringer K, et al. Gonadal Function and Fertility in Survivors After Hodgkin Lymphoma Treatment within the German Hodgkin Study Group HD13 to HD15 Trials. J Clin Oncol. 31 (2), 2013, 231-9.
5) Anderson C, et al. Birth Outcomes Among Adolescent and Young Adult Cancer Survivors. JAMA Oncol. 3 (8), 2017, 1078-84.

（徳田桐子、石田也寸志）

13 疾患別に学ぼう！ 脳腫瘍

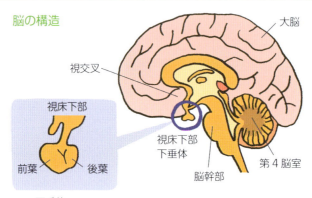

脳の構造

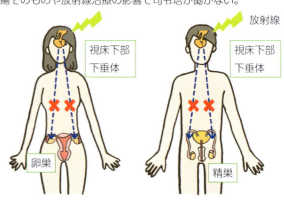

中枢性の性腺機能障害
腫瘍そのものや放射線治療の影響で司令塔が働かない。

脳の視床下部下垂体（脳下垂体）が放射線照射野に含まれる場合に、視床下部下垂体ホルモンの分泌が障害されて性腺障害を起こす場合と、アルキル化薬などの薬剤性あるいは性腺への放射線照射が直接、性腺機能に影響を及ぼす場合とがあります。

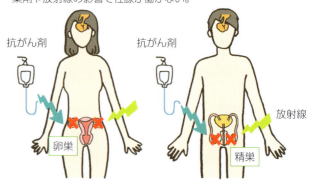

末梢性の性腺機能障害
薬剤や放射線の影響で性腺が働かない。

どんな病気ですか？

良性、悪性にかかわらず、頭蓋内にできる腫瘍を脳腫瘍といいます。さまざまな性質の腫瘍が含まれるので、腫瘍によって進行度は大きく違いますが、症状は同様で、頭痛、嘔吐、水頭症、意識障害、失調、麻痺、けいれん、嚥下障害などを生じます。小児では、髄芽腫、上衣腫、非定型奇形腫様／ラブドイド腫瘍（AT/RT）、神経膠腫、（グリオーマ）、思春期では胚細胞腫瘍、神経膠腫、成人では神経膠腫、膠芽腫、髄膜腫などが代表的な脳腫瘍です。

どんな治療法がありますか？

腫瘍の性質（診断）、部位や広がり、年齢などによって治療法は異なります。手術での摘出が基本ですが、ジャーミノーマでは摘出は不要ですし、浸潤性（ほかの臓器にもがん細胞が入り込む）の腫瘍や生命中枢の腫瘍では摘出は困難です。術後は必要に応じて化学療法や放射線照射を行います。その内容や治療期間は病気によって異なります。

妊孕性温存の対象となるのは？

妊娠できる能力のことを妊孕性と言います。シクロホスファミドなどのアルキル化薬や放射線照射は、卵巣や精巣の機能に影響します。視床下部下垂体はホルモン分泌の司令塔なので、その周辺の腫瘍や腫瘍に対する手術、放射線治療では性腺障害を生じ得ます。影響の受け方は、アルキル化薬の投与量や照射線量、治療時年齢などによって違います。

妊孕性温存療法が許容できるタイミングや期間は？

卵巣や精巣機能に決定的な影響を受ける治療を行う前に、妊孕性温存療法を検討します。ただし、脳腫瘍では生命に関わる状態で腫瘍治療が急がれる場合が少なくないため、主治医とよく相談して妊孕性温存療法の可能性やタイミングを検討する必要があります。さまざまな事情で温存が難しい場合もあります。影響を受けにくい治療では温存療法の必要はありません。

将来、妊娠・出産できますか？

女性の場合、通常、月経があり排卵があれば妊娠は可能です。妊孕性温存療法を受けた方、抗けいれん薬などを服用中の方、シャント挿入中の方、腫瘍が残っている方、臓器障害がある方などは、妊娠を計画する前に主治医や専門家に相談しましょう。男性の場合、精子の数や精子の運動性が関わります。心配なときは主治医や専門家に相談しましょう。

脳腫瘍とは

成人では大脳半球の神経膠腫や膠芽腫が多いが、小児から思春期では、髄芽腫、非定型奇形腫様／ラブドイド腫瘍（AT/RT）、上衣腫、神経膠腫、胚細胞腫瘍など、正中部腫瘍が多い。

髄芽腫は乳幼児から学童の小脳虫部に発生する胎児性腫瘍で、閉塞性水頭症や失調症状を生じる。播種しやすいため、化学療法、放射線治療を組み合わせた集学的治療を要するが、標準リスクの長期生存率は70〜80％に及ぶ。脳腫瘍の分子遺伝学的研究の急速な進歩で、髄芽腫でも将来の新規治療開発を視野に入れた分子遺伝学的分類が併用され始めている。

同じく胎児性腫瘍であるAT/RTは*INI1*遺伝子欠失を特徴とし、時に腎臓など中枢神経外に同時発生する。1歳未満では生殖細胞系列異常を伴うことも多く、極めて予後不良である。また従来、髄芽腫との鑑別に挙げられていた原始神経外胚葉性腫瘍（primitive neuroectodermal tumor；PNET）の病名は、WHO 2016脳腫瘍病理分類から削除された。

上衣腫にはgrade Ⅱとgrade Ⅲ（退形成性上衣腫）があり、テント上、テント下のいずれにも生じる。化学療法の効果は限定的で、全摘例の予後は良いが全摘不能の場合の長期的予後は不良である。

小児の神経膠腫は成人の神経膠腫とは性質が別物である。小脳、鞍上部、視床、大脳半球などに発生し、部位や悪性度により症状、治療法、予後は異なる。

胚細胞腫瘍には、低リスクのジャーミノーマ、高リスクの悪性胚細胞腫瘍（絨毛がん、卵黄嚢がん、胎児性がん）および未熟・成熟奇形腫に大別されるが、これらの混合性腫瘍も多い。松果体原発腫瘍では閉塞性水頭症や上方注視麻痺、鞍上部原発腫瘍では低身長や尿崩症、基底核原発腫瘍では麻痺などを契機に診断される。

脳腫瘍の治療法

診断、部位、播種の有無、年齢などにより治療法は異なる。外科的切除が基本だが、ジャーミノーマは生検のみで可、浸潤性腫瘍や脳幹部腫瘍は摘出困難である。病理組織診断に応じて術後化学療法や放射線治療を行う。髄芽腫やAT/RT、胚細胞腫瘍では多剤併用化学療法と放射線治療が有効である。髄芽腫ではアルキル化薬や白金製剤を用い、全脳全脊髄照射と局所照射が行われる。AT/RTには肉腫型治療と髄芽腫型治療とがあり、いずれもアルキル化薬を含む多剤併用化学療法と放射線治療を併用する。上衣腫は、全摘できたgrade Ⅱテント上腫瘍は手術のみ、ほかは局所放射線治療が併用される。非全摘例で切除率向上目的の化学療法が行われることがある。低悪性度グリオーマの全摘例は手術のみ、非全摘ないし手術不能例では腫瘍安定化目的で長期的毒性の少ない化学療法が行われ、一般に放射線治療は回避される。胚細胞腫瘍のうち、ジャーミノーマでは白金製剤とエトポシドによる化学療法と24Gy程度の放射線治療、高リスク胚細胞腫瘍ではアルキル化薬と白金製剤、エトポシドによる化学療法に加え、全脳全脊髄照射と54Gy程度の局所照射を行う。高リスク神経膠腫は可及的全摘と局所照射が行われるが、一般に極めて

予後不良である。乳児の場合は、全摘できれば化学療法のみで長期生存を期待できることがある。

脳腫瘍における妊孕性温存の対象

性腺を直接障害するシクロホスファミドなどのアルキル化薬や大量化学療法を行う場合が対象となる。男子ではシクロホスファミド総投与量 $5g/m^2$ 以上で精子形成障害を来す。女子では、思春期以後の月経停止量と不妊はイコールではなく、不妊リスク量は不明である。大量化学療法で使用するブスルファンは不妊を来す。男子の精巣腫瘍ではシスプラチン $600mg/m^2$ 以上でも不妊を生じ得る。

脳腫瘍では性腺照射は行わないが、幼児では脊髄照射での性腺への影響に注意する。また視床下部下垂体周辺の腫瘍や手術、30Gy以上の照射は中枢性の性腺ホルモン分泌障害を生じ得る。

妊孕性温存療法の時期

卵巣や精巣に決定的影響を受ける前に妊孕性温存療法を行う。ただし脳腫瘍では、脳腫瘍手術や水頭症治療、術後治療が急がれる場合が少なくなく、また全身状態が不良のことも多いため、妊孕性温存に対応できる時間が限定的か、場合によっては対応不能である。特にアルキル化薬を必要とするような高リスク腫瘍では、救命との兼ね合いが生じ、一概に規定することは難しい。主治医とよく相談し、術前術後の状態や術後治療のタイミングを見計らって妊孕性温存療法の可能性を検討する。患者側ないし温存療法側の要因で温存治療が不可能な場合は、その旨を説明し、理解を得る必要がある。影響を受けにくい治療では温存治療の必要はない。

将来の妊娠・出産

女性の場合、月経があり、排卵があれば妊娠は可能だが、早発閉経を生じることがあるため注意する。妊孕性温存療法例、抗けいれん薬など胎児に影響し得る常用薬がある例、シャント挿入例、低悪性度腫瘍の腫瘍残存例、母体の臓器障害や機能障害、心理社会的問題がある例では、脳神経外科医や腫瘍医、関係の専門家にも事前に相談して妊娠許可を得る。

男性の場合、リスクがあれば精子数や運動能を検査する。

引用・参考文献

1) Long-Term Follow-Up Guidelines for Survivors of Childhood, Adolescent, and Young Adult Cancers - Version 5.0. http://www.survivorshipguidelines.org/ [2019.2.28 閲覧]

(清谷知賀子)

14 疾患別に学ぼう！消化器がん

消化器がんとは

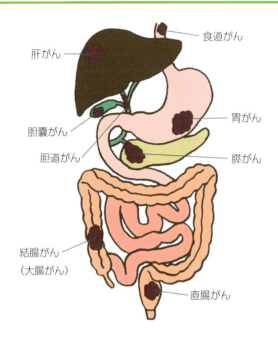

直腸がんに対する手術による妊孕性障害

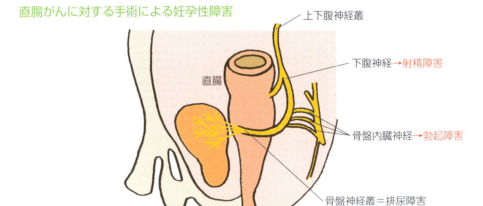

直腸がんの手術療法において、男性では骨盤神経損傷が、女性では骨盤内癒着が妊孕性に影響します。

どんな病気ですか？

消化器がんには、食道・胃・小腸・結腸・直腸といった消化管にできるがんと、肝臓・胆道・膵臓といった臓器にできるがんとがあります。消化管にできるがんでは、食欲不振、嘔吐、便秘などを、肝臓・胆道・膵臓のがんでは腹痛、黄疸などの症状を生じます。

どんな治療法がありますか？

●手術療法

手術療法によりすべてのがんを残すことなく切除できる場合は、根治が見込めます。周囲のリンパ節にがんが広がっていることも多いため、併せてリンパ節郭清というリンパ節の切除も行います。

●薬物療法

手術後に再発の危険を低下させるために薬物療法（抗がん剤、分子標的治療薬、免疫チェックポイント阻害薬を使用します）が行われることがあります。また、手術後に再発している場合や遠隔転移（肝臓や肺などへの転移）をしている場合は治癒が望めないため、薬物療法により生活の質を保ちつつ長く生きることを目標として治療を行います。

このように手術療法および薬物療法が治療の主体となりますが、食道がんや直腸がんでは放射線と抗がん剤を併用した化学放射線療法が行われることもあります。

妊孕性温存の対象となるのは？

妊娠できる能力のことを妊孕性と言います。手術療法では、直腸がんにおいて男性で骨盤神経損傷による勃起障害・射精障害、女性で術後の骨盤内癒着による妊孕性障害が知られています。放射線治療では直腸がんを対象とした抗がん剤との併用で妊孕性障害が報告されています。薬物療法では用いる薬剤によりリスクは異なるものの、妊孕性障害を生じる可能性があるため、温存の対象となり得ます。薬物療法では用いる薬剤によりリスクは異なります。詳しくは本章②③「化学療法」と④「分子標的治療薬」を参照してください。

妊孕性温存療法が許容できるタイミングや期間は？

消化器がんは一般的に進行が早いため、診断された時点のがんの状況を十分に考慮する必要があります。妊孕性温存療法を受けたいという希望があれば、どのような治療を受ける場合でも早急に担当医と相談しましょう。

将来、妊娠・出産できますか？

がんと対峙しながら、妊娠・出産に臨むことができる状況に備えて、妊孕性温存療法について担当医と相談しましょう。また、薬物療法を受けた場合、薬物療法終了後から一定期間は薬物による影響を受けるため、治療終了後の避妊すべき期間などについても担当医に確認する必要があります。

消化器がんの疫学

消化器がんは一般に高齢者に多く見られ、40歳以下の発症頻度は1%以下である。しかしながら年代別で見ると、25～39歳でのがん罹患数の部位別内訳では、男性で大腸14.3%、胃9.5%、悪性リンパ腫7.8%、白血病7.7%、甲状腺6.4%、女性で乳房31.3%、子宮頸部19.5%、甲状腺9.7%、大腸5.4%、卵巣5.0%、胃4.8%となっており[1]、消化器がんも若年者のがんにおいて大きな位置を占めており、妊孕性温存の情報提供が重要なことが分かる。

消化器がんの診断

消化器がんではCTやMRIなどによりリンパ節転移の有無・範囲、遠隔転移の有無などの診断を行う。また、食道がん、胃がん、結腸・直腸がんでは消化管内視鏡検査により直接原発巣を観察し、組織生検による病理診断を行う。

妊孕性温存療法の対象

消化器がんは高齢者の罹患が多く、妊孕性温存療法について議論されることは稀であった。しかし近年、診断および治療の進歩に伴って治療成績が向上することにより、稀に発現する若年者での消化器がん患者に対する妊孕性温存の重要性が認識されつつある。

消化器がんの治療では直腸がんに対する手術、化学放射線療法、また、その他の薬物療法全般が妊孕性低下のリスクとなり得る。

直腸がんに対する手術

直腸周囲には、泌尿器（膀胱、尿道）、生殖器（前立腺、腟）に関連する骨盤内自律神経が存在する。直腸がんの神経への浸潤が見られる場合や周囲のリンパ節転移が疑われる場合には神経の一部を切除する必要が生じる。このため、男性患者では勃起障害・射精障害が生じ、女性患者では腟の湿潤度などに影響し得ることが知られている。直腸がんの手術に関するシステマティックレビューでは、直腸がんに対する術前放射線治療の有無、人工肛門の有無、周術期の合併症、年齢、術式、腫瘍の位置などが妊孕性障害のリスクを予測する因子として挙げられている[2]。また女性患者において、潰瘍性大腸炎・家族性大腸腺腫症に対する回腸パウチ肛門吻合を伴う全結腸切除術を行った臨床試験のメタ解析では、手術による妊孕性障害の相対リスクは3.91（95%CI：2.06-7.04）であったことが報告されている[3]。このことから、当該対象と同様に骨盤内操作を伴う直腸がん患者では、妊孕性低下のリスクについての情報提供が必要だと考えられる。

直腸がんに対する化学放射線療法

直腸がんに対する化学放射線療法は、日本では手術療法単独による治療成績が欧米と比較して良好であることから用いられることは少ないものの、欧米では周術期に標準的治療の一つとして多く用いられている。閉経前の直腸がん患者を対象とした後方視的研究において、化学療法（カペシタビン±オキサリプラチン）と放射線の併用で48/51例（94.1%）で治療中に月経が止まり、治療後においても再開を認めなかったことが報告されている[4]。

薬物療法全般

消化器がんに対する薬物療法が妊娠・分娩に及ぼす影響は十分な研究がなく、明らかで

はない。米国臨床腫瘍学会（ASCO）ガイドラインでは、化学療法および放射線治療による性腺毒性のリスク分類が示されている。シスプラチンを含むレジメン、FOLFOX4（レボホリナート、フルオロウラシル、オキサリプラチン）、ベバシズマブなどが中間リスク（30～70％の女性が治療後に無月経となる）とされている[5]。ベバシズマブについては、NSABP C-08試験でmFOLFOX6＋ベバシズマブ群がmFOLFOX群と比較して卵巣機能不全の発現割合が高かったことから、中間リスクに分類されるに至った。ただし、卵巣機能不全発現例の86.2％が機能回復しており、ベバシズマブの性腺毒性については確定的なものではないと考えられる。上記以外の消化器がんで用いられる薬剤については、性腺毒性のリスクは不明とされており、リスク分類がなされていない[6]。

治療終了後の妊娠可能時期

一般に、催奇形性のある薬剤では、薬剤の半減期の5倍に女性の場合は30日、男性の場合は90日を加算した避妊期間が推奨されている[7]。このため、これを踏まえて患者本人および家族に十分な説明を行う必要がある。

引用・参考文献

1) 国立がん研究センターがん情報サービス. がん登録・統計. https://ganjoho.jp/reg_stat/index.html [2019.2.5閲覧]
2) Traa MJ, et al. Sexual (dys) function and the quality of sexual life in patients with colorectal cancer: a systematic review. Ann Oncol. 23 (1), 2012, 19-27.
3) Rajaratnam SG, et al. Impact of ileal pouch-anal anastomosis on female fertility: meta-analysis and systematic review. Int J Colorectal Dis. 26 (11), 2011, 1365-74.
4) Wan J, et al. Incidence of chemotherapy- and chemoradiotherapy-induced amenorrhea in premenopausal women with stage II/III colorectal cancer. Clin Colorectal Cancer. 14 (1), 2015, 31-4.
5) Oktay K, et al. Fertility Preservation in Patients With Cancer: ASCO Clinical Practice Guideline Update. J Clin Oncol. 36 (19), 2018, 1994-2001.
6) Allegra CJ, et al. Initial safety report of NSABP C-08: A randomized phase III study of modified FOLFOX6 with or without bevacizumab for the adjuvant treatment of patients with stage II or III colon cancer. J Clin Oncol. 27 (20), 200, 3385-90.
7) 日本癌治療学会編. 小児、思春期・若年がん患者の妊孕性温存に関する診療ガイドライン 2017年版. 東京, 金原出版, 2017, 240p.

（小倉孝氏、中島貴子）

第3章

妊孕性温存療法と親になる支援

1 生殖補助医療の基礎知識

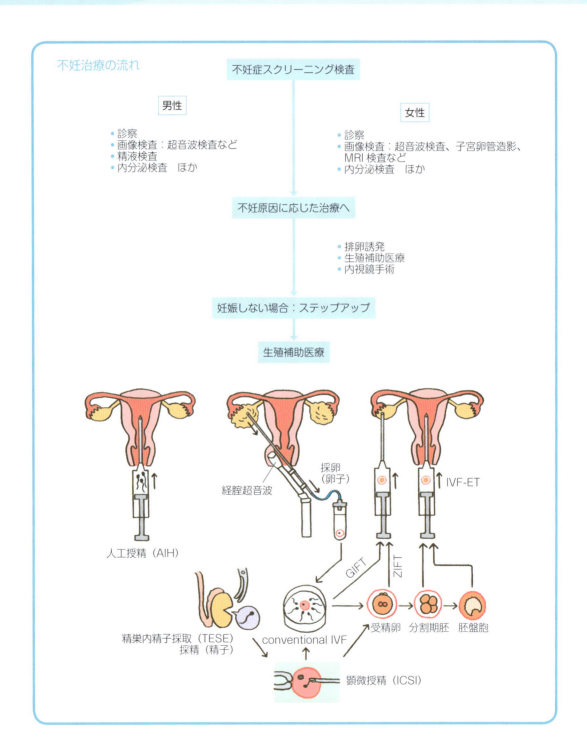

どんな治療ですか？

●人工授精（AIH）

男性に精液を採ってもらい、それを洗浄・濃縮したのち、女性の子宮の中へカテーテルを用いて注入します。

●体外受精・胚移植（IVF-ET）

女性の卵巣から直接卵子を採取して培養液の中に入れ、男性から採った精液から調製した精子を一定の濃度で加えて、培養液中で受精させます。受精した卵（胚）を培養して発育させ、状態のよい胚（受精卵）を女性の子宮の中へカテーテルを用いてごく少量の培養液とともに注入します。

●顕微授精

採った卵子から酵素処理で周りの細胞を取り除き、マイクロマニピュレーターを装着した顕微鏡で観察しながら、調製した精子を卵子の細胞質の中に注入します（ICSI）。通常の体外受精ではなかなか受精しない場合に適用されます。精液中に精子がない場合には直接精巣から精子を採取して顕微授精に使用することがあります（TESE）。

対象となるのは？

不妊のカップルで、特に精液所見がよくない例、卵管の通過性が悪い例（この場合は人工授精の適応にはなりません）、子宮内膜症などに有効です。不妊原因が特に見つからないにもかかわらず、一般的な不妊治療でなかなか妊娠しない場合には、治療内容を徐々にステップアップして人工授精→体外受精と進んでいきます。

将来、どうやって妊娠・出産するのですか？

多くの場合、よりたくさんの卵子を得るために、いろいろなホルモン剤を駆使した排卵誘発を併用します。副作用（卵巣過剰刺激症候群、多胎妊娠）を軽減することを目的にいったん胚を凍結保存し、後日融解して子宮内に胚を戻します（凍結融解胚移植）。その際、ホルモン剤を使用して子宮内膜を調整することがあります。妊娠したら、通常の妊娠と同様に経過をみて出産に向かいます。

妊娠・出産率はどれくらいですか？

2016年の日本産科婦人科学会の生殖補助医療の統計では、通常の体外受精の新鮮胚移植（凍結保存しないでそのまま子宮内に戻す）での移植当たりの妊娠率と生産率（流産せず、そのまま出生児が得られた割合）は、それぞれ23％と16％です。顕微授精での新鮮胚移植の移植当たりの妊娠率と生産率は、それぞれ17％と11％です。凍結融解胚の移植当たりの妊娠率と生産率は、それぞれ33％と23％です。

不妊治療ではまず、不妊原因の検索のために種々のスクリーニング検査を不妊カップルに対して施行する。不妊症の原因となるような疾患あるいは臓器障害が特定され、それらに対する確立された治療法や治療アルゴリズムがある場合はそれらを適応する。例えば、多囊胞性卵巣症候群による排卵障害があり、カップルにその他に異常が認められない場合は、クロミフェンによる排卵誘発で治療を開始することが多い。また、造精障害や両側卵管閉塞と確定診断され一般不妊治療での妊娠は困難と判断された場合には、体外受精・胚移植を中心とした生殖補助医療を行うことになる。一方、不妊スクリーニング検査で異常が認められない場合には、カップルの年齢や希望、治療の効果と経済性、患者への侵襲性あるいは医療へのアクセス性などの医療・社会的背景を考慮に入れつつ、自然経過観察も一つの選択肢となるし、治療する場合はタイミング指導から開始し排卵誘発、人工授精および生殖補助医療へと徐々に治療内容をステップアップしていくことが多い。近年の晩婚化・少子化の流れの中で、不妊治療を初めて検討するカップルが高年齢であることも多く、その場合は年齢と妊孕性の関連から最初から生殖補助医療を選択することもある。

人工授精

人工授精とは、受精を目的として、人工的に注入器を用いて、培養液などで調製した精子を女性生殖器内に注入することを指す[1]。注入精液の提供者が配偶者の場合は配偶者間人工授精（artificial insemination with husband's semen；AIH）、無精子症などで配偶者でないドナー精液を使用する場合は提供精子人工授精（artificial insemination with donor's semen；AID）という。通常子宮腔内に注入される（子宮内人工授精、intrauterine insemination；IUI）が、子宮頸管あるいは腟内に注入されることもある。AIHの適応としては、男性不妊、精子・頸管粘液不適合、原因不明不妊が挙げられる。人工授精の妊娠率は患者背景や併用する排卵誘発法で異なるが、一般に5～10%とされる[2]。排卵誘発を併用すると（その卵巣刺激の強度に沿って）妊娠率が上昇するため、周期当たりの妊娠率を向上させるため用いられることが多い。一方、排卵誘発による複数卵胞の発育により多胎妊娠のリスクが上昇する。また、少なからず卵巣過剰刺激症候群（ovarian hyperstimulation syndrome；OHSS）の発症リスクがある。実際に人工授精を施行する際には、副作用あるいは多胎リスクを考慮する必要があり、治療をキャンセルすることもある。

体外受精・胚移植

体外受精・胚移植（in vitro fertilization and embryo transfer；IVF-ET）は、通常は体内で行われる受精を体外で行う手技であり、生殖補助医療（assisted reproductive technology；ART）における中心的な技術である。ARTとは、不妊症に対して実施されるIVF-ET、顕微授精、凍結胚融解移植などの専門的な医療技術の総称である[1]。卵管閉塞などの卵管機能障害や精液所見不良による受精障害を有するカップルに適用される。子宮内膜症でも手術療法後に妊娠しないような例では体外受精・胚移植の適応になる。通常、超音波断層法ガイド下に経腟的に卵胞を

穿刺し、吸引採取した卵子を体外で受精させる。培養した胚（受精卵）を子宮内に移植する胚移植の操作を含めて体外受精・胚移植と称する。胚移植とは、体外受精によって一定の時期までに発育させた受精卵、すなわち胚を、母体の子宮腔に移植する操作である。一般には、体外で受精卵を培養し2細胞期〜胚盤胞期まで発育した時点で、細いカテーテルを用い、経頸管的にごく少量の培養液とともに子宮に移植するIVF-ETが行われている。

顕微授精

顕微授精は、難治性の受精障害に対して、これ以外の治療によっては妊娠の見込みがないか極めて少ないと判断される場合に行われる手技である[1]。通常の体外受精（conventional IVF）での受精障害、あるいは受精障害が予想される場合に適応になる。具体的には、重度の乏精子症、精子無力症、精子形態異常、精巣あるいは精巣上体から直接得られた精子を用いる場合などがそれにあたる。conventional IVFでは採取された卵子は卵丘細胞に包まれたまま培養し、一定濃度の精子を培養液に混じて受精させる。顕微授精では、ヒアルロニダーゼにより卵丘細胞を除去した上で、顕微鏡下にマイクロマニピュレーターを用いて卵子の細胞質の中に不動化処理を行った精子を直接打ち込む（卵細胞質内精子注入法、intracytoplasmic sperm injection；ICSI）。

凍結融解胚移植

わが国では、生殖補助医療による多胎妊娠の増加を抑制するために、子宮内に移植する胚数を原則として1個に限定しており（単一胚移植）、35歳以上や2回続けて妊娠不成立であった例に対しては2個移植が許容されるとする見解が出されている。わが国での単一胚移植の施行率は高く、生殖補助医療による多胎妊娠が以前に比較して著明に少なくなっている。一方、排卵誘発を併用する体外受精においては、1回の採卵治療周期において複数個の形態良好胚が得られることも稀でなく、その場合、移植しない胚を凍結保存してその後の治療周期に使用することが可能となる。また、排卵誘発を行った治療周期に胚移植を行い妊娠するとOHSSの発症リスクが高まるため、リスクの高い例では採卵周期での胚移植を回避して全胚凍結保存を行うことが多い。凍結保存しておいた胚は、採卵周期での治療がいったん終了したのちに、改めて融解胚移植を行うが、その場合、自然の排卵周期で胚移植を行う場合と、エストロゲンおよびプロゲスチンによるホルモン補充療法を行って、子宮内膜の発育を調整した上で胚移植を行う場合とがある。

わが国での生殖補助医療の治療成績と特徴

わが国の生殖補助医療の成績は、日本産科婦人科学会の統計報告に詳しく、2016年のデータを引用する[3]。生殖補助医療施行登録施設は604施設で、人口当たりの施行施設数が多く、一方、年間施行周期数は施設により大きく異なる。新鮮胚（卵）を使用した治療周期数が255,828周期で、うち移植総回数は64,497周期、全胚凍結周期は104,575周期である。移植当たりの妊娠率は20.5%で、conventional IVFのみの

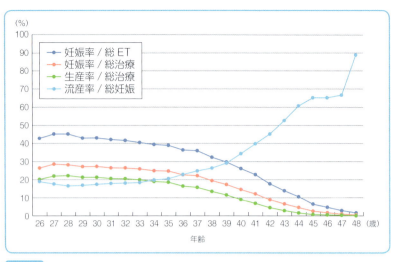

図 1-1　わが国における生殖補助医療の妊娠率・生産率・流産率
[日本産科婦人科学会登録・調査小委員会、ART データブック、2016 年、https://plaza.umin.ac.jp/~jsog-art より]

周期では 22.7％、顕微授精のみの周期では 16.6％である。生産分娩数は 9,159 で、移植当たりの生産率は、conventional IVF のみの周期では 15.9％、顕微授精のみの周期では 11.3％である。凍結胚（卵）を使用した治療周期は 191,962 周期（うち未受精卵子を用いたものは 199 周期）で、移植総回数が 188,338 周期で、移植当たりの妊娠率は凍結胚で 33.3％、凍結未受精卵子で 21.7％である。生産分娩数は 43,455（うち未受精卵子は 16）で、移植当たりの生産率は 23.0％（未受精卵子は 15.1％）である。2016 年の生殖補助医療による出生児総数は 54,110 で、うち凍結胚（卵）を用いたものが 44,678 で 82.6％を占める。わが国では、多胎や OHSS などの回避のための胚凍結保存の必要性が生殖補助医療において重要視されるようになったと同時に、凍結方法の一つであるガラス化法（vitrification 法）の臨床応用・普及が急速に進んだことも凍結融解胚移植が増加した一因だと考えられる。生殖補助医療の成功率は女性の年齢に依存する。わが国の統計データにおいても、36〜37 歳までは妊娠率は緩徐に低下していくのに対して、37〜38 歳以降は低下が急速であると同時に流産率が著明に上昇する（図 1-1）。これらは全世界的に同様の傾向が認められ、現在の生殖補助医療は女性の加齢による妊孕性低下には必ずしも有効でないことを示している。ところで、わが国での生殖補助医療の治療周期数を年齢別に見た場合、ピークになる最も治療を受けている年齢層は 2016 年で 40〜41 歳であり、徐々に高年齢化しており、諸外国に比べて高いとされている（図 1-2）。これは最近の晩婚化の流れを反映しているのと同時に、わが国の人口ピラミッド上の特異な年齢構成（2015〜2020 年で 40〜45 歳に 1 つのピーク〔＝第 2 次ベビーブーマー、団塊ジュニア〕が存在する）に一致している。

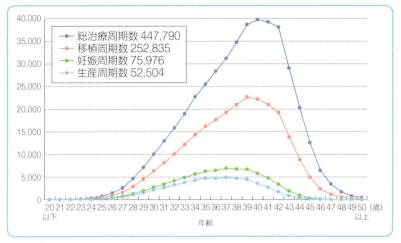

図 1-2 わが国における生殖補助医療の年齢別治療周期数

［日本産科婦人科学会登録・調査小委員会、ART データブック、2016 年、https://plaza.umin.ac.jp/~jsog-art より］

引用・参考文献

1) 日本産科婦人科学会編．産科婦人科用語集・用語解説集．改訂第4版．東京，日本産科婦人科学会，2018．
2) Duran HE, et al. Intrauterine insemination: a systematic review on determinants of success. Hum Reprod Update. 8 (4), 2002, 373-84.
3) 日本産科婦人科学会平成29年度倫理委員会・登録・調査小委員会報告（2016年分の体外受精・胚移植等の臨床実施成績および2018年7月における登録施設名）．日本産科婦人科学会雑誌．70 (9), 2018, 1817-76.

（北島道夫）

2 胚（受精卵）凍結保存

女性がん患者に対する妊孕性温存療法

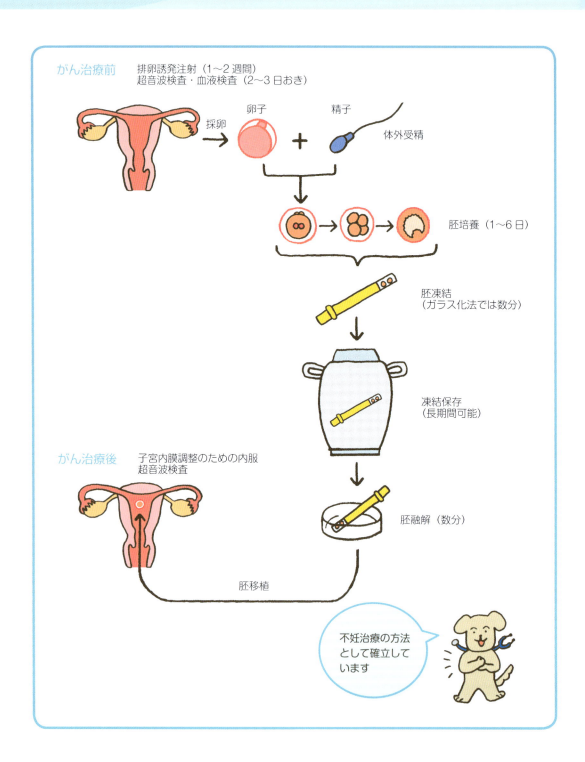

どんな治療ですか？

卵巣から卵子を採取し（採卵）、それを体外で精子と受精させ（体外受精）、受精卵（胚）を液体窒素の中で凍結保存しておく治療です。

採取できる卵子数を増やすために、たいてい採卵前には排卵誘発剤を一定期間注射します。受精卵は体外で数日培養し、その形態を観察・評価して、将来移植可能な胚を選別して凍結保存します。凍結胚は妊娠可能な時期が来るまで長期間保存することが可能です。この方法は現在、不妊症夫婦の治療法として確立されており、多くの子どもが生まれています。

対象となるのは？

思春期以降で排卵がある女性が対象となります。月経があることが目安です。また将来、がん治療が終わったときに妊娠・出産が可能な生殖年齢にある方が対象です。

体外受精は夫婦間（事実婚を含む）でのみ実施しますので、婚姻関係にあるパートナーがいること、将来の胚（受精卵）移植時にも夫婦であることが条件です。

通常、採卵前には排卵誘発を行うため、この治療が終了するまでに約2～3週間かかり、その期間がん治療開始を待てる状態でなければなりません。

将来、どうやって妊娠・出産するのですか？

凍結胚を融解して女性の子宮に移植（胚移植）します。胚移植の前後にはホルモン剤の内服などが必要になります。

妊娠・出産率はどれくらいですか？

2016年に全国で実施された体外受精治療の報告では、凍結融解胚移植1回当たりの平均妊娠率は33％、平均出産率は23％でした。女性の年齢や胚の状態などによってこの成績は影響を受けます。

不妊治療としての胚（受精卵）凍結保存

近年、わが国では晩婚化が加速し、出産年齢が上昇する傾向にある。女性の年齢上昇とともに妊孕性は低下するため、不妊治療としての体外受精・胚移植を必要とする夫婦が増加している。2016年に体外受精・胚移植などの生殖補助医療の実施件数は約44万周期であり、この治療により生まれた児は全出生児の1/18に相当するまで普及している[1]。

日本初の体外受精児が誕生したのは1983年であり、すでに35年以上の歴史がある治療であるが、初期の頃は妊娠率向上のために一度に移植する胚（受精卵）が多く、そのため多胎妊娠が頻発した。2000年頃よりガラス化法という非常に有効な胚凍結方法が開発され、胚融解生存率が向上した。また、培養液の改良や培養技術も進歩して胚盤胞を用いる治療が広まった。これらの技術改良により凍結融解胚移植法の治療成績は向上した。今日では単一胚移植率は8割以上であり、その結果、多胎の発生率は3%まで低下している。2016年の凍結胚および卵子を用いた治療周期総数は約19万周期、妊娠数は約6万2千件（移植当たり33%）、出生児数は4万4千人（移植当たり23%）であり、新鮮胚移植後に出生する児の4.7倍多い。

妊娠率に関係する因子

女性の年齢が高いと妊娠率が低下し、流産が増加する。例えば、30歳での妊娠率・流産率は43%・17%であるのに対し、35歳での妊娠率・流産率は38%・20%、40歳での妊娠率・流産率は26%・34%であった[1]。加齢の影響で卵子の減数分裂時に染色体不分離などが生じやすくなり、染色体異常胚が増えることによると考えられている。

したがって治療成績は採卵時の年齢に強く影響され、胚移植時の年齢は着床の有無にはあまり関連がないと言われる。このことは海外で実施されているドナー卵子を使った体外受精成績が示している[2]。

妊孕性温存のための胚（受精卵）凍結保存

体外受精・胚移植は日本産科婦人科学会に登録された施設でのみ許可されており、各施設で実施された治療結果は全例報告する責務があるが、がん治療前に行う胚（受精卵）凍結保存はさらに特別な配慮が必要として、「医学的適応による未受精卵子、胚（受精卵）および卵巣組織の凍結・保存に関する見解」（平成28年6月）が示された。この治療を実施するための施設登録がさらに必要とされている。

日本では、夫婦間以外の卵子・精子を用いた体外受精は認められていない。したがって、妊孕性温存のために胚（受精卵）凍結保存を選択できるのは、事実婚を含む夫婦間のみであり、さらに将来は卵子を採取した女性の子宮に移植をすることが条件となる。移植時に精子を提供した夫が生存していることや、婚姻関係が継続していて夫婦双方の同意があること、子宮が残っていること、原疾患主治医からの適切な情報提供があることなどが現行のガイドラインでは求められている。

胚の保存期間については、25年前の凍結胚で出産の報告があるなど、長期間の保存が

可能なことを示すデータが多いが[3]、がん治療が終了し胚移植を受ける女性の年齢が一般的な生殖可能年齢になければならない。

治療のプロセス

受精卵1個当たりの妊娠率はせいぜい40％までであり、受精不能な卵子があったり、体外培養中に分割の異常が起こるなど、すべての卵子が妊娠に至るわけではない。このため採卵当たりの獲得卵子数を増やすための卵巣刺激が行われる。

一般的な方法は、月経3日目頃から連日排卵誘発剤を注射し、数日おきに超音波ならびにホルモン採血で卵胞の発育状態を評価しながら、卵胞径が17〜18mmほどになれば黄体化ホルモン（luteinizing hormone；LH）サージを誘導するヒト絨毛性ゴナドトロピン（human chorionic gonadotropin；hCG）またはゴナドトロピン放出ホルモンアナログ（gonadotropin releasing hormone analog；GnRHa）を投与して約36時間後に採卵する。十分な卵胞発育を得るためには1〜2週間程度の排卵誘発注射やLHサージの調節が必要である。

最近は月経周期との兼ね合いでがん患者の治療開始が遅延することを避ける目的で、月経周期にかかわらず卵巣刺激を開始するランダムスタート法が提唱されている。この方法の有効性を示す報告が増えてきた[4]。卵巣刺激の時間的猶予がないときや、高エストロゲン状態を避けたい場合には、未熟卵を採取し体外成熟させ体外受精する方法もある。今後の成績向上が期待される方法である。

卵巣刺激時に注意すべき副作用として卵巣過剰刺激症候群がある。排卵誘発剤への過剰反応の結果、多数の卵胞が形成され卵巣が腫大し、毛細血管透過性が亢進することにより腹水・胸水の貯留や血管内脱水が生じる。血栓症や塞栓症の発症予防が重要である。

採卵では、静脈麻酔などで鎮静・鎮痛管理下に経腟的卵巣穿刺を行い、卵子を含む卵胞液を吸引する。処置は短時間で完了するが、穿刺に伴う出血や感染、麻酔薬への反応に注意する必要がある。

がん治療後に凍結融解胚移植を行う前後には、子宮内膜の調整や黄体補充のために女性ホルモン剤を使用することが一般的である。

引用・参考文献

1) 日本産科婦人科学会平成29年度倫理委員会・登録・調査小委員会報告（2016年分の体外受精・胚移植等の臨床実施成績および2018年7月における登録施設名）. 日本産科婦人科学会雑誌. 70 (9), 2018, 1817-76.
2) Centers for Disease Control and Prevention. 2015 Assisted Reproductive Technology National Summary Report Figures. https://www.cdc.gov/art/index.html ［2019.2.5 閲覧］
3) Lattes K, et al. There is no evidence that the time from egg retrieval to embryo transfer affects live birth rates in a freeze-all strategy. Hum Reprod. 32 (2), 2017, 368-74.
4) Cakmak H, Rosen MP. Random-start ovarian stimulation in patients with cancer. Curr Opin Obstet Gynecol. 27 (3), 2015, 215-21.

（井上朋子）

3 女性がん患者に対する妊孕性温存療法
未受精卵子凍結保存

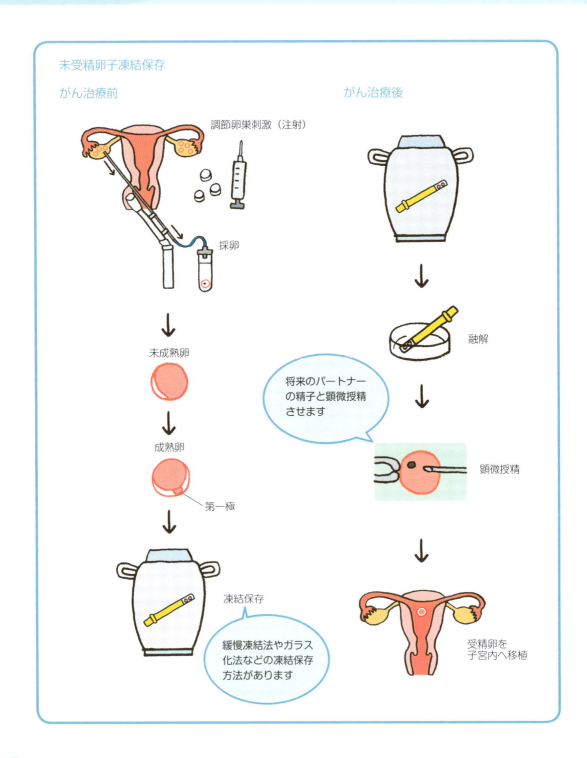

どんな治療ですか？

未受精卵子凍結保存とは、現在の若年がん患者の妊娠できる能力を温存する方法（妊孕性温存療法と言います）として最も確実性があり、体に負担がかからない温存方法と考えられています。月経が開始（初経を迎えている）している女児であれば、卵胞（卵子の入れもの）を発育させることは可能です。具体的には婦人科外来を受診していただいてから、注射（排卵誘発剤）により卵胞を大きく育てていきます。約20mm程度になれば採卵が可能になりますが、約10日から14日ほど連日の注射が必要になります。卵胞が十分発育したことを確認した上で、採卵を行います。経腟超音波ガイド下に、卵胞に針を穿刺して卵子を回収します。回収した卵子は少しの間培養し、成熟した時点で凍結保存します。当然痛みを伴うため、麻酔（静脈麻酔もしくは局所麻酔。施設により異なります）を行った上で実施します。

対象となるのは？

初経発来後の排卵のある女性であれば、採卵・卵子凍結保存は可能です。上限は一般的には40歳前後になります。

将来、どうやって妊娠・出産するのですか？

がん治療により早発閉経を迎えてしまった場合、凍結保存しておいた未受精卵子を将来的に融解し、融解した卵子にパートナーの精子を顕微鏡下に受精させます（顕微授精と言います）。その後、子宮内に受精卵を移植することで妊娠できるようにします。

妊娠・出産率はどれくらいですか？

一般に、体外受精による凍結受精卵（胚盤胞）からの妊娠率が30～40％であるのに対し、未受精卵子での妊娠率は10％前後であり、決して高いものではありません。しかし未受精卵子により妊娠した場合、出生した子どもに何らかの影響が生じる割合は増加しないことが証明されています。

未受精卵子凍結保存の方法と妊娠率

　未受精卵子凍結保存は現在、若年未婚女性がん患者の妊孕性温存療法として最も確実性があり、低侵襲な方法だと考えられている。初経を迎えている女児であれば、卵胞を発育させることは可能であり、生殖補助医療を応用した治療により卵子を獲得できる。排卵誘発方法として、月経周期の2～3日目から開始する一般的な体外受精に準ずる方法と、排卵の有無によらないランダムスタート法による採卵とがある（図3-1）。排卵誘発において、がん患者ではその疾患特有の病態を理解し、一般不妊患者と比して若年であること、さらに採卵に伴うエストロゲン上昇などによる原疾患への影響を十分考慮する。

　抗がん剤、放射線照射により卵巣にダメージを受ける可能性がある、もしくは長期間の治療（乳がんの内分泌治療など）により一定期間妊娠を避ける必要がある患者が対象である。また採卵までに約2週間要するため、がん治療における遅延の許容が必要条件となる。がん治療側と生殖医療側との密な連携でできる限り遅延なくがん治療に臨めるよう連絡体制をあらかじめ構築することが重要である。

　凍結未受精卵子による妊娠率は1個当たり4.5～12%で[1]、生児を得るためには約10個の未受精卵子が必要となる。Coboらは、凍結卵子が10個の場合の累積妊娠率は35歳以下で60.5%、36歳以上では29.7%であったと述べている[2]。現時点では、一般的な体外受精の妊娠率を考慮すると、可能な限り受精卵による凍結保存が望ましいことは言うまでもない。凍結未受精卵子（卵母細胞：MⅡ期卵子）が凍結胚（受精卵）に比べ妊娠率が低い理由として、未受精卵子凍結保存では浸透圧の関係から凍結時の卵子の損傷リスクがあることが挙げられる。ヒトにおいて卵母細胞は最大の細胞であり、表面積対体積比が低いため、凍結保存過程において細胞内氷晶形成によって物理的損傷を特に受けやすいことが理由の一つである。

　凍結保存方法については、海外では一般的に緩慢凍結法であるのに対し、わが国ではガラス化法が一般的である。これらの方法の成績を評価する指標は妊娠率および胚移植当たりの生存率であり、2014年のコクランレビューでランダム化比較試験（RCT）が行われている。結果として、ガラス化法は緩慢凍結法に比べ、妊娠率、融解後卵子生存率、着床率において有意に高値であった[3]。

　採卵数は患者の年齢、がん治療までの許容される時間などにより変動するため、採卵数が少ない場合は患者への精神的サポートを行うべきである。また、妊娠した後の児への影響は現時点で一般体外受精児と同様に取り扱うが、長期的な慎重な検討は必要である[4]。

考慮すべき合併症

　合併症（採卵時の出血、腹部膨満、腹水貯留など）は、一般的な体外受精に伴う合併症に準ずるが、一般体外受精患者と比較し、若年であるがゆえ排卵誘発剤に対する卵巣の反応性が高いため、卵巣過剰刺激症候群（ovarian hyperstimulation syndrome；OHSS）のリスクが高い。OHSSにより入院加療が必要となれば、がん治療の遅れにもつながる可能性があり、一般不妊治療と比してより頻回の診察および慎重な排卵誘発が必

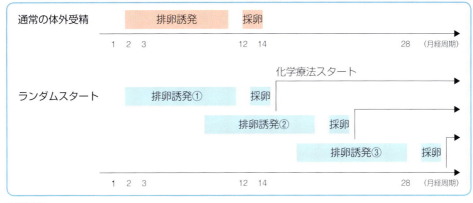

図 3-1 通常の採卵とランダムスタート法による採卵
①卵胞期初期から、②卵胞期後期から、③黄体期から排卵誘発を開始する。

要である。OHSS 発症が予想される際には、慎重な調節卵巣刺激を行うとともに、採卵後のカベルゴリン投与などにより発症を予防し、がん治療の遅延がなきよう努める[5]。採卵周期に入る前の胞状卵胞数の計測は必ず行うべきであるが、10代の若年者の場合、排卵が不順であり、胞状卵胞数が少ないこともあり、見かけ上予想される発育卵胞が少なく判断されることも多く、注意を要する。可能であれば、卵巣内に存在する卵胞数を反映し、OHSS の予測マーカーともなり得る血中抗ミュラー管ホルモン（anti-Müllerian hormone；AMH）の値を参考にする。卵胞刺激における工夫としては、卵胞刺激ホルモン（follicle stimulating hormone；FSH）製剤の投与量を減量するなどの対応は検討すべきであるが、一方でがん治療開始までの限られた時間の中での一度きりの採卵で失敗が許されない状況での処置でもあるため、症例ごとの慎重な検討が求められる。

精神的ケア

さらに若年者における妊孕性温存療法は一般体外受精治療と異なり、若年者ゆえの問題をはらんでいる。AYA 世代、特に 10 代の患者では連日の卵胞刺激に伴う注射や、婦人科的診察に伴う精神的・身体的ストレスが大きく、採卵前後における精神的ケアを含む積極的な声かけを行い不安の除去を行えるよう患者に常に寄り添う姿勢が大切である。

引用・参考文献

1) Practice Committees of American Society for Reproductive Medicine; Society for Assisted Reproductive Technology. Mature oocyte cryopreservation: a guideline. Fertil Steril. 99 (1), 2013, 37-43.
2) Cobo A, et al. Oocyte vitrification as an efficient option for elective fertility preservation. Fertil Steril. 105 (3), 2016, 755-764.e8
3) Glujovsky D, et al. Vitrification versus slow freezing for women undergoing oocyte cryopreservation. Cochrane Database Syst Rev. (9), 2014, CD010047.
4) Noyes N, et al. Over 900 oocyte cryopreservation babies born with no apparent increase in congenital anomalies. Reprod Biomed Online. 18 (6), 2009 Jun. 769-76.
5) Tehraninejad ES, et al. Comparison of cabergoline and intravenous albumin in the prevention of ovarian hyperstimulation syndrome: a randomized clinical trial. J Assist Reprod Genet. 29 (3), 2012 Mar, 259-64.

（堀江昭史）

4 卵巣組織凍結保存・自家移植

女性がん患者に対する妊孕性温存療法

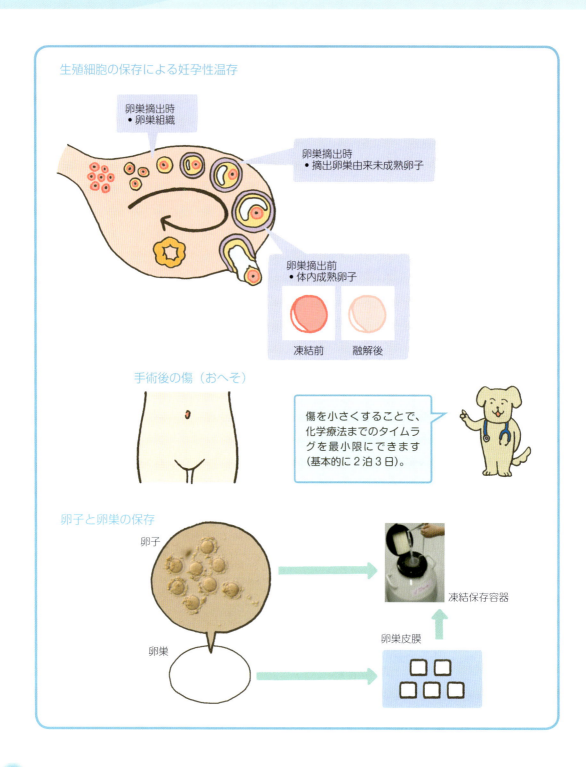

どんな治療ですか？

女性の妊孕性（妊娠できる能力のことです）に関係するものは子宮、卵巣、卵管などですが、卵巣はその中に卵子を貯蔵しているという意味で非常に重要です。文字通り卵子を貯蔵しているため、たくさん卵子を含んでいる卵巣組織を凍結保存する治療が、卵巣組織凍結保存です。左ページの図のように、卵子は卵巣の表面に多く存在しているため、摘出した卵巣の表面をはぎ取るように処理をして、凍結保存することが基本となります。卵巣を摘出するためには手術が必要ですが、腹腔鏡下手術を用いることで、2泊3日ほどの入院で可能となり、がんなど原疾患の治療の遅延が最小限となることが利点の一つです。

対象となるのは？

採卵が困難である初経発来前の女児にも適応できます。手術時に卵子を採取し卵子凍結保存まで同時にできることもあるという利点も大きいです。手術までの時間が最小限となるため、がんなどの治療までの時間が限られている患者さんには有効です。ただし、手術に耐えられる状態であることが基本です。さらに、卵巣そのものを凍結保存するため、例えば白血病など全身性の疾患では移植時の再発のリスクが懸念されるため、基本的には適応外となります。

将来どうやって妊娠するのですか？

将来的に卵巣を体内に戻すことで妊娠にトライすることになります。よって、再度手術が必要です。結果として、自然妊娠も目指せるというメリットもあります。

妊娠・出産率はどれくらいですか？

わが国ではまだ報告が少ないため、明らかな確率は不明です。海外ではこの方法により130名以上の出産の報告がある一方、わが国での出産の報告はまだなく、日本癌治療学会などのガイドラインでもいまだ研究的な範疇を越えていないとされています。

卵巣組織凍結保存の適応と現在の成績

女性における妊孕性温存には、胚（受精卵）凍結保存と未受精卵子凍結保存、卵巣組織凍結保存とが考えられる（表4-1）。卵巣組織凍結保存は、全身麻酔下の手術が必須であるため入院を要するが、基本的には排卵誘発を必要としないため温存手術まで速やかに行えるというメリットと、採卵が行えない初経発来前の小児などではこの方法が唯一の手段となるという特徴がある。

一方、胚（受精卵）凍結保存／未受精卵子凍結保存に比べ、特に国内での報告症例数が少ないため、その成功率も未知である点は否めない。将来的に凍結保存した卵巣を体内に移植することで妊娠を予定することになるが、その際の妊孕性についてはいまだ不明な点も多いことは十分説明しなければならない。海外においては卵巣組織凍結保存後の融解卵巣移植によって、すでに130名以上の生児を得ているとされ[1]、すでに研究段階の技術ではなくなったという報告もある[2]。また、生児を得た症例はすべて36歳以下で、温存時の卵巣機能に依存するのは言うまでもない。さらに、卵巣摘出／凍結保存の際に、同時に卵子採取も行え、成人女性はもとより、初経前でも未成熟卵子も採取／凍結保存可能であるという報告もある[3]。

卵巣組織凍結保存のリスクと留意すべき事項

将来的に卵巣を移植して妊娠を望む際、凍結保存時に卵巣に腫瘍細胞が混入していた場合の再移植のリスクが懸念される。腫瘍が全身に及ぶ疾患では、卵巣への腫瘍細胞の浸潤が懸念されるため、特に白血病、神経芽細胞腫、バーキットリンパ腫は卵巣転移のリスク

表4-1　女性がん患者の妊孕性温存療法

	胚（受精卵）凍結保存	未受精卵子凍結保存	卵巣組織凍結保存
対象となる疾患	白血病、乳がん、リンパ腫、消化器がん、婦人科がん、悪性黒色腫、胚細胞腫瘍、脳腫瘍、肉腫など	白血病、乳がん、リンパ腫、消化器がん、婦人科がん、悪性黒色腫、胚細胞腫瘍、脳腫瘍、肉腫など	乳がん、リンパ腫など（造血幹細胞移植を考慮する場合）
対象年齢	16〜45歳	14〜40歳	0〜40歳（小児でも可能）
婚姻	既婚	未婚、既婚	未婚、既婚
治療期間	2〜8週間	2〜8週間	1〜2週間
凍結方法	ガラス化法	ガラス化法	緩慢凍結法、ガラス化法
費用	30〜50万	20〜40万	60〜80万（＋移植60〜80万）
出産例	日本だけで年4万例	世界で6,000件以上	世界で130例（研究段階）
特徴問題点	受精卵1個当たりの生児獲得率25〜35％（患者当たりでは50％との報告あり）	卵子1個当たりの生児獲得率1.0〜6.5％（患者当たりでは50％との報告あり）	移植1回当たりの生児獲得率20〜25％（患者当たりでは36％との報告あり）移植で再発する可能性

［日本癌治療学会編「小児、思春期・若年がん患者の妊孕性温存に関する診療ガイドライン」、平成28年度厚労省子ども子育て支援推進調査研究事業「若年がん患者に対するがん・生殖医療（妊孕性温存治療）の有効性に関する調査研究」より］

が高いとされる。非ホジキンリンパ腫、ユーイング肉腫、子宮頸部腺がんは中等度のリスクとされ、逆にホジキンリンパ腫、子宮頸部扁平上皮がん、初期乳管がんは転移のリスクが低いとされている[4]。ただし、白血病患者においても、寛解状態で摘出した卵巣に白血病細胞を認めないことを確認した上で移植し、その後出産に至った報告や[5]、出産後に移植した卵巣片を除去することにより、そのリスクを低下させようとする試みも報告されている[6]。さらに小児においては、移植は10年以上先となるため、将来的な技術革新によって卵巣内の腫瘍細胞が除去できたり直接卵巣組織から卵子を獲得できる可能性も考えられる[7,8]。

いずれにせよ、わが国においては実施できる施設もいまだ限られており、研究段階の治療の範疇を越えておらず、慎重な対応が必要だと思われる。手術に伴う入院が必須であり、担がん状態で手術を行うことは、ともすれば大きなリスクを伴う。妊孕性温存目的で手術を行い、その合併症で原疾患治療に影響を残すことは本末転倒である。よって、実施施設との連携を図り、十分なインフォームドコンセントの上で進めることが肝要であろう。特に小児であれば、本人へのインフォームドコンセントは困難であり、インフォームドアセントとなるため、前述のリスクと妊孕性温存の可能性などを十分に考慮して卵巣組織凍結保存には臨むべきである。

引用・参考文献

1) Donnez J, Dolmans MM. Fertility Preservation in Women. N Engl J Med. 377 (17), 2017, 1657-65.
2) Diaz-Garcia C, et al. Oocyte vitrification versus ovarian cortex transplantation in fertility preservation for adult women undergoing gonadotoxic treatments: a prospective cohort study. Fertil Steril. 109 (3), 2018, 478-485.e2.
3) Fasano G, et al. Outcomes of immature oocytes collected from ovarian tissue for cryopreservation in adult and prepubertal patients. Reprod Biomed Online. 34 (6), 2017, 575-82.
4) Dolmans MM, et al. Risk of transferring malignant cells with transplanted frozen-thawed ovarian tissue. Fertil Steril. 99 (6), 2013, 1514-22.
5) Meirow D, et al. Transplantations of frozen-thawed ovarian tissue demonstrate high reproductive performance and the need to revise restrictive criteria. Fertil Steril. 106 (2), 2016, 467-74.
6) Kristensen SG, et al. Fertility preservation and refreezing of transplanted ovarian tissue-a potential new way of managing patients with low risk of malignant cell recurrence. Fertil Steril. 107 (5), 2017, 1206-13.
7) Soleimani R, et al. Xenotransplantation of cryopreserved human ovarian tissue into murine back muscle. Hum Reprod. 25 (6), 2010, 1458-70.
8) McLaughlin M, et al. Metaphase II oocytes from human unilaminar follicles grown in a multi-step culture system. Mol Hum Reprod. 24 (3), 2018, 135-42.

(菊地 盤)

5 卵巣位置移動術

女性がん患者に対する妊孕性温存療法

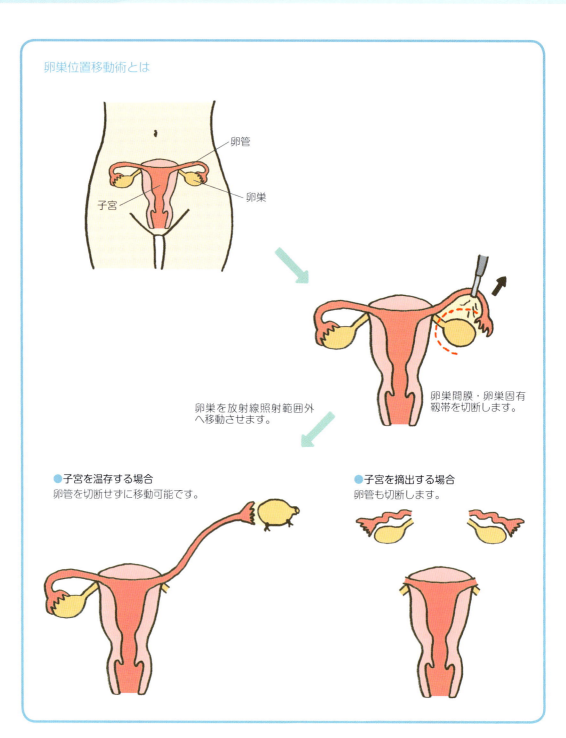

どんな治療ですか？

卵巣は放射線にとても弱い臓器で、6〜20Gy程度の放射線が当たると排卵する能力やホルモンを分泌する能力が消失すると言われています。卵巣位置移動術は、卵巣機能を温存することを目的に、放射線治療前に卵巣の位置を骨盤外に移動させる手術治療です。ただし現時点で本治療は保険の適用とはなっていません。

対象となるのは？

がんの治療として骨盤部への放射線照射を予定している、またはその可能性があり、治療後に妊孕性（妊娠できる能力のことです）や卵巣から女性ホルモンを分泌する能力を温存したい方が対象となります。対象疾患として、成人では直腸がん、肛門がん、子宮頸がんなどが多く、小児では悪性リンパ腫、腟/子宮腫瘍、骨盤ユーイング肉腫、脊椎腫瘍などが挙げられます。

一方で、卵巣に毒性の強い抗がん剤を併用予定の方、原疾患の卵巣転移の危険性が高い方、40歳以上の方、または閉経後の方は卵巣位置移動術の対象とはなりません。

将来どうやって妊娠・出産するのですか？

小児がん治療などで、子宮が温存され、かつ卵管を切断しないで卵巣位置移動術を行った場合は自然妊娠できる場合もあります。また子宮摘出後の患者さんであっても、海外では本手術で卵巣機能を温存した上で代理母により出産した例が報告されています。

妊娠・出産率はどれくらいですか？

卵巣位置移動術後の妊娠・出産率は、年齢やがん治療の種類など多くの要因があり、一概に説明できませんが、海外では以下のような報告があります。

①両側卵巣移動術を受けてホジキンリンパ腫の治療を受けた11名（年齢中央値13歳）では、延べ14回の妊娠を認め12人の生児を得ています[1]。

②子宮を温存し卵巣移動術を受けた後に骨盤に放射線治療を受けた37人の婦人科がん患者のうち、12名において延べ18回の妊娠を認めました。この37名の病名内訳は、腟または子宮頸部の明細胞がん27名、卵巣未分化がん9名、子宮肉腫1名でした[2]。

卵巣位置移動術は、閉経前女性のがん治療後の卵巣機能・妊孕性温存を目的とした治療の一つである。妊孕性温存療法のうち、手術的方法としては卵巣位置移動術のほかに卵巣腫瘍における片側付属器切除術、子宮頸がんにおける子宮頸部切断術、卵巣組織凍結保存なども挙げられる。妊孕性・卵巣機能温存では、患者年齢、卵巣予備能、挙児希望の有無、疾患の進行度、治療内容により個別化された対応が必要である。

卵巣位置移動術の概要

がん治療の中でも放射線治療は一般に化学療法より卵巣組織障害が強い。少量分割法であっても卵巣組織は非常に放射線感受性が高く、10歳では18.4Gy、30歳では14.3Gyの総線量によりほぼ恒久的に卵巣機能が廃絶する[3]。骨盤への放射線治療に先立ち、血流を保ったまま骨盤照射野外に卵巣を移動することで放射線障害を予防するのが卵巣位置移動術である。

卵巣位置移動術の対象患者と対象疾患

骨盤または下腹部に放射線照射を行う予定があり、妊孕性温存や早発閉経防止を希望する若年女性が主な対象となる。放射線治療に抗がん剤を併用する場合、使用薬剤の性腺毒性が低いときに卵巣位置移動術を行うことが考慮される。シクロホスファミド、メルファラン、ダカルバジンなどのアルキル化薬は性腺機能障害をもたらすリスクが強い抗がん剤として代表的である。40歳以上の女性は卵巣位置移動術を行っても卵巣機能不全に陥るリスクが高いため、本術式の適応は限定的である。また、以下に述べる卵巣転移のリスクが高い患者では、卵巣組織を体内に温存する本術式の適応に慎重な判断が求められる。閉経女性では卵巣機能温存のメリットがないため本術式は適応とならない。

卵巣位置移動術が適応となる疾患は、成人では直腸がん、肛門がん、子宮頸がんなど、小児ではホジキン／非ホジキンリンパ腫、腟／子宮腫瘍、骨盤ユーイング肉腫、脊椎腫瘍などが挙げられる。一方で卵巣転移の危険性が高い疾患として、白血病、神経芽細胞腫、バーキットリンパ腫が挙げられる。また中程度の卵巣転移リスクの疾患としては、ⅠB2期以上の子宮頸部腺がん・ⅡB期以上の子宮頸部扁平上皮がん、大腸がん、Ⅳ期乳がん、浸潤性小葉乳がんが挙げられる。

術前の検討事項

卵巣予備能のバロメーターとして抗ミュラー管ホルモン（anti-Müllerian hormone；AMH）が挙げられる。35歳以上の女性や早期卵巣機能不全のハイリスク患者の場合、AMH測定に加えて卵胞刺激ホルモン（follicle stimulating hormone；FSH）測定を加えることがある。妊孕性温存希望に対して胚（受精卵）凍結保存・成熟卵子凍結保存などの選択肢もあり、卵巣位置移動術との併用も可能である。未熟卵子を回収し体外で成熟させて凍結保存する方法や卵巣組織の凍結保存などは、現時点では研究段階の方法である。

手技の実際

放射線照射位置を確認し、照射野端から最低3cmの距離をあけて卵巣の位置を固定す

る。移動部位としては傍結腸溝や腹部皮下組織が多く、骨盤漏斗靱帯を後腹膜から十分に遊離することで卵巣への血流の保持に努める。術後の合併症としては卵巣血管の捻転、慢性痛、卵管梗塞などが挙げられる。温存した卵巣にも囊胞形成などの異常所見が見られることがあり、定期的な経過観察が必要である。移動後の卵巣位置をエックス線写真で把握できるように卵巣組織にクリップが付けられることが多い。

2018年10月現在、卵巣位置移動術は保険適用されていない。わが国においては、放射線治療追加のリスクがある子宮頸がん症例に対して広汎子宮全摘後に卵巣位置移動術が追加される症例が多いと思われる。開腹手術が予定されない症例に対しては、海外では腹腔鏡手術による卵巣位置移動術が行われている。腹腔鏡手術は開腹に比べて侵襲が軽度であり治療成績も開腹手術と同等であるが、現時点では自費診療として行わざるを得ない。

妊娠・出産と卵巣機能温存

妊娠・出産の症例報告はp.129を参照されたい。卵巣機能温存の成功率は報告により差がある。腹腔鏡による卵巣位置移動術を行った39人/44人（88.6％）で卵巣機能が温存された報告や[4]、広汎子宮全摘術を受けた95人のうち腔内照射を受けた90％、骨盤照射＋腔内照射を受けた60％で卵巣機能が温存された報告がある[5]。がん治療後に排卵が再開し、かつ子宮と卵管が保存された場合は自然妊娠も期待できるが、放射線照射を受けた子宮では血流低下や弾性低下が生じるため、胎児の発育不良、早産、穿通胎盤、死産などに留意しなければならない。内膜菲薄化の防止や、子宮重量や子宮血流の増加には、性ホルモン補充が有用である。海外では、子宮摘出後に本手術で卵巣機能を温存した上で代理母により出産した例も報告されている。

引用・参考文献

1) Terenziani M, et al. Oophoropexy: a relevant role in preservation of ovarian function after pelvic irradiation. Fertil Steril. 91 (3), 2009, 935.e15-6.
2) Morice P, et al. Fertility results after ovarian transposition for pelvic malignancies treated by external irradiation or brachytherapy. Hum Reprod. 13 (3), 1998, 660-3.
3) Wallace WH, et al. Predicting age of ovarian failure after radiation to a field that includes the ovaries. Int J Radiat Oncol Biol Phys. 62 (3), 2005, 738-44.
4) Bisharah M, Tulandi T. Laparoscopic preservation of ovarian function: an underused procedure. Am J Obstet Gynecol. 188 (2), 2003, 367-70.
5) Morice P, et al. Ovarian transposition for patients with cervical carcinoma treated by radiosurgical combination. Fertil Steril. 74 (4), 2000, 743-8.

（豊島将文、島田宗昭）

6 婦人科がんにおける妊孕性温存療法

女性がん患者に対する妊孕性温存療法

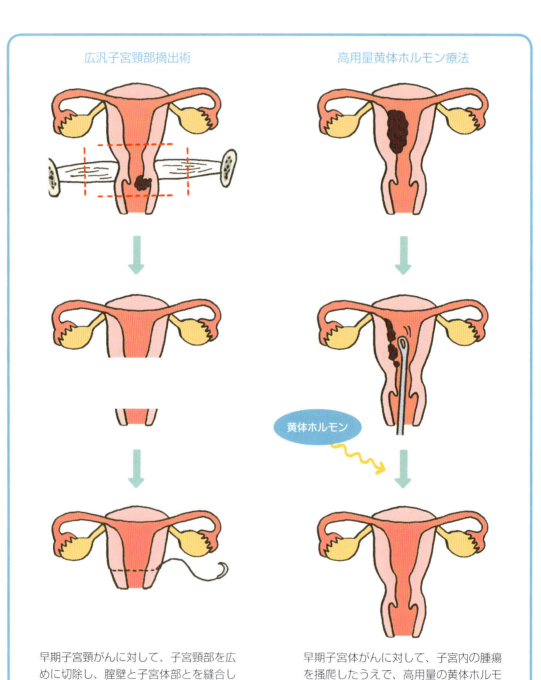

妊孕性温存療法と親になる支援

どんな治療ですか？

●子宮頸がんの場合
手術により子宮頸部と腟の一部を周辺組織も含めて広く切除し、残った子宮と腟とを縫合します。また、その際に骨盤内のリンパ節の郭清（全部摘出すること）も行います。手術は開腹手術が多いですが、施設によっては腹腔鏡手術で行っているところもあります。

●子宮体がんの場合
黄体ホルモンというホルモン剤を4〜12カ月間、病変が消失するまで内服する治療です。病気の状態の把握のために、治療前、治療中は定期的に子宮内膜生検や子宮内膜全面搔爬という検査を行うことが必要です。

対象となるのは？

●子宮頸がんの場合
早期の子宮頸がん（ⅠA2期〜ⅠB1期で腫瘍の大きさが2cm以下のもの）が対象です。手術中に思ったより病気が進んでいるとき（リンパ節にがんの転移を認める場合や、腫瘍が大きく妊娠に十分な大きさの子宮が残せない場合など）はこの手術の対象とならずに、子宮の摘出が必要となります。

●子宮体がんの場合
極めて早期の子宮体がん（ⅠA期で筋層へのがんの浸潤を認めないもの）で、かつ高分化がん、もしくは、その前がん病変とされる子宮内膜異型増殖症が対象です。筋層浸潤や子宮外への進展があるもの、ホルモン剤が効果を示しにくい中・低分化がんは適応となりません。

将来どうやって妊娠・出産するのですか？

●子宮頸がん
必要に応じて、不妊治療（人工授精や体外受精など）での妊娠を勧めることがあります。広汎子宮頸部摘出術を行った場合、妊娠中は早産や破水のリスクが高いために、高次医療機関での妊婦健診や分娩をお勧めします。出産方法は帝王切開が選択されます。

●子宮体がん
排卵障害などの不妊症の原因を伴うことが多いため、不妊治療をお勧めします。

妊娠中や分娩時のリスクは特に高くないため、一般病院・診療所での妊婦健診で問題なく、出産方法も特に規定はありません。

妊娠・出産率はどれくらいですか？

当院のデータでは、子宮頸がんでの妊娠例は約33％、子宮体がんでの妊娠例は約25％です。
※それぞれ、対象に未婚の方や既婚でも直近の妊娠希望がない方も含まれています。

広汎子宮頸部摘出術：子宮頸癌の妊孕性温存療法

適応

適応は表6-1のとおりであり、ⅠB1期では広汎子宮頸部摘出術が、ⅠA期では縮小術式である準広汎子宮頸部摘出術が試みられている。当院における腫瘍径による再発の有無の検討では、2cm以上で再発のリスクがあり、腫瘍径2cm未満を安全領域としている[1]。

治療

広汎子宮頸部摘出術はDargentらによって報告されたが[2]、わが国の準広汎子宮全摘出術に相当し、根治性に問題を残す可能性が指摘された。その後Smithらによって、広汎子宮全摘出術と同等な根治性が期待される腹式広汎子宮頸部摘出術が報告された[3]。

当院では2002年より腹式広汎子宮頸部摘出術を行っており、術式はまず骨盤内リンパ節を郭清し、その後、通常の広汎子宮全摘出術に準じて膀胱子宮靱帯前層後層、基靱帯、仙骨子宮靱帯を処理したのち、子宮頸部を基靱帯とともに切除する。切除断端に癌の遺残がないかどうか、迅速病理診断に提出し、断端が陰性であることを必ず確認している。その後、早産予防のために頸管縫縮術を行い、子宮頸部の再形成（neo-cervix）を行ったのち、残存子宮頸部と腟の接合を行う[4]。

術後合併症として最も多いと考えられるのは頸管狭窄および閉鎖であり、術後の経過日数が長くなるにつれて合併症の症例数が多くなる傾向にある。月経モリミナによる無月経、下腹痛や不妊の原因となるため、特に有症状時は頸管開口術を行う必要がある。

治療成績と妊娠予後

当院では2018年4月までに計288例に腹式広汎子宮頸部摘出術を試みている。うち、36例は術中に広汎子宮全摘出術を施行しており、子宮温存可能であった症例は252例であった。術後病理診断により追加治療が必要と判断された症例が18例であり、再発例は13例（5%）であった。妊娠症例は84例（33%）であり、流産が17例、早産が51例、正期産は12例であった。早産例が多いのは、当院では一時期、妊

表6-1 （準）広汎子宮頸部摘出術の適応

- 強い妊孕性温存の希望がある。
- 臨床進行期ⅠA1期で脈管侵襲あり、または臨床進行期ⅠA2期から腫瘍径が長径2cm未満の臨床進行期ⅠB1期
- 残存子宮頸管長が10mmを目安に保たれる。
- コルポ診・(PET-)CT・MRIで、内頸側への進展やリンパ節転移など子宮外進展を認めない。
- 組織型が扁平上皮癌、または高分化腺癌

表6-2 高用量黄体ホルモン療法の適応

● Major Criteria
1) 強い妊孕性温存の希望がある。
2) 子宮内膜全面搔爬による組織型診断が類内膜癌G1か子宮内膜異型増殖症
3) MRIやCTにて子宮体癌ⅠA期相当で筋層浸潤を認めない。
4) 定期的な通院による経過観察が可能

● Minor Criteria
1) 42歳以下
2) BMI 35未満
3) 肝機能異常なし
4) 凝固機能異常なし
5) 血栓既往なし
6) 非喫煙者

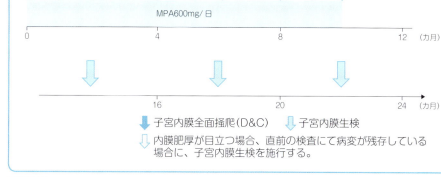

図 6-1 高用量黄体ホルモン療法のプロトコール（慶応義塾大学病院）
a）治療開始後 4 カ月で病変が病理学的に消失した場合
b）治療開始後 4 カ月では病変が消失せず、病変消失までに 10 カ月を要した場合

娠 35〜36 週での予定帝王切開術を施行していたためであるが、現在では妊娠 37 週での予定帝王切開術による分娩としている。

高用量黄体ホルモン療法：子宮体癌の妊孕性温存療法

適応

適応は**表 6-2** のとおりで、組織型はホルモン感受性が期待できる類内膜癌 G1 または子宮内膜異型増殖症（atypical endometrial hyperplasia；AEH）が適応となる。子宮筋層浸潤については骨盤造影 MRI 検査で筋層浸潤を認める症例は原則適応外となるが、子宮腺筋症を伴う症例では過小評価を、異型ポリープ状腺筋腫（atypical polypoid adenomyoma；APAM）を伴う症例では過大評価される可能性があるため、注意が必要である。

治療

当院における治療法の概略を**図 6-1** に示す。治療適応であれば、酢酸メドロキシプロゲステロン（ヒスロン®H）を 600mg/日で内服投与する。治療開始後は 1 カ月ごとに問診、内診、経腟超音波、子宮内膜細胞診、子宮内膜組織診を行い、有害事象や有効性の確認を行っている。特に、初回治療時は治療の感受性が不明であるため、病理学的に低分化癌への移行がないことを確認するとともに、ホルモン感受性について腺萎縮や脱落膜化変化を評価する。4 カ月後に子宮内膜全面搔爬を行って病変の有無を確認し、病理学的に病変消失を認めれば治療終了とする。病

変が残存している場合には以降2カ月ごとに子宮内膜全面掻爬を行う。治療は12カ月までは許容するが、それ以降は病変消失率や治療後の妊娠率がプラトーに達するため、積極的には治療継続を勧めず、個々に判断している。

治療成績と妊娠予後

当院の検討では病変消失率は類内膜癌G1で90.7％、AEHで98.5％であり、病変消失までの期間の中央値は類内膜癌G1で4.5カ月、AEHで2.7カ月であった。

ホルモン療法により病変が消失しても子宮内再発率は高く、当院の検討では類内膜癌G1で63.2％、AEHで42.1％であった[5]。また、若年子宮体癌やAEHは排卵障害などのホルモン異常を伴う症例も少なくないため、挙児希望のある症例では不妊治療を強く勧めるべきである。未婚などで直近の妊娠の必要がない症例では、定期的に消退出血を起こすようホルムストローム療法を検討すべきである。本治療の妊娠率はメタ解析によると31.6％と報告されており[6]、当科では妊娠率は25％であるが、パートナーを有する患者に限ると約40％であった。

ホルモン療法後の子宮内再発は以前の「子宮体がん治療ガイドライン」では子宮全摘出術が勧められ、再度のホルモン療法の施行はグレードC2として勧められないとされていたが、最新のガイドライン（2018年版）においてはグレードC1に変更された[7]。しかしながら、安全性が確立されたとは言えないため、治療経験の豊富な施設で治療を行うべきであろう。

妊孕性温存が可能かどうかの判断や、妊孕性温存療法については十分な経験を持った婦人科腫瘍専門医に委ねるべきであり、妊孕性温存療法の限界は知っておくべきである。また、早期の妊娠と安全な分娩のために、生殖や周産期部門と密な連携をとることが肝要である。

引用・参考文献

1) Nishio H, et al. Abdominal radical trachelectomy as a fertility-sparing procedure in women with early-stage cervical cancer in a series of 61 women. Gynecol Oncol. 115 (1), 2009, 51-5.
2) Dargent D, et al. Laparoscopic vaginal radical trachelectomy: a treatment to preserve the fertility of cervical carcinoma patients. Cancer. 88 (8), 2000, 1877-82.
3) Smith JR, et al. Abdominal radical trachelectomy: a new surgical technique for the conservative management of cervical carcinoma. Br J Obstet Gynaecol. 104 (10), 1997, 1196-200.
4) 田中京子ほか．広汎性子宮頸部摘出術におけるneo-cervix形成の工夫．産婦人科手術．22, 2011, 101-5.
5) Yamagami W, et al. Is repeated high-dose medroxyprogesterone acetate (MPA) therapy permissible for patients with early stage endometrial cancer or atypical endometrial hyperplasia who desire preserving fertility? J Gynecol Oncol. 29 (2), 2018, e21.
6) Koskas M, et al. Prognostic factors of oncologic and reproductive outcomes in fertility-sparing management of endometrial atypical hyperplasia and adenocarcinoma: systematic review and meta-analysis. Fertil Steril. 101 (3), 2014, 785-94.
7) 日本婦人科腫瘍学会編．子宮体がん治療ガイドライン2018年版．東京，金原出版，2018, 264p.

（山上　亘、西尾　浩、青木大輔）

memo

7 男性がん患者に対する妊孕性温存療法
精子凍結保存

精子凍結保存とは

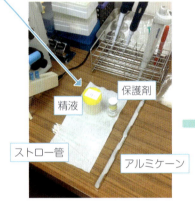

射精された精液

保護剤

精液

ストロー管

アルミケーン

精子と凍結保護剤を1:1で混和してストロー管へ入れます。

ストロー管の先端を熱で閉鎖します。

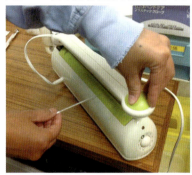

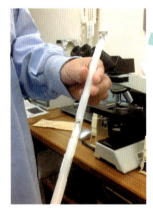

すべてのストロー管をまとめて1本のカラムへ入れます。

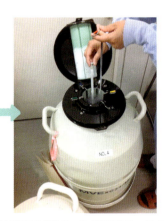

液体窒素の蒸気に5分当てて、その後、完全にタンクに入れて凍結保存します。

がん治療終了後、子どもを持つことを計画した際に融解して使用します。

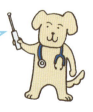

どんな治療ですか?

がん治療(抗がん剤)の副作用により精巣が障害を受け、精子が長期にわたり、または永久に作れなくなる可能性のある患者さん、がん治療(手術や放射線治療)により射精ができなくなる患者さんを対象として、あらかじめ治療前に精子または精巣組織を凍結保存します。将来、がん治療が終了し、挙児(子どもを持つこと)を希望された時点で、それを用いて妊娠に向けた治療を行います。

対象となるのは?

多くはAYA世代(15〜39歳の思春期および若年成人の世代)ですが、がん治療を行う比較的若年のがん患者さんすべてが対象になります。射精ができる患者さん、精液中に精子が存在する患者さんでは精液の凍結保存を行います。射精ができない、もしくは無精子症の患者さんでは、精巣を切開して精細管を切除し、精子を探索し(この治療のことをMD-TESE、Onco-TESEと言います)、精子が発見されれば凍結保存を行います。

将来どうやって妊娠・出産するのですか?

がん治療が終了し患者さんが挙児を希望した時点で、患者さんの造精機能(精子を作る力)が回復して精液中に精子が十分に存在していれば、凍結精子は破棄して自然妊娠を目指すことも可能です。凍結精子を用いる場合には、精子は凍結時と比べて運動率・受精率が大きく低下しているため、多くの場合、顕微授精が行われます。

妊娠・出生率はどのくらいですか?

精子を凍結し備蓄して不妊治療に使用する方法は従来から行われてきましたので、妊孕性温存療法(妊娠できる能力を温存する治療)で使用しても成績に遜色はありません。2017年に施行された若年がん患者の精子保存に関する全国調査では、凍結精子の使用率は17.8%、妊娠率は35%でした。

若年の男性がん患者に対し放射線治療や化学療法が選択される。それらは生殖細胞への毒性が高く、精子形成能が低下し、男性不妊の原因となることが知られている。近年、がん治療の進歩に伴い、若年患者のがん治療成績は飛躍的に向上し、患者も治療後の人生設計を考えてゆくべきであるという考えは徐々に浸透しつつある。

ここでは精子・精巣の凍結保存の方法について述べる。

精子（精液）凍結の技術と適応

妊孕性を温存するための精子凍結保存は古くから確立されている方法である。わが国のほとんどの施設では液体窒素蒸気による凍結法が施行されている。方法は p.138 に示した通りである。

精子凍結保存の適応は、抗がん剤治療や放射線治療により造精機能障害が生じ無精子症が遷延する可能性がある場合、手術などによって術後射精不能になる可能性がある場合などである。一般的には射出した精液を凍結保存する。抗がん剤治療・放射線治療による造精機能障害の程度については、2013年、ASCO ガイドラインにてリスク分類が公表されている[1]。ここでいうハイリスクとは、「治療後、一般的に無精子症が遷延する」治療を指し、中間リスクは「治療後、無精子症が遷延・永続することがある」治療を指す。つまり中間リスクの治療といえども無精子症を来す可能性はあり、精子保存は行っておいた方がよいとされる。また、低リスクは「一

表7-1 若年がん患者に対する性腺毒性リスク分類（ASCO 2013）

高リスク	中間リスク	低リスク	超低リスク
アルキル化薬 ＋全身照射	シスプラチン 400mg/m² 以上	非アルキル化薬 ABVD、CHOP	ビンクリスチンを含む 多剤併用療法
アルキル化剤 ＋骨盤・精巣照射	カルボプラチン 2g/m² 以上	精巣への照射 0.2〜0.7Gy	放射性ヨード剤
シクロホスファミド 7.5g/m² 以上	BEP 2〜4 コース以上	アントラサイクリン ＋シタラビン	精巣への照射 0.2Gy 未満
精巣への照射 成人 2.5Gy、小児 6Gy 以上	精巣への照射 1〜6Gy		
MOPP3 コース以上 BEACOPP6 コース以上			
テモゾロミドまたは BCNU ＋全脳照射			
全脳照射 40Gy 以上			

高リスク：治療後一般的に無精子症が遷延・永続する。
中間リスク：治療後無精子症が遷延・永続することがある。
低リスク：一過性の造精機能障害
超低リスク：影響はほとんどなし
ABVD：ドキソルビシン＋ブレオマイシン＋ビンブラスチン＋ダカルバジン、CHOP：シクロホスファミド＋ドキソルビシン＋ビンクリスチン＋プレドニゾロン、BEP：ブレオマイシン＋エトポシド＋シスプラチン、MOPP：メクロレタミン、ビンクリスチン、プロカルバジン、プレドニゾロン、BEACOPP：ブレオマイシン、エトポシド、ドキソルビシン、シクロホスファミド、ビンクリスチン、プロカルバジン、プレドニゾン、BCNU：カルムスチン

過性の造精機能障害を来す」治療であり、治療後精液所見が改善してゆく可能性はあるが、度重なる抗がん剤投与により、または治療前から精液所見が悪化していた場合には無精子症の遷延が生じることがある。そのためリスク分類のみで精子凍結保存の判断を行うことは難しい。

精巣凍結保存の技術と適応

精巣組織の凍結保存は、①射出精液中に精子が見られない場合、②がん治療前に射精障害を来している場合、③患者が射精したことがない、できない場合、④両側精巣腫瘍で両側とも精巣を同時に切除する場合、などに行われる。方法としては精巣内精子採取術（testicular sperm extraction；TESE）と同様であるが、一般の不妊治療で行われるTESEとは区別され、onco-TESEと呼ばれる。手技自体は通常のTESE（microTESE）と同じく、精巣を露出し、白膜を赤道面で横切開して精細管を20倍程度の顕微鏡で観察し、太く屈曲した精細管を切除して培養液中で精子を探索する。凍結法は精子の場合と同様で、細切した精巣組織内に精子を確認できた場合には精巣組織液を回収し、凍結保存液と混和後、ストロー管に入れて凍結する。

本手技はTESE施行可能な施設であれば行うことができるが、緊急で行わなければならないことが多く、手術枠・胚培養士などマンパワーが確保できる施設でなければ施行することが難しい。さらにすべての患者で精子の回収が可能なわけではない。また多くの場合、治療部位とは関係ない部位にメスを入れることになるため、患者やその家族の同意を得ることが難しいという現状もある。

精子凍結保存後のフォローアップ

多くの施設は凍結後の更新を必要とする。患者は更新時に来院し、更新料金を支払う、としている施設がほとんどである。受診には患者の予後を確認したり、料金を支払うといった目的もあるが、治療内容にもよるが、造精機能の回復を確認するという目的もある。筆者の施設では、1年ごとの来院時に精液検査を勧めている。もともとがん治療を行った患者すべてが精子を保存し続けなくてはならないものではなく、造精機能が治療前の状況まで回復してくれば凍結精子を破棄することも可能である。

凍結精子使用については、患者とその配偶者の希望により精子を返還することになる。わが国におけるがん患者の凍結精子使用率は全国調査において17.8％、それによる妊娠率は35.8％であった[3]。多くの場合、融解時に多くの精子が死滅していることから、顕微授精を行う施設が多い。

引用・参考文献

1) Loren AW, et al; American Society of Clinical Oncology. Fertility preservation for patients with cancer: American Society of Clinical Oncology clinical practice guideline update. J Clin Oncol. 31 (19), 2013, 2500-10.
2) 日本癌治療学会編. 小児、思春期・若年性がん患者の妊孕性温存に関する診療ガイドライン2017年版. 東京, 金原出版, 2017, 240p.
3) 湯村寧ほか. 精子凍結施行施設へのアンケート調査結果. 厚生労働省子ども・子育て支援推進調査研究事業「若年性がん患者に対するがん・生殖医療（妊孕性温存治療）の有効性に関する調査研究」平成28年度総括・分担報告書. 2017, 44-63.

（湯村　寧）

8 小児がん患者に対する妊孕性温存療法

将来、赤ちゃんができるためには、女の子には卵子が必要です。この卵子は、おなかの中の卵巣というところにあります。この卵子と男の子の精子が合体（受精）して、これが育つと赤ちゃんになります。

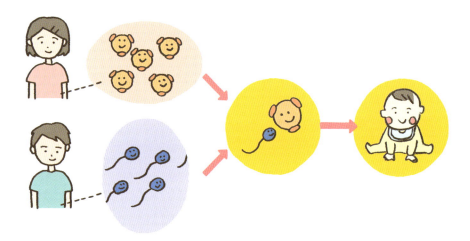

からだの中の悪いものをなおすため、点滴（注射）する必要があります。これで元気になると考えられますが、おなかの中の卵巣にある卵子もその点滴の影響で少なくなってしまいます。場合によっては、すべてなくなってしまいます。

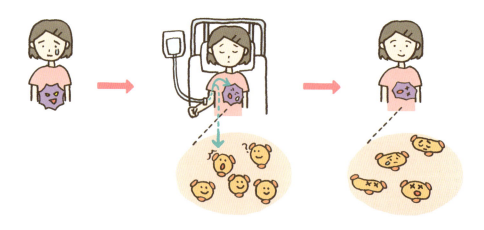

卵子が少なくなってしまう前に、卵巣を凍らせて卵子を保存しておく方法があります。いったん卵巣を凍らせて保存しておくと、凍っている間、卵巣の中の卵子はずっと眠った状態となります。

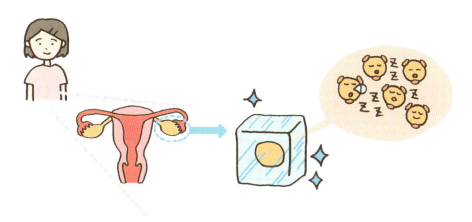

卵巣を凍らせて保存しておくためには、麻酔をかけて手術を受けなくてはなりません。全身麻酔で、眠っている間に手術は終了します。

ねむっているあいだに

しゅじゅつはおわる

おなかのおきずは、

ちいさい

しゅじゅつしたあとは

いたいけれど

いたみをとる

おくすりがある

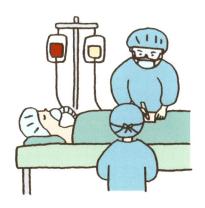

女性の生殖機能は1章2（p.6）を、男性の生殖機能は1章3（p.10）を、未受精卵子凍結保存は3章3（p.120）を、卵巣組織凍結保存は3章4（p.124）を、精子凍結保存と精巣内精子採取の方法は3章7（p.138）を参照してください。

思春期になると女の子は
卵巣から卵子が排出されるようになります。
これを排卵といいます。
この卵子は、将来、あなたが自分の
赤ちゃん（こども）をもつために必要です。

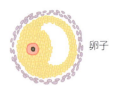

排卵するようになると、女性ホルモンがつくられ
生理がおこるようになります。
思春期以降の大人になると
みんな排卵し生理がおこるようになります。
これは、決して恥ずかしいことではありません。
大人になってきた証拠です。

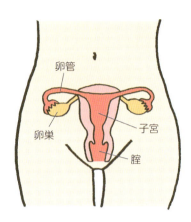

ある病気にかかりその治療のためのお薬を使うと
からだの中の卵子が少なくなってしまうことや
まったくなくなってしまうことがあります。

思春期になると男の子は
精巣で精子がつくられるようになります。
この精子は、将来、あなたが自分の
赤ちゃん（こども）をもつために必要です。

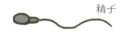

この精子が、陰茎より射出することを
射精といいます。
思春期以降の大人になると
みんな射精するようになります。
これは、決して恥ずかしいことではありません。
大人になってきた証拠です。

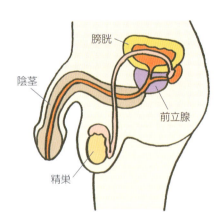

ある病気にかかりその治療のためのお薬を使うと
からだで精子がつくられにくくなったり
つくられないようになることがあります。

卵巣組織凍結保存、未受精卵子凍結保存、精子凍結保存の説明における要点は本書の他項に譲り、ここでは小児のインフォームドアセント（informed assent；IA）について述べるとともに、妊孕性温存を理解するため小児に話しておくべき生殖生理と二次性徴、子どもに話する場合の注意点について説明する。

インフォームドアセント

米国小児科学会生命倫理委員会による1995年のInformed Consent, Parental Permission, and Assent in Pediatric PracticeにIAの理念が最初に提示された[1]。同委員会は、医師が医療における決定権限を持つことに対する批判により導かれたインフォームドコンセント（informed consent；IC）の考え方の影響を受け、小児医療においてもICのあり方が広められるようになった。しかしながら、ICに基づいた医療提供には治療を拒否する権利を含み、患者が治療を拒否した場合には医師はこれに従って医療を提供することとなる。同委員会は、子どもを必ずしも合理性かつ自律性のある意思決定の主体とすることはできないとの見解を示した上で、子どもに適切な治療を提供するとの観点において小児医療へのICの適用には限界があると判断した。

これらのことから同委員会は、ICの適用を小児治療においては「適切な決定能力」や「法的権限」があると考えられる場合に限定するとした。こうした経緯でIAが提唱されることとなった。これにより小児医療には、親の許諾（parental permission；PP）と、患児の賛同（IA）、ICという、3つの概念が適用されることとなった。

これらは、後述するように患者の成長に合わせて考えていくこととなる。PPは、患者が幼少期であった場合は、標準的なICの要素をすべて含んでいる。この場合、救急時を除いて、医療を提供する場合に親に診断や治療に対する許諾を得ることとなる。

一方IAは、下記の4つの要素に注意する必要があるとされている。
①子どもの発達に応じて自分自身の状態を適切に理解できるように支援すること
②検査や治療の内容とその結果について子どもに説明すること
③子どもの病状の理解やその反応に影響を与える要素について臨床的に評価すること（検査や治療を受容させるように不適切な強制が行われないか評価すること）
④子どもが真剣に考えているいるかを評価しながら、提案された治療を受容する子どもの意思の表現を引き出すこと

すなわちIAとは、子どもなりに状況を受け止め対処する能力を持っていることを理解し、これから起こり得ることを本人に理解できるように説明し、その判断のプロセスにおいて可能な限り子ども自身が関わるということである。

年齢別に考えると、15歳以上に対しては大人と同様に健康に関わる意思決定が行えると考えられ、PPを義務づける必要はないとして、親の関与が勧められながらも本人へのICが奨励されている。7～14歳に対しては、PPとIPの適用が奨励されている。そして、乳幼児は、PPのみの適用が奨励されている。

以上のように子どもに治療を施す場合の一般的な対応について述べたが、妊孕性温存に

関しては、一般臨床とは異なり臨床研究の要素も併せ持つため、臨床研究の倫理についても考えておく必要がある。

小児を対象とする臨床試験においては、保護者へのICに加え、被験者となる子どもへのIAが必要とされている。これに関しては、ヘルシンキ宣言（2013年版）第29条「インフォームドコンセントを与える能力がないと思われる被験者候補が研究参加についての決定に賛意を表することができる場合、医師は法的代理人からの同意に加えて本人の賛意を求めなければならない。被験者候補の不賛意は、尊重されるべきである。（日本医師会訳）」と記載されている[2]。また日本においては、「小児集団における医薬品の臨床試験に関するガイダンスについて」[3]および「小児集団における医薬品の臨床試験に関するガイダンス関する質疑応答集（Q&A）について」[4]に、「すべての被験者は、彼らが理解できる言葉や用語で臨床試験について可能な限り十分な説明を受けるべきである。もし適切と考えられるのであれば、被験者から臨床試験に参加するためのアセント（法的規制を受けない小児被験者からの同意）を取得すべきである。治験への参加を理解できる知的レベルにある被験者は両親／法的保護者とは別に作成されたアセント文書あるいはコンセント文書に本人が署名、年月日を記入すべきである」とあり、説明すべき年齢についても「おおむね7歳以上であれば、簡単な説明に対し理解可能と考えられる。しかしながらそれ以下の年齢であっても、臨床試験に関し被験者が理解できると思われる事項があれば説明すべきである」と記されている。

さらに、2014年に策定された「人を対象とする医学系研究に属する倫理指針」（平成26年12月22日、文部科学省・厚生労働省告示）によると、ICとIAについては、「中学校等の課程を修了している、または16歳以上の未成年者」には、研究の参加について十分な判断能力を有し、ICが必要であるとしている[5]。また、「中学校等の課程を未修了であり、かつ16歳未満の未成年者」には、IAを可能な限り行うこと（努力義務）としている。

以上を総合すると、わが国において未成年者に妊孕性温存を実施する場合には、「中学校等の課程を修了している、または16歳以上の未成年者」には、本人にもICを実施し、「中学生以下」には、本人に対するIAと親権者に対するPPも実施する必要があるが、乳幼児に対しては親権者によるICのみでも許容されると考えられる。

妊孕性温存を理解するため小児に話しておくべき生殖生理と二次性徴

思春期前の小児の妊孕性温存に対する理解を得るためには、まず生殖細胞や妊娠について理解を得る必要があると考えられる。また、思春期以降の若年患者には、生殖能力の獲得について理解を得る必要があると考えられるため、思春期前後で説明する内容も異なると考えられる。

思春期前の妊孕性温存が行えるのは、現在女児の卵巣組織凍結保存のみである。これらの女児にIAを行う場合には、①将来、妊娠するために卵子が必要であること、②抗がん薬治療を受ける必要性があるが、この際に卵巣内の卵子が減少あるいは消失してしまうことがあること、③これらの対策として、卵巣

を凍結して保存しておく方法があること、④そのために麻酔をかけて手術を受けなくてはならないことを説明する必要がある（p.142〜143）。これらを患者の年齢に合わせたわかりやすい言葉で説明する。

思春期以降の女子には、卵巣組織凍結保存、または未受精卵子凍結保存を実施できる。また男子には、精子凍結保存を実施することが可能となる。医学的な見地から、まず女子では排卵、月経（生理）、卵子について説明し、初経を認めたかどうか確認する必要がある。また男子については、精子および射精について説明し、射精の経験を確認すべきである。イラストを用いるとこれらの質問が行いやすい。例えば、イラストの文字の部分を読み上げ、射精と書かれている部分を読み終えた後、「ところで射精はしたことがありますか？」などと質問するとよい。二次性徴について説明し、大人へと成長していることを述べ、現在、患者がどの成長段階にあるかを確認し説明するようにする。思春期以降の若年がん患者に未受精卵子凍結保存、卵巣組織凍結保存、精子凍結保存、精巣内精子採取の具体的な方法を説明する場合、本書の他項のイラストを用いるとよい。

子どもにお話しする際の注意点

IAを施行する場合には、「子どもに嘘をつかない」ことの重要性が報告されている。例えば、注射は痛い、痛いけれど病気を治すためには必要なことなのだと説明すべきとされている。予防接種のときに「痛くないから大丈夫」と声をかけても、注射が終わった後に「痛くない」と言われたのにだまされたと子どもは思う可能性がある。事実を説明していくことで、子どもの医療者や親に対する信頼が増し、治療を受け入れやすくなると考えられることに留意すべきである。

以上、子どもに妊孕性温存を説明する場合に注意すべき点について述べた。年齢に応じた対応と事実を話す重要性をご理解いただいたと考える。

引用・参考文献

1) Committee on Bioethics, American Academy of Pediatrics. Informed consent, parental permission, and assent in pediatric practice. Pediatrics. 95（2）, 1995, 314-7.
2) WORLD MEDICAL ASSOCIATION. ヘルシンキ宣言. 人間を対象とする医学研究の倫理的原則. 日本医師会訳. http://dl.med.or.jp/dl-med/wma/helsinki2013j.pdf［2018.11.19閲覧］
3) 小児集団における医薬品の臨床試験に関するガイダンスについて. 平成12年12月15日付け医薬審第1334号厚生省医薬安全局審査管理課長通知. http://www.pmda.go.jp/files/000156072.pdf
4) 厚生労働省医薬局審査管理課. 小児集団における医薬品の臨床試験に関するガイダンス関する質疑応答集（Q&A）について. 平成13年6月22日. https://www.pmda.go.jp/files/000156578.pdf
5) 人を対象とする医学系研究に属する倫理指針. 平成26年12月22日, 文部科学省・厚生労働省告示.. https://www.lifescience.mext.go.jp/files/pdf/n1443_01.pdf

（木村文則）

9 がん治療終了前後の生殖機能の評価方法～女性～

女性生殖器

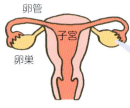
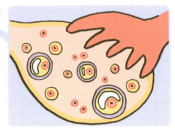

子宮・卵管はがん治療の影響をほとんど受けません。

卵子は年齢とともに減り続け、増えることはありません。また、がん治療（化学療法や放射線治療）により卵子数は急激に減ります。
これががん治療による生殖機能の低下です。

卵子数と年齢

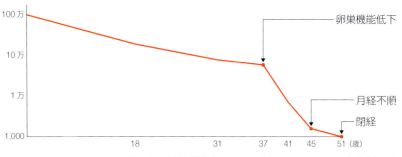

[日本産科婦人科学会雑誌. 52（9），2000, N-278 より改変転載]

生殖機能の評価方法

- ★ **年齢**：高齢になるほど生殖機能は低下、特に 35 歳以上で急激に低下します。
- ★ **月経周期**：生殖機能が低下すると月経周期は短くなり、さらに閉経が近くなると月経不順～無月経になります。
- ★ **AMH 値**：低下します。測定感度以下になると数年で閉経する可能性があります。
- ★ **月経初期の FSH 値**：上昇し続けます。生殖機能が低下すると 10 以上になります。
- ★ **月経初期の E_2 値**：生殖機能が低下すると上昇しますが、閉経状態になると測定感度以下まで低下します。
- ★ **AFC**：減少します。
- ★ **卵巣体積**：減少します。

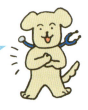

一つで完全な検査はありません！
いくつかの検査で総合的に判断するべきです。

生理が順調なら妊娠できますか？

　一般的に女性の妊娠する力（妊孕性と言います）は 35 歳頃から低下しはじめます。毎月排卵は起こっていても、妊娠に至る卵子が排卵される確率が低くなっていくため妊娠しにくくなります。月経（生理）が順調であっても、妊娠可能であるとは言えません。一般的に、残りの卵子が 1,000 個以下になると月経が停止し、閉経に至ります。がん治療の多くは生殖機能に多かれ少なかれ影響を与えます。妊娠を希望する場合は、月経が順調でも生殖機能を評価することが重要です。

生殖機能はどうやって調べるのですか？

　生殖機能の評価方法はいくつかありますが、一つで確実な方法はありません。いくつか検査を行い、総合的に判断します。最も簡便な方法は血液検査で抗ミュラー管ホルモン（AMH）値を測定する方法で、月経周期に左右されないのでいつでも測定することができます。AMH 値は年齢とともに低下し、残りの卵子数と相関すると言われています。月経周期に左右されないので、いつでも測定することができます。AMH 値は、ピルや注射で月経を止めている場合や、ほかのさまざまな因子によって一時的に見かけ上低下することがあるので注意が必要です。ほかには、月経 3 日目前後の卵胞刺激ホルモン（FSH）値、エストラジオール（E_2）値を測定します。同時期に超音波検査を行い、卵巣内の胞状卵胞数（AFC）を測定します。

生殖機能を評価することで何がわかるのですか？

　がん治療前に生殖機能を評価することで、今後のがん治療により卵巣機能不全に至るリスクを予測することが可能であり、妊孕性温存をした方がよいかを決断する際の貴重な情報となります。

　がん治療後に評価することで、治療による卵巣機能低下の程度、妊娠のしにくさ、閉経が早まる可能性などが予測できます。卵巣機能の状況に応じて早めに不妊治療を開始したり、妊孕性温存治療を行うことで、妊娠の機会を残すことが可能です。

AMH 値が低いのですが、妊娠は不可能でしょうか？

　AMH が低いということは、卵巣内の卵子数が減少していて早く閉経してしまう可能性が高いということになります。早めに適切な不妊治療を行うことで、妊娠できる可能性はあります。年齢が 35 歳以上になり無月経期間が長くなってくると、非常に妊娠しにくくなります。

がん治療における生殖機能評価の必要性

がん治療により活動性の高い細胞が死滅するが、そのうち唯一再生しない細胞が卵子である。卵巣内の卵子数は出生時に100～200万個存在し、その大部分はアポトーシスにより消滅し、初経時には30～40万個にまで減少する。そして1,000個以下になると閉経する。がん治療後、月経が順調であっても残存卵子数が減少していることがあり、生殖機能の評価は重要である[1]。挙児希望患者にとって卵巣機能が廃絶する前に生殖医療を開始できるかが鍵となる。治療前後での卵巣予備能を評価し、早発卵巣不全に至る可能性を予測することで、妊孕性温存療法を含めた生殖医療を検討することができる。

生殖機能の評価方法

卵巣機能の評価は一つの検査で完全な方法はないため、年齢、月経周期、卵巣の超音波所見などから複合的な検査で評価するべきである[2]（表9-1）。

年齢

体外受精の成績などから、35歳から生殖機能は急速に低下することがわかっている。卵子数はさまざまな原因により減少するが、卵子の質に関しては年齢が最も影響を与える因子だと考えられている。

血中AMH値

抗ミュラー管ホルモン（anti-Müllerian hormone；AMH）は月経周期内での変動がないため月経にかかわらず測定できる。女性では思春期にかけて上昇し、25～30歳をピークとして年齢とともに低下する。AMHに年齢別の平均値や中央値はあるものの標準偏差が非常に大きく、正常値を設定することは難しい。また、多嚢胞性卵巣症候群では高値になり、低用量ピル内服中やGnRHアゴニスト使用中など卵胞発育が抑制されている場合は低値になる。AMH値は体外受精における採卵数に相関し、早発卵巣不全の早期発見に有効である。

リンパ腫患者におけるAMH値の推移では、化学療法開始後2週間でAMHが低下しはじめ、治療中は測定感度以下になり、治療後3カ月後から上昇し、12カ月で治療後の卵巣予備能評価を正確に行うことができるという報告がある[3]。また、若年性乳がんの治療後に閉経するリスクを治療前のAMHで

表9-1 生殖機能の評価方法

		良好	不良
年齢（歳）		< 35	≧ 35
AMH（ng/mL）		2.2～6.7	< 2.2
月経3日前後の	FSH（IU/L）	< 10	≧ 10
	E_2（pg/mL）	< 75	≧ 75
	AFC（個）	≧ 5	< 5

［Sills ES, et al. Ovarian reserve screening in infertility: practical applications and theoretical directions for research. Eur J Obstet Gynecol Reprod Biol. 146（1）, 2009, 30-6 より転載］

予測できるという報告がある[4]。

血中FSH値、E₂値（月経2～5日目）

月経2～5日目の卵胞刺激ホルモン（follicle stimulating hormone；FSH）値は卵巣予備能と相関し、卵巣機能が低下するとFSH値は上昇する。上昇したFSHは卵胞の早期発育を促し、月経初期のエストラジオール（estradiol；E₂）値が上昇する。FSHやE₂は月経周期ごとでも異なるため、ほかの評価方法とともに複合的に判断すべきである。

AFC

antral follicle count（AFC）とは、月経早期に経腟超音波検査にて2～10mmの胞状卵胞数をカウントする方法である。年齢とともに減少し、残存卵子数をかなり正確に反映すると考えられている。また、体外受精周期においてはAFC＜6で低反応、AFC＞14で過剰反応になることが予測される[5]。

その他

血中インヒビンB値（月経3日目）、ホルモン負荷試験、卵巣体積、卵巣血流、卵巣組織検査などがある[6]。

生殖機能を評価するメリット

●治療前のメリット

- がん治療前の生殖機能の状態を把握できる。
- 妊孕性温存療法を行うかどうかの判断材料になる。
- 妊孕性温存療法の反応性を予測できる。
- 卵巣予備能に応じた妊孕性温存療法のスケジュールや投薬が選択できる。

●治療後のメリット

- 治療後約1年で正確な評価が可能である。ただしホルモン依存性がんの場合、ホルモン療法中は評価が難しい。
- 生殖機能の低下を早期に発見し、生殖医療を開始することができる。
- 患者のライフステージごとに生殖機能の状態に応じたサポートが可能である。

引用・参考文献

1) 高江正道．"卵巣の予備能"．がん・生殖医療：妊孕性温存の診療．鈴木直ほか編．東京，医歯薬出版，2013, 22-33.
2) Tal R, Seifer DB. Ovarian reserve testing: a user's guide. Am J Obstet Gynecol. 217 (2), 2017, 129-40.
3) Rosendahl M, et al. Dynamics and mechanisms of chemotherapy-induced ovarian follicular depletion in women of fertile age. Fertil Steril. 94 (1), 2010, 156-66.
4) Passildas J, et al. Impact of Chemotherapy-induced menopause in women of childbearing age with non-metastatic breast cancer - preliminary results from the MENOCOR study. Clin Breast Cancer. 19 (1), 2019, e74-e84.
5) Kwee J, et al. Ovarian volume and antral follicle count for the prediction of low and hyper responders with in vitro fertilization. Reprod Biol Endocrinol. 5, 2007, 9.
6) Sills ES, et al. Ovarian reserve screening in infertility: practical applications and theoretical directions for research. Eur J Obstet Gynecol Reprod Biol. 146 (1), 2009, 30-6.

（洞下由記、鈴木　直）

10 がん治療終了前後の生殖機能の評価方法〜男性〜

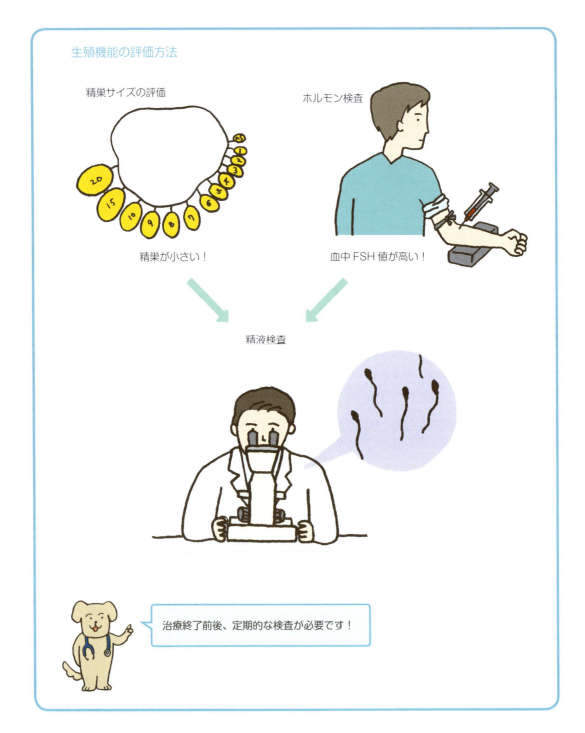

精巣サイズはなぜ評価するのですか？

精子は精巣で作られますので、最も重要なのは精巣です。通常、質（運動性）のいい精子が多い男性の精巣は大きくて、しっかりした硬さをしています。逆に、精液所見が悪い男性の精巣は小さくて、軟らかいことが多いです。精巣サイズは最初にチェックすべき所見になるでしょう。がん治療終了時点で、精巣が小さい、あるいは軟らかい場合は要注意です。ただし、大きいからといって安心はできません。抗がん剤を使用後の精巣は、大きさを保っていても、精子が作られていないこともあります。

ホルモン検査はなぜ行うのですか？

頭（下垂体）から精巣をしっかり働かせるためのホルモンとして、黄体化ホルモン（luteinizing hormone；LH）と卵胞刺激ホルモン（FSH）が分泌されています。精巣の働きが悪いと働きを補おうとして、これらのホルモンがたくさん分泌されます。特に重要なのは、精子を作ることに関与しているFSHの値です。FSH値が異常に高くなっている場合は、精巣を無理に働かせて精子を作らせようとしている、すなわち精巣が十分働いていない可能性が高まります。血液検査の際、これらのホルモンを測定すると精巣の状態を見極める、一つの情報になります。

精液検査はなぜ行うのですか？

何より最も重要なのは精液検査です。精液の中に、どれだけの精子がいるのか、その運動性はどの程度なのかなどを直接評価することで、今後の妊娠の可能性が予測されます。抗がん剤を使用すると、精細胞が精子に分化する過程で障害を受け、極端に精子数が減ります。治療開始2〜3カ月後には通常、精液の中に精子が認められない状態（無精子症）になります。ただ、治療終了後、通常、半年から数年で再び精子が作られるようになります。定期的な検査が必要になりますが、残念ながら、いくら待っても無精子症が続くこともあります。

造精機能の評価

造精機能を評価するには、精巣容積と血中卵胞刺激ホルモン（follicle stimulating hormone；FSH）値が重要になる。通常、造精機能が悪化している患者の精巣容積は小さい。その意味ではオーキドメーター（図10-1）を用いて、精巣容積を評価することは重要である。最近では超音波検査にて精巣容積を確認することも多い。この場合、精巣微小石灰化（図10-2）や精巣上体における精液瘤などが同時に同定されることがあり、より有用である。

がん治療終了時点で精巣容積が小さい場合は、造精機能障害を強く疑うことになる。しかし、抗がん剤治療により無精子症に陥った患者の精巣が必ずしも小さいというわけでもない。すなわち、先天性の非閉塞性無精子症患者の精巣のように萎縮していないことも多いので、その点を念頭に置いておく必要がある。その意味では血中FSH値の測定はより重要である。通常、造精機能が悪化した場合、フィードバック機構により下垂体からFSHの分泌が高まり、造精機能を活性化させる。逆に言えば、FSH値が高値であればあるほど、その患者の造精機能が障害されている可能性が推測される。通常、非閉塞性無精子症患者のFSH値は正常上限を大きく逸脱している。がん治療終了後、血中FSH値が高値で推移すれば、造精機能障害、すなわち無精子症を生じている可能性が高まる。

抗がん剤治療後の精液所見

妊孕性を正しく評価するには精液検査が必須である。抗がん剤治療を行うと、ほぼ全例においていったん無精子症に陥るものと理解してよい。精細胞から精子まで分化するのに74日必要で、その後、精巣上体を通過するのに14日必要とされており、通常、精子形成には3カ月かかると理解されている。治療開始2～3カ月目までは精液中に精子が存在するが、それでもその期間の精子数は1/10～1/100程度に減少する。抗がん剤治療が開始されれば精子DNA断片化をはじめとする質の問題も加味されることから、精子保存を試みるなら、抗がん剤治療前の施行が推奨されることは言うまでもない。治療開始2カ月以降に無精子症を呈するようになり、治療終了後、数カ月続く。治療終了後、造精機能はやがて回復し、無精子症から脱す

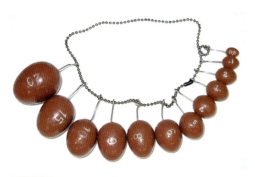

図10-1　オーキドメーター

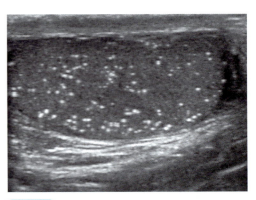

図10-2　精巣微小石灰化

ることになるが、それでも不可逆的な造精機能障害から無精子症が残存する場合もある。治療に用いた抗がん剤の種類、総量、期間が治療後の不可逆的な無精子症に関与している[1]。無精子症から改善したのか、あるいは改善したとしても精子濃度はどの程度まで回復したのか、これらを評価するには治療後、定期的な精液検査が必要となる。一般には、治療後2年までに造精機能が回復するものとされるが、仮に2年間、無精子症であったとしても5年目までは回復の可能性は残されていると報告されている。実際、20年目に回復した報告例も存在する[2]。

術後射精障害症例に対する対応

特異な症例として、進行性精巣腫瘍に対する後腹膜リンパ節郭清術が挙げられる。後腹膜リンパ節に転移を認めた進行性精巣腫瘍は多剤併用の抗がん剤治療を複数回施行した後、後腹膜リンパ節郭清術を施行するのが標準治療である。この後腹膜リンパ節郭清術の際、射精を支配する交感神経を損傷することで射精障害が生じることがある。これは逆行性射精というもので、射精した感覚はあるのに精液が排出されない状態である。したがって、これらの患者は、抗がん剤治療後の造精機能の評価が不可能となる。その場合は、治療（顕微授精）も視野に入れた精巣内精子採取術を行い、精巣組織を検索する以外、妊孕力の確認はできない。

引用・参考文献

1) Meistrich ML. Effects of chemotherapy and radiotherapy on spermatogenesis in humans. Fertil Steril. 100 (5), 2013, 1180-6.
2) Marmor D, et al. Very late return of spermatogenesis after chlorambucil therapy: case reports. Fertil Steril. 58 (4), 1992, 845-6.

（辻村　晃）

11 妊孕性温存が困難な場合の心理支援
〜女性〜

医療情報を理解することが大切です

　がんを告知されると、病気に対する恐怖や、それまでの生活が一変するような不安を感じると思います。その上、がん治療による妊孕性（妊娠できる能力のことを言います）を喪失するという医療情報を聞くと、自分が思い描いていたライフプランが崩れ、自分の人生の選択肢が奪われたように感じることがあるでしょう。妊孕性喪失に関する医療情報を聞くのはつらいことですが、なぜそうなるのか、その理由や治療の必要性を知ることによって、後になって改めて自分の身に起こったことの理解を助け、気持ちを整理するのに役立ちます。

夫婦・家族内の意見や考えの相違を調節しましょう

　がん治療が必要な場合、がん治療を優先するか、妊孕性温存を行うか葛藤して悩みます。ましてや、がんの進行が早く、がん治療が急がれるときは、妊孕性を温存するかどうか、患者さんとパートナー、ご家族の意見が分かれ、お互いの緊張が高まることがあります。それぞれの意見や考えの食い違いをそのままにしておくと、夫婦・家族関係にひずみが生じる場合もあります。それぞれの意見を伝え合い、お互いの気持ちをわかり合おうとすることが、夫婦・家族の結びつきを強め、レジリエンス（心の回復力）を高めることにつながります。

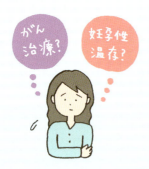

自己決定のプロセスを共有しましょう

　医学的理由、経済的理由で妊孕性温存ができない場合は、妊孕性の温存を諦めることを自分自身で納得しようと努力する方が多いでしょう。夫婦・家族の間では、それを言葉にしてみましょう。自分一人で想いを抱えてしまうと、のちに強い後悔を感じたり、心の大きな負担となったりすることがあります。自己決定に至った心の過程を言葉にして、夫婦、家族、医療者と共有することが大切です。

妊孕性の喪失による長期的な影響

　妊孕性とは目に見えないもので、失われたかどうかわかりにくい「あいまいな喪失」と言えます。がん治療後に妊孕性が保たれているかは、見た目ではわかりません。

　妊孕性は失われてしまったものの、子どもを持ちたい、子どもを育ててみたいという気持ちが、患者さんの心を悩ませることがあります。例えば、親しい人の妊娠、出産、行事ごと、親族の集まりなど、子どもが欲しいのに得られないという思いは、生活のいたるところで湧いてきて心を乱すかもしれません。

　妊孕性の喪失は、個人の役割やアイデンティティ、生き方にも影響を与え、あいまいな喪失による怒りや悲しみが長期に続く場合があります。それにより、抑うつ感や無力感などが引き起こされ、精神的につらくなることもあります。

必要なときはサポートを受けましょう

　子どもへの思いを抱えながらも、変化していく現状の中で、思い描いていたライフプランに固執せずに、夫婦・家族の暮らしを大切にしながら過ごすことで、多様な問題への取り組みが可能となり、新たな希望も生じてくることでしょう。夫婦二人の生活や、お一人様の生活など、ロールモデルを探してみることも大切です。生活の中で、波のように襲ってくる気持ちの揺れがあることを想定し、必要なときはサポートを受けましょう。生殖医療のカウンセラーやがん専門相談員は、がん治療後の心理支援もしてくれます。

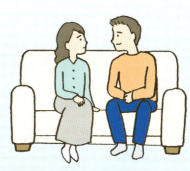

がん治療開始前の情報提供

がんの進行の程度や患者の全身状態などの医学的理由によって、妊孕性が温存できない場合がある。医療者は、がんと告知され精神的に不安定な患者に、さらにがん治療によって妊孕性を喪失することを伝えなくてはならず、患者をより落胆、失望させることが予想される。それゆえ医療者の中には、妊孕性喪失の情報提供が患者の将来にとって重要な事柄であると認識しながらも、その時点で妊孕性の情報を明確に伝えることを控え、情報提供に遅れが生じる場合がある。

女性がんサバイバーの調査によると、がん治療医と生殖医療医の両方から説明を受けた患者の方が、人生満足度が高く、決定に対する後悔が少なく、身体的QOLが高かった[1]。がん告知と同時期に妊孕性喪失の話を聞くのはつらいことではあるが、がん治療の開始前に妊孕性に関する情報提供と妊孕性温存療法の適応について話し合い、患者と向き合うことが大切である。

患者の語りに耳を傾ける

経済面などさまざまな理由で、妊孕性温存を諦めざる得ないこともある。患者の置かれた厳しい状態、つらい気持ちへの共感や、患者の怒り、さらには悲観的な発言を医療者が抱えきれずに、安易に励ましたり前向きになることを強調するような支援を行ったりすることが見受けられる。それは患者の心理状態とのギャップを大きくし、かえって患者を傷つける場合もある。現実をまだ受け入れられない、人生の方向性を見失った思いである患者の気持ちに寄り添い、患者の語りに真摯に耳を傾けることが何よりも重要である。

諦めるという体験には、心理学的に達成困難という挫折認知と、学びや成長という有意味性認知の2つの要素が存在する。諦める体験はネガティブな印象を伴うが、その後の精神的健康上、建設的な機能を果たすことがわかっている。女性は諦めることを有意味な体験と認知する傾向があり、それが自己肯定感や人生満足度と関係すると言われる[2]。患者の語りに耳を傾けること、妊孕性にまつわる意思決定のプロセスを医療者と共有することが、がんサバイバーシップの向上につながると考えられる。

がん治療後の心理支援

若年女性がんサバイバーにおけるうつと生殖の悩みとの関連を調べた研究によると、がんサバイバー200人のうち、中度から重度のうつ状態が22%に見られ、うつの深刻さは生殖の悩みに起因していた[3]。がん治療後の患者では、人生のさまざまなライフステージで自身の妊孕性や子どもを持つこと、家族形成について悩みが生じ、精神状態にも影響を及ぼす。そのため、がん治療後、妊孕性喪失後にも心理支援が必要となる。

小児がんサバイバーの中には、成長期に受けた各種がん治療によって妊孕性を喪失している場合がある。晩期合併症の一つである妊孕性の問題においては、適切なタイミングでの告知や生殖機能の評価が必要である。だが、成長期に受けたがん治療や晩期合併症について、成人しても知らされていない場合があり、妊孕性についてあいまいな状態を抱えている患者もいる。妊孕性喪失について知らされないことで、のちになって怒りや落胆が

生じ人間関係を悪化させ、人生観や人生設計の立て直しが難しくなる場合がある。

結婚して子どもが生まれ、親になるという人生計画を思い描いていた患者は、妊孕性喪失によって、将来への夢や希望、自分が何者であるかといったアイデンティティ、自分の人生へのコントロール感も失う場合がある。妊孕性喪失は目には見えないもので、失ったかどうかわかりにくい「あいまいな喪失」であり[4]、社会的にも公認されにくい「非公認の悲嘆」（disenfranchised grief）とも言える[5]。非公認の悲嘆とは、社会的に認められていない喪失で、周囲の人は喪失に気付かず、喪失と見なされない体験である。そのため、患者は周囲の発言により二次的に傷つき、社会的孤立を深めてしまうこともある。あいまいで、社会的に認められない喪失は、周囲からサポートを受ける機会もなく、感情表出が難しくなり、精神的不調に陥ることがある。

患者が心のバランスを取りにくくなったときに助けを求められる窓口を設けておくこと、患者が安心して語る場を用意することが必要になる。患者はそれぞれ受けた治療過程や感情表出の仕方が違うため、話されることを話されるままに聞いていく態度が求められる。ただし、繰り返しネガティブな体験を反芻すること（反芻思考）は、その一側面に意識を集中させてしまい、抑うつ症状を悪化させると言われている[6]。患者の多様な側面に注目し、両価的思いを語らせることによって、その体験に新たな意味づけや価値を見出すことができると考えられる。

未婚者は妊孕性喪失、その可能性がある場合に、恋愛や結婚を含めた将来に不安を感じる。恋愛中のパートナーに妊孕性の問題をいつ、どうやって伝えるか悩み、パートナーとの親密な関係の構築や性生活の悩みなどが生じる可能性があるため、カップルに対しての心理支援も必要になる。カップルへの心理支援として、妊孕性に関する知識を伝え、子どもを持つための方法として里親や養子縁組制度の案内など、ライフコースの多様性について情報提供と相談の場を提供できるとよいであろう。

引用・参考文献

1) Letourneau JM, et al. Pretreatment fertility counseling and fertility preservation improve quality of life in reproductive age women with cancer. Cancer. 118 (6), 2012, 1710-7.
2) 菅沼慎一郎, 浦野由平. 諦めることに対する認知の発達的特徴と自己肯定感および人生満足度との関連. 臨床心理学. 16 (5), 2016, 600-5.
3) Gorman JR, et al. Experiencing reproductive concerns as a female cancer survivor is associated with depression. 121 (6), 2015, 935-42.
4) ポーリン・ボス.「さよなら」のない別れ別れのない「さよなら」：あいまいな喪失. 南山浩二訳. 東京, 学文社, 2005, 181p.
5) Doka, JK. Disenfranchised grief: recognizing hidden sorrow. New York, Lexington Books, 1989, 347p.
6) Nolen-Hoeksema, S. "Ruminative coping and adjustment to bereavement". Handbook of bereavement research: consequences, coping, and care. Stroebe MSS ed. Washington D. C., American Psychological Association, 2001, 545-62.

（奈良和子）

12 妊孕性温存が困難な場合の心理支援 ～男性～

今回の結果とこれからのことについて

1. 今回の結果について正しく理解しましょう。
   もし、以下の項目について、不明な点があれば、医師や医療スタッフに質問しましょう。
   - 今回精子が保存できなかった理由は何ですか？
   - あなたが希望すればもう一度採精する（精子を保存する）機会はありますか？
   - もしがん治療までに採精（もしくは精巣内精子採取術〔TESE〕）できた場合、精子が見つかり保存できる可能性はどのくらいありますか？
   - がん治療後に、妊娠可能な精子が温存されている可能性はどのくらいありますか？

2. 今回の結果を適切に受け止め、これからのことを考えるには、あなた一人でこの事実を抱え込むのではなく、誰かと話し合い、気持ちや考えを分かち合うことが有益です。
   - 誰と話したいですか？
   - 信頼できる相手に、あなたの気持ちや考えを抑え込まず、そのまま伝えましょう。「アドバイスや同情はいらないから、ただ聴いてくれるだけでいいんだ」と言ってから話すと、あなたがいやな思いをすることが減るでしょう。
   - 一人でいたいときには、「何かしてほしいときにはこちらからお願いするから、見守っていてくれると助かる」と言っておいてから、自分の時間と空間を確保しましょう。

3. これからのことを考えましょう（少し落ち着いてから）。
   ①間近な将来について
   - がん治療について正しく理解し、これからの生活について計画しましょう。
     不安はあって当然です。不安を一人で抱え込まず、医療スタッフや心のケアの専門家（がん・生殖医療専門心理士など）に相談しましょう。

   ②将来の人生について
   - がん治療が終わったら、どのような人生を送ろうと思っていますか？
     悲観的なことばかり想像してしまう場合は、専門家と一緒に考えた方がよいかもしれません。
   - 家族を持つことについてはどうですか？「正しい家族」はありません。
     思い描いてきた形とは違うかもしれませんが、いろいろな選択をすることができること、どのような形でも幸せになれることを知りましょう。
     例えば、カップルで幸せに暮らすこと、養子や里子を迎え子どものいる生活を送ること、非配偶者間人工授精（AID）などの生殖技術を使って子どもを得ること、家族にこだわらない生き方を選ぶこと……

精子が保存できなかった患者さんへ

　今回はとても残念な結果となり、ショックや悲しみ、信じたくないお気持ちなど、さまざまな感情に混乱しておられることでしょう。ご自身のお子さんを授かるために必要な精子が保存できなかったことで、絶望的な気分や将来への不安を感じておられる方もいらっしゃるでしょうし、今の状況があまりピンとこないために特に強い感情を体験しておられない方もいらっしゃるかもしれません。今すぐにではなく時間をおいて、さまざまな精神的、身体的反応が現れる場合もあります。知っておいていただきたいのは、どのような反応が出てきても、それは異常ではなく、どのような人でもこのような状況に置かれれば現れる可能性があるということです。ですから、自分がおかしくなったと思わず、対処が困難だと感じたときには、すぐに医療スタッフや、心のケアの専門家（がん・生殖医療専門心理士など）に相談してください。

　このようなときには、とかく悲観的になりがちです。今のあなたは、ただでさえがんの宣告を受け、その現実を受け止めるのも困難な状態かもしれません。それに加えて精子が保存できなかったこと、そしてそれにより将来自分の子どもが持てないかもしれないという二重の衝撃があなたを襲っているのです。このような状況では冷静な判断ができなくても当然ですから、自分一人で人生上の大事な決断をしないようにしましょう。パートナーや家族とこのことについて話ができるでしょうか？ 信頼できる人と気持ちや考えを分かち合うことは有益です。他人の方が話しやすければ、心理士にご相談ください。

　「これからのこと」はすぐに考えられないのが普通だと思ってください。今は現状を正しく理解することに努めましょう。その上で、これからのがん治療までにできることがあるか、そして近づいてきたがん治療について正しく理解するために医療者と話し合いを重ね、治療生活に備えましょう。

精子が保存できなかったことを伝える医療面接のポイント

基本的に、「悪い知らせを伝える」面接の技法を用いることが有用である。さまざまな方式が提唱されているが、わが国のがん医療で広く用いられているSHAREプロトコールを参考に、妊孕性温存ができなかった患者との面接のポイントについて記述する[1]。

①面接の準備

プライバシーが守られる個室を準備し、面接のために十分な時間をとっておく。本人だけに説明するのか、家族の同席はあるのかなどを確認しておく。

②面接の開始

いきなり結果を伝えるのではなく、仕事についての話や体調に関する質問をするなどして場を和らげる。「*今日は会社を休まれたのですか?*」「*その後、体調はいかがですか?*」「*TESEの患部が傷んだりしていませんか?*」

経過を振り返り、現状に対する患者の認識を確認する。「*その後、妊孕性の温存についてどのようにお考えになりましたか?*」

③妊孕性が温存できなかったことを伝える

患者が結果を受け止められるような前置きをする。「*それではお伝えします。ご心配されていた結果かと思いますが……*」「*残念なのですが……*」

結果をわかりやすくはっきりと伝える(データや図などを用いる)。結果を聞いた患者の反応を確認するために、患者が話し出すのを待つ(沈黙の活用)、「*どうお感じになりましたか?*」(探索的質問)、「*大丈夫ですか?皆さんすぐには納得できないものです*」(保証)、「*とても驚かれたでしょう*」(共感)、などの面接技法を用いることが有効である。

患者が感情的に反応しても動揺しない。あわててごまかしたり慰めたりするのではなく、患者の感情を受け止めることが重要である。"何を言ったらよいか"わからないときは、まず"何か声掛けをしなければならない"という考えから抜け出し、患者の"側にいること"を心がける(doingではなくbeingの価値)。十分に患者の感情を受け止め、少し患者が落ち着いたら、「*感情的になることはおかしいことではなく、むしろ自然なことなので、きちんと表現してほしい。しかし激しい感情はあなたを困らせたり苦しめたりする可能性もあるので、心のケアの専門家(がん・生殖医療専門心理士など)に相談してほしい*」と伝える。

男性の場合、感情を表出しないことも多く、一見冷静に事実を受け止めているように見えることがある。しかし実際には援助を求める方法がわからず感情を抑圧し、自分だけで問題解決をしようとしていることがある。その場合には、支援者の共感的な関わりがすぐには受け入れられないこともあることを理解し、医療者側としてはいつでも支援の体制があり、希望すればサポートが受けられることを伝えておく。

医療者が一方的に説明するのではなく、患者の理解を確認しながら進める。「*ここまでは理解できましたか?*」「*話の進め方は早くないですか?*」

④面接を終了する

今後について話し合う。

①がん治療前、もしくはがん治療中に再び妊孕性温存を試みることができる機会の有無、またその場合の温存の可能性

②がん治療後に妊孕性が保持されている可能性
③妊孕性を喪失した場合の家族形成の選択肢について（子どもを持たない生き方、養子・里親など非血縁の家族形成、非配偶者間人工授精〔artificial insemination with donor's semen；AID〕などの生殖技術利用による家族形成、一人でいること、家族にこだわらないコミュニティ形成など）

このとき、「正しい家族」の形はないことを伝えることが重要である。特に未婚男性患者の場合、将来の恋愛・結婚関係が想定していたようにならないことで悲観的になる可能性があるため、今は具体的に考えられなくても、がん治療後の生き方の選択肢が多くあることは伝えておく。

また、今回の結果が患者の心理やがん治療への動機づけにどのように影響し得るかを慎重に考慮し、これからのがん治療に向けて生活を整えることについて話し合う。

パートナーや家族への心理支援

妊孕性が温存できないことは、患者本人のみならず、パートナーや家族にとっても、ライフプランの変更を余儀なくされる危機的事態であることを認識する必要がある。また生殖が関わる問題では、一般的な疾患における"家族"よりも当事者性が高く、関係性も複雑になりやすいため、パートナーや家族を含めたシステム全体を意識して心理支援を行う必要がある。

さらに、意思決定場面において患者本人の意向を重視することは当然であるが、価値観の違いから家族メンバーが対立することもあるだろう。そのようなときに、ある人の考えを"間違い"とするのではなく、そのように考えるに至った経緯や理由を理解しようとする姿勢を持ち、相互理解につながる話し合いができるよう働きかけることが望まれる。

引用・参考文献

1）内富庸介，藤森麻衣子編．がん医療におけるコミュニケーション・スキル：悪い知らせをどう伝えるか？ 東京，医学書院，2007，152p.

（平山史朗）

13 親になる支援
家族づくりの在り方

特別養子縁組制度

育ての親　　　生みの親

親権　　親子関係は育ての親のみです。

子どもは戸籍上も実親との法的な親子関係がなくなり、養親が親権を持って実子と同じように育てます。

里親制度

育ての親　　　生みの親

　親権

18歳までの子どもを自分の家庭に受け入れて育てる「養育里親」や、特別養子縁組を前提として養育する「養子縁組里親」などがあります。

里親は監護権を持ち、親権は原則として実親が持ちますが、状況によって児童相談所が代行する場合もあります。

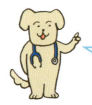

日本において、提供精子を用いた体外受精や代理懐胎は日本産科婦人科学会の会告で禁止されています。

妊孕性温存療法と親になる支援

妊孕性とは妊娠できる能力のことです。妊孕性温存療法とは将来自分の子どもを持つこと、すなわち、親になるための手段の一つです。しかし、妊孕性温存療法を選択されない方もいますし、試みても成功しない方もいます。そういう方々は親になることを諦めないといけないのでしょうか？米国のOncofertility Consortiumが作成した妊孕性温存療法の意思決定の樹形図であるDecision Treesでは、妊孕性温存療法を選択しなかった場合、卵子・胚（受精卵）提供、代理懐胎、特別養子縁組といった選択肢が示されています。

卵子や精子の提供の実際について教えてください

国内では精子の提供による生殖医療である非配偶者間人工授精（AID）がいくつかの施設で行われています。提供精子を用いた体外受精、代理懐胎は日本産科婦人科学会の会告にて禁止されています。卵子の提供については禁止されてないものの、日本国内では卵子の提供を受ける環境が十分に整っておらず、海外に卵子提供の機会を求める方がいらっしゃるのが現状です。取り扱っている企業については、費用の面や将来的な真実告知などの問題へのフォローがどのようになっているかよくお調べになることをお勧めします。

里親制度・特別養子縁組制度について教えてください。

里親制度・特別養子縁組制度で里子・養子になるお子さんの多くは要保護児童と呼ばれ、産みの親がお子さんを養育できない状況にあります。そのようなお子さんを家庭養育の中で健やかに養育することがその制度の目的です。里親制度と特別養子縁組制度にはいくつか違いがあります。特別養子縁組制度では、お子さんが産みの親の戸籍を離れて養親の戸籍に入ります。里親制度では戸籍は一緒になることはなく、一定の年齢になると里子・里親の関係は解消されます。しかしながら、関係解消後も家族同様の関係を保たれる方が多く、実子に加えて、里子も養子もいるけれど同じ子どもとして養育されていらっしゃるご家庭もあります。また、養育里親から始まり、その後、特別養子縁組里親となった後に、特別養子縁組に進まれる方もいます。時間をかけてマッチングをされているということですね。里親制度・特別養子縁組制度について調べてみると、いろいろな家族の在り方があることに気付かされますが、これらの制度に対して不安を感じる方は多いと思います。お子さんが成長して物心がついたときに「お前なんか本当の母親じゃない！」と言われる日が来ることを想像することは恐ろしいことだと思います。しかし、里親さん、養親さんたちのお話を伺うと、「それを子どもが言えるようになって初めて本当の親子になる」と言われます。自分と自分の親御さんとの関係を思い出してください。自分の親御さんには悪態をついてしまいませんか？（笑）自分の親には遠慮がないですよね。そうなんです、親子だからこそ許してもらえるからこそ悪態をつけるのです。里子さん・養子さんからそのセリフが出たときは、ついに本当の親子になったときなのだと、そのように里親さんや養親さんはおっしゃいます。いろいろな問題があっても、児童相談所や特別養子縁組団体など福祉の方がサポートしてくれます。

配偶子提供における倫理的議論

米国をはじめとするいくつかの国では容認されている配偶子提供のいくつかと代理懐胎は、日本国内では日本産科婦人科学会の会告により禁止されている。唯一の手段である非配偶者間人工授精（artificial insemination with donor's semen；AID）についても出自を知る権利の高まりとともに提供される精子件数が減少している状況である。特にAIDにより出生した当事者たちが問題提議を行うようになったことによって、倫理的な問題点が注目されつつある。当事者の声、AIDで出生したことに伴うさまざまな葛藤はわれわれヘルスケアプロバイダーに大きな衝撃を与えた。配偶子提供に対する倫理に関する議論はこれからも継続的に行われていくべきであり、法整備が行われた状況下で施行されていくことが望ましいと考えられる。

里親制度・特別養子縁組制度

がん・生殖医療を含む日本の生殖医療現場において里親制度・特別養子縁組制度に関する情報提供が十分に行われているとは言い難い。自分たちの周囲を見渡してもそのような形の家族をみる機会が少なく、ヘルスケアプロバイダーに知識・経験が十分にないことがその理由の一つとして考えられる。さらには日本人の気質である「忖度（そんたく）」が働いているものと思われる。これらの制度の情報提供により、妊娠を諦めるように勧めていると思われたくないという気持ちがヘルスケアプロバイダーにあるものと推測される。血縁を重要視する伝統文化の中で情報提供を行うことは容易ではないが、養親の大半は不妊治療経験者であり[1]、情報提供が早くになされなかったことに対しての不満を聞くことがある。ヘルスケアプロバイダーはこれらの情報提供を行えるように準備すべきである。妊孕性温存に成功しても必ずしも生児の獲得が約束されているわけでなく[2]、里親制度・特別養子縁組制度の実態を知り[3]、その情報を伝えることは、親になることに自信を抱いていない場合が多いがんサバイバーにとって[4]、人生の希望を与える可能性があり、より幅広い選択肢があることを知ることにより患者の心理的葛藤を軽減できる可能性があることを知っておくべきである。

米国ではがんサバイバーを養親として認定することに対してかつて差別があったが、Oncofertility Consortiumの働きかけなどのおかげでその差別は解消されつつあり、がんサバイバーと養親として差別しないとする特別養子縁組あっせん団体が現れている[5]。日本の特別養子縁組あっせん団体の多くは、がんサバイバーであることのみで養親としての差別を行うことはないと考えていることを、ヘルスケアプロバイダーは認識しておく必要がある[4]。

がん・生殖医療について考えることは、本項で述べたこと、すなわち「家族づくりの在り方」を考えることにたどりつく。生殖医療は、患者が「親になる支援」を目指してきたにもかかわらず、里親制度・特別養子縁組制度の情報提供にはほとんど言及されてこなかったように思われる。医療と福祉の連携はほとんどなされておらず、お互いの間には誤解すらあったように思われる。がん・生殖医療に携わるヘルスケアプロバイダーはこれらの制度について学び、倫理的な配慮を行いなが

ら患者への十分な情報提供を行い、より多くの選択肢を示すことにより患者の心理的葛藤を減少させ、患者のQOL向上に寄与すべきであると考える。

引用・参考文献

1) 奥島美香ほか. 不妊治療従事者による里親・特別養子縁組についての情報提供のあり方：相談所・事業所へのアンケートからみえたこと. 日本受精着床学会誌. 34 (2), 2017, 362-8.
2) Ito Y, et al. The utility of decision trees in oncofertility care in Japan. J Adolesc Young Adult Oncol. 6 (1), 2017, 186-9.
3) 日本財団. 子が15歳以上の養子縁組家庭への生活実態調査. http://happy-yurikago.net/2017/04/4085/ ［2019.2.5 閲覧］
4) Shiraishi E, et al. Study of the awareness of adoption as a family-building option among oncofertility stakeholders in Japan. J Glob Oncol. (4), 2018, 1-7.
5) Oncofertility Consortium. Cancer Friendly Adoption Agencies. https://oncofertility.northwestern.edu/files/documents/cancer-friendly-adoption-agencies ［2019.2.5 閲覧］

（杉本公平）

第4章

事例で学ぶ
がん・生殖医療

1 乳がん×未受精卵子凍結保存

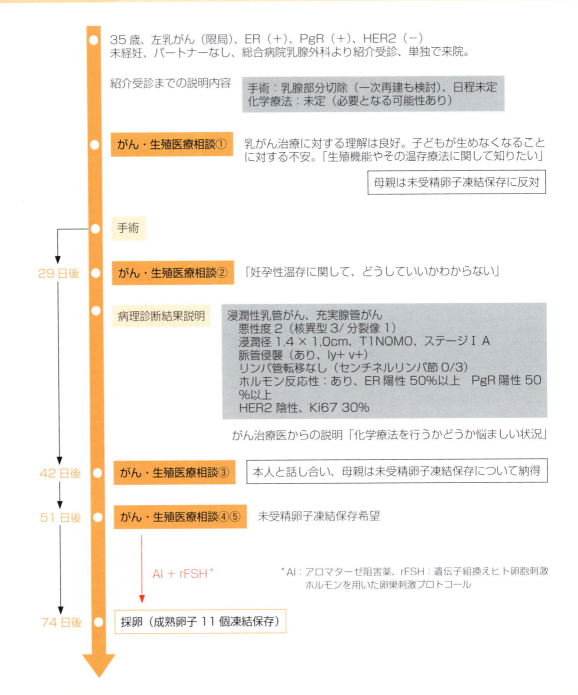

事例の経過

　35歳、妊娠歴なし。現在、パートナーなし。乳がん治療開始前の生殖医療相談を目的として総合病院乳腺外科より紹介受診した。紹介状の情報によると、左乳がん（ホルモン受容体陽性、HER2陰性）、画像上は限局性の腫瘍で、リンパ節腫大を認めなかった。紹介時点で手術と内分泌療法の実施は確定しており、化学療法の実施は術後病理診断の結果を待ってからの提案となっていた。患者の病状および治療方針に対する理解は良好であった。

　がん・生殖医療相談（1回目）では、医師が今後の治療と妊孕性に関すること、妊孕性温存の方法、合併症や治療遅延のリスク、生産率、経費、治療終了後の妊孕性低下とともに、高年齢妊娠・出産・育児などに関する問題点、温存しない選択肢や特別養子縁組制度などについて、看護師を交えて質問に答えながら説明した。❶

　続いて、看護師と2人での面談を行ったところ、将来の妊娠・出産に関して、年齢による不安を感じ始めていた矢先の発症であり、5年間の内分泌療法に不安があること、母親は未受精卵子凍結保存に否定的であるため同伴しなかったことなどがわかった。1回目の相談では、妊孕性温存を実施するかの結論は出さず、術後病理診断と治療方針が確定してからの再相談の予定となった。❷

　乳がん手術（初診日から47日後）から1カ月経過し、術後病理診断結果の説明を前に、妊孕性に関する不安と温存療法実施に関する混乱が強くなり、再相談のため受診した。この時点でも母親は未受精卵子凍結保存には否定的であった。医師から1回目と同様の説明をしたのち、母親と十分に話し合いを持つこと、一緒に受診することを看護師から勧めた。患者の希望も確認の上、抗ミュラー管ホルモン（anti-Müllerian hormone；AMH）検査を実施した。

　術後42日目の3回目の受診では、AMH 3.61ng/mLで年齢相当であることを医師が説明した。乳がん治療医からの病理診断結果の説明では、リンパ管および血管侵襲を認めたため、「化学療法を行うか悩ましい状況」と言われたとのことである。母親も未受精卵子凍結保存に理解を示しつつあるが、その費用に関する問題も考え、化学療法を回避し、5年後に卵巣機能が温存されていることを期待する気持ちがあるということであった。❸

　母親とともに来院した4回目（術後51日目）の受診では、化学療法の有無にかかわらず、未受精卵子凍結保存の実施を希望した。医師、看護師からは、再度、今までの話を繰り返し、患者の十分な理解と希望を確認した上で、より再発リスクを低めるがん治療の選択を担当医と十分に議論するよう提案した。❹❺

　未受精卵子凍結保存に向け、卵巣刺激に伴うエストロゲン上昇を抑制することを目的にアロマターゼ阻害薬による調節卵巣刺激プロトコールを計画し、スケジュールなどを説明した上で諸検査を実施した。患者は重篤な卵巣過剰刺激症候群（ovarian hyperstimulation syndrome；OHSS）発症もなく術後74日目に採卵を行い、成熟卵子11個を凍結保存できた。

本事例ではここが大事！

❶ 紹介のタイミングや紹介内容のポイント

　乳がんは、術後に化学療法を開始する場合、12週以内が望ましいとされており[1]、妊孕性温存について考える時間が比較的持てる疾患である。ところが、妊孕性を温存すると決めたとしても、未受精卵子凍結保存までに2週間程度の時間を要するため、紹介のタイミングによっては温存希望が叶わなくなる場合がある。また、1回の採卵で十分な数の卵子が取れず、採卵のチャンスがもう1回欲しいがその時間がない場合や、卵巣刺激や採卵の副作用や合併症のためがん治療開始に影響が及ぶ場合もある。

　個人差はあるが、人がショッキングな出来事を体験した場合、1週間から10日程度でそのショックが少しずつやわらぎ始めると言われている[2,3]。患者に妊孕性の話題を切り出す上で、がん告知からこの程度の期間を一つの目安とし、さらに妊孕性温存を完了できるための期間も意識してがん・生殖医療外来につなげることが望まれる。

　次に、紹介内容のポイントである。乳がんの場合、化学療法による卵巣毒性や長期間に及ぶ内分泌療法が、治療後の患者の生殖機能に大きく関わってくる。そこで、紹介時点でがん治療医として推奨すべき治療戦略や推奨できない選択肢など、生殖医療側では判断できない項目を中心に、がん治療サイドから生殖医療サイドへ積極的に情報提供されることが望ましい。さらに、検査結果などを踏まえ、変わり得る情報を適宜、がん治療と生殖医療の現場間で共有し、患者の支援を行う必要がある。

　このような紹介において、日本がん・生殖医療学会が作成した情報提供用紙も有用である[4]。

❷ 患者がわかりやすい情報の提供と多様なニーズの共有

　患者には強い挙児希望があり、そのため未受精卵子凍結保存を考えていた。しかし、キーパーソンである母親から原疾患への影響を理由に反対され、迷いもあった。また、高額な経費もハードルとなっていた。

　一方、患者の中には妊孕性の温存をあまり望んでいない、あるいはがん治療を優先させたいという方がいるが、そういう思いは言い出しにくい場合もある。

　患者個々の価値観や意思や希望、社会面や経済面などの把握に努め、多様な考えやニーズに対応するよう、妊孕性温存ありきで話を進めることなく、原疾患担当医とも協働し、正確で客観的な情報をわかりやすく伝える自己決定支援のあり方が重要である[5]。

❸ 意思決定までのプロセスに寄り添う

　患者は、情報の提供を受けて未受精卵子凍結保存を前向きに考え始めた。しかし、乳がん手術後に妊孕性温存への不安が高まり、迷いが生じた。入院中に再発治療をしている患者に出会い、子どもを授かったとしても再発したらどうしようという不安が高まったため

である。原疾患担当医とも話し合いを重ねながら、迷いが強くなるたびにがん・生殖相談を受診した（計5回）。

このように、意思決定までに気持ちが大きく揺れ動く経過をたどる。そして、その気持ちの揺らぎは意思決定した後も続くことが多い。診断から間もなく病気に対する受け入れも不十分な患者が一度の説明ですべてを正しく理解できるわけではなく、不安に陥ったときに相談できる受け皿がある意義は大きいと思われる。

また、早急に治療開始が必要で、生殖機能の低下（喪失）が予想される場合、情報提供やカウンセリングの機会が限られる。その中でも、患者自身が納得して決められるような支援が望まれる。

4 キーパーソンの十分な理解による患者の意思決定の後押し

母親は、排卵誘発の影響やがん治療の遅延に不安を感じていた。患者が、母親に理解してもらいたいと助けを求めたため、援助者は、母親と一緒に来院するように勧めた。そして母親の来院の際には、無理に説得せずそれぞれの意見を尊重し、気持ちの整理を行った。母親は、正しい情報を得たことや、患者が迷いながらも凍結保存を希望し続けてきた様子を見て、応援したいという気持ちに変化していった。患者は、母親の後押しが心強いと話していた。

生殖年齢にあるがん患者は、妊娠・出産・子育てに関する価値観や考えが揺れ動き、迷い、混乱が生じやすいと言われている[5]。そのため、患者の価値観を理解し、共に考えてくれる身近な重要他者（キーパーソン、パートナー）の存在は重要であり、患者のサポートに大きな役割を果たす。

5 原疾患の治療に関する不安や懸念の軽減

がん・生殖医療外来においても、原疾患の治療について理解し十分に考えることで、患者の不安や懸念を少しでも軽減することが重要な目的となる。患者が妊孕性温存を強く望むことによって、例えば、患者が化学療法を拒んだり、がん治療医が化学療法を提案できないということにならないよう、十分な議論が必要である。

本事例の場合、がん治療医から「現在および治療後の年齢や生殖機能を考えると化学療法を勧めるか悩ましいところ」と言われ、その選択に迷いが生じた。そのため、がん・生殖医療外来では、原疾患担当医との密な連携の下、治療方針についての考え方なども確認しながら、患者が何を大切にしたいかをがん・生殖医療相談でよく話し合った。その結果、「何もやらないと後悔が残りそう。やれるだけのことをやりたい」という思いが明確になり、未受精卵子の凍結保存を試みた上で化学療法と内分泌療法を受けることを決断した。

こんなとき、どうする？

妊孕性温存の適応ではない若年乳がん患者への対応

　乳がんの早期発見例では予後は良好である。20歳以降の性成熟期に罹患数が増え、特に30代後半から急増する。また、卵巣毒性を伴う化学療法や少なくとも5年間の内分泌療法が提案されることも多く、妊孕性の温存が問題となる例が多い。しかし、遠隔転移を伴うステージⅣの症例や再発症例では、妊娠を勧められないとされている[1]。それは、継続的な薬物治療が必要となる場合が多く、妊娠の計画から分娩までの十分な時間を確保することが困難なだけでなく、妊娠・分娩における母体の安全を保証できるものではないからである。しかしながら、こういった妊孕性温存の適応外となる乳がん患者に対しても、患者の喪失感を理解し、その状況や希望に応じて十分情報提供による納得した医療を行うことが重要である。また、40歳前後で結婚の前後や不妊治療の最中に発症する進行乳がんも少なくない。がんの罹患というショックに加え、その後の継続的ながん治療によって実質的に妊娠を諦めざるを得ない状態であることを知った患者の精神的動揺は大きい。中には、挙児を強く望むあまりに、適切ながん治療を受けることに抵抗を示す場合も少なくない。また、妊孕性温存の適応外の場合、妊孕性の説明は、患者の精神的な問題も考慮すると、医療者にとっても、その必要性に葛藤が生じる場合もある。

　しかし、実際にこのような患者と時間をかけて相談を行った場合、「子どもを持つことは無理だと思う。とてもショックだけど、何も知らないままでいたらもっとつらかったと思う」「最初から妊孕性の温存が無理とだけ説明されるより、いろいろな可能性を考えることができたから、話を聞きに来て本当によかった」「まだ納得はできていないけれど、温存しないと決めた」といった自己肯定的な反応が大半を占める。患者にとって、がんに罹患したことを契機に将来子を持つことを深く考え、自分で選び決めたという体験は、大きな力になると思われる。

　相談を行う上で留意したいのは、意思決定はできても、心はなかなか納得できるものではないということである。このように、妊孕性温存を諦めざるを得ない一定数の患者に対し、喪失に寄り添う支援も相談の大切な役割の一つとなる。医師とともに看護師や心理職といったヘルスケアプロバイダーの役割は大きい。

引用・参考文献

1) 日本癌治療学会編. "CQ2 乳がん患者が妊孕性温存を希望した場合, 化学療法遅延は容認されるか？". 小児, 思春期・若年がん患者の妊孕性温存に関する診療ガイドライン 2017年版. 東京, 金原出版, 2017, 66-8.
2) 小川朝生, 内富庸介. 精神腫瘍学クイックリファレンス. 東京, 医療研修推進財団, 2009, 386p.
3) 秋月伸哉, 内富庸介. がん患者の精神症状とその早期発見. 医学のあゆみ. 205, 2003, 898-902.
4) 日本がん・生殖医療学会. 地域医療連携の紹介（がん・生殖医療相談情報提供用紙）. http://www.j-sfp.org/cooperation/index.html ［2019.2.5 閲覧］
5) 鈴木久美編. "がんによって生殖機能障害を受けた女性を支える". 女性性を支えるがん看護. 東京, 医学書院, 2015, 76-84.

（伊藤由夏, 古井辰郎, 桑原美紀, 苅谷三月, 寺澤恵子, 森重健一郎, 二村　学）

memo

2 思春期（AYA）血液がん ×未受精卵子凍結保存

- **17歳**: 卵巣出血をきっかけに、骨髄異形成症候群と診断 低リスク群とされ、経過観察
- **18歳**: 卵巣出血が再発し、入院 高リスク群とされ、造血幹細胞移植を提示
- **12週間**
- **0日**: がん・生殖医療相談　妊孕性温存を希望し、当院を初診　血小板数＜1万/μL
  - エストロゲン・プロゲスチン配合薬
- **13日後**: 排卵誘発を開始　AMH 0.59 ng/mL
  - recFSH 製剤 300 IU/日
  - HMG 製剤 225 IU/日
- **27日後**: HMG 製剤 300 IU/日　GnRH アンタゴニスト 0.25 mg/日
- **29日後**: GnRH アゴニスト 点鼻
- **31日後 採卵日**: 血小板 40 単位輸血　血小板数 9.2万/μL
  - 採卵（成熟卵子3個凍結保存）
- **34日後**: エストロゲン・プロゲスチン配合薬　GnRH アゴニスト

事例の経過

　18歳、未婚、性交経験あり。17歳時に卵巣出血をきっかけに他院で骨髄異形成症候群（myelodysplastic syndromes；MDS）と診断された。しばらく無治療で経過していたが、翌年に同症状があり、緊急入院した。

　前医では急性骨髄性白血病への移行のリスクが高いと診断され、早期の造血幹細胞移植を計画していたが、同胞や骨髄バンクに適合ドナーがおらず、なるべく早期に臍帯血移植を行う方針となった。

　前医から臍帯血移植前の前処置による妊孕性障害の可能性について説明が行われた。そして未受精卵子凍結保存による妊孕性温存が可能だが、原疾患治療の観点から以下の2つの選択肢が提示された。①施行しなければ白血病への進行前に移植が可能であり、卵巣遮蔽を行えば卵巣機能回復が見込める、②施行すると移植が遅れ、白血病へ進行するリスクが上昇するとともに、輸血回数が増えることで抗HLA抗体が出現して臍帯血移植の成功率が下がる可能性がある。 ❶

　本人および家族は妊孕性温存を希望したが、近隣に妊孕性温存実施施設がないため、当院を受診した。 ❷ 受診時の血中抗ミュラー管ホルモン（anti-Müllerian hormone；AMH）値は0.59ng/mLと同年代と比較して低値であり、血小板数も1万/μL未満と低値であったが、血小板輸血を行いながら未受精卵子凍結保存を目指す方針となった。 ❸

　初診時から卵巣出血予防と月経調節のためにエストロゲン・プロゲスチン配合薬であるヤーズ®の内服を開始した。第2回受診時（初診13日後）から遺伝子組換えヒト卵胞刺激ホルモン（FSH）製剤ゴナールエフ®300単位／日による排卵誘発を開始し、以後、ヒト下垂体性性腺刺激ホルモン（HMG）製剤フェリング®225単位／日の注射を施行しながら4〜5日ごとに卵胞径を計測した。 ❸ 自宅が遠方のため、当科受診日以外の注射は近医で施行した。第6回受診時（初診27日後）に最大卵胞径が15.0mmであることを確認し、フェリング®300単位／日、ゴナドトロピン放出ホルモン（GnRH）アンタゴニスト製剤ガニレスト®0.25mg／日の注射を2日間行った。第7回受診時（初診29日後）に最大卵胞径が18.2mmであることを確認し、同日26時と27時（翌日2時と3時）にブセレリン（ブセレキュア®）を両鼻に1回ずつ点鼻した。 ❸ ❹

　初診31日後の早朝に入院し、採卵直前に血小板40単位を輸血して血小板数が5万/μL以上であることを確認してから成熟卵子3個を採卵し、凍結保存した。採卵3時間後も血小板数が5万/μL以上であること、経腟超音波検査でダグラス窩に血液貯留を認めないことを確認し、同日帰宅した。 ❹ 採卵3日後から消退出血を軽減するためにヤーズ®の内服を開始し、同時にナファレリン（ナサニール®）の点鼻を開始して臍帯血移植時の月経発来を予防した。

　その後、前医で臍帯血移植を施行し、経過良好であった。当科にも半年〜1年ごとに通院しており、早発卵巣不全を認めるようであればホルモン補充療法を施行予定である。

本事例ではここが大事！

1 意思決定までの経過

　前医で本人と母親には前述したような二通りの選択肢が示された。本人もまだ未成年ではあるが18歳であり、母親と共に十分に理解した上で当院を受診することを決めた。

　文部科学省および厚生労働省「人を対象とした医学系研究に関する倫理指針」には、未成年者のインフォームドコンセント（IC）とアセントに関する記載があり、「中学校等の課程を修了している、または、16歳以上の未成年者」に対しては、研究の実施に関して十分な判断能力を有すると判断され、ICを得る必要があるとしている。さらに「中学校等の課程を未修了であり、かつ、16歳未満の未成年者」には、アセントを得ることを努力義務としている。以上より、日本癌治療学会「小児、思春期・若年がん患者の妊孕性温存に関する診療ガイドライン2017年版」では、小児・思春期患者における妊孕性温存療法の実施に際しては、①対象が「中学校等の課程を修了している、または、16歳以上の患者」で十分な判断能力を有すると判断される場合、保護者による代諾だけでなく、患者自身からもICを得ることが望ましい、②「中学校等の課程を未修了であり、かつ、16歳未満の患者」の場合、保護者からの代諾だけでなく、本人にも年齢相応の説明を行い、アセントを得ることが望ましい、と記載されている[1]。

2 妊孕性温存実施施設への紹介

　本事例では、当院で妊孕性温存を目的とした未受精卵子凍結保存を施行した。前医では近隣に妊孕性温存療法実施施設がなく、造血幹細胞移植の必要性や副作用としての不妊の可能性について説明を受けてから当院を初診するまでに約12週間が経過した。また、当院まで3時間かけて通院していた。

　2018年11月現在、わが国のがん診療連携拠点病院等は全部で434施設あり、小児がん拠点病院は15施設である。一方、生殖補助医療実施施設は605施設であり、うち94施設が妊孕性温存療法実施施設として日本産科婦人科学会によって登録されている（http://www.jsog.or.jp/facility_program/search_facility.php で検索が可能である）。しかしながら、がん診療連携拠点病院の中で妊孕性温存が実施可能な施設は48施設のみであり、さらに小児がん拠点病院の中では5施設しかない（図2-1）。

　こうした状況で若年がん患者に対するがん・生殖医療を実施するためには、がん診療施設と妊孕性温存療法実施施設との医療連携（がん・生殖医療ネットワーク）が非常に大切であるが、わが国でがん・生殖医療ネットワークが設立されているのは22道府県に過ぎない[2]。さらに、2018年11月現在、11県では妊孕性温存療法実施施設が未登録であり、がん・生殖医療未整備地域に居住する若年がん患者への対応は喫緊の課題である。これに対して、2018年7月に改正された「がん診療連携拠点病院等の整備に関する指針」では、若年がん患者に対するがん・生殖医療連携体制を整備することが求められている。

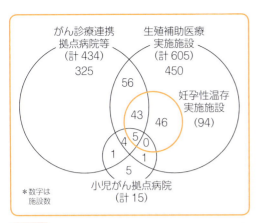

図 2-1 わが国における成人および小児のがん診療施設、生殖補助医療実施施設、妊孕性温存実施施設との関係

3 妊孕性温存の適否、実施時期、至適な排卵誘発法の検討

事例の MDS はあらゆる年齢層に認められるが、主に中・高齢者に多い疾患とされている。本事例のような若年患者は比較的稀だが、妊孕性温存の適否に関しては、急性白血病など他の造血器悪性腫瘍患者に準じた検討が可能である。

MDS には国際予後予測スコアリングシステム（International prognostic scoring system；IPSS）があり、合計スコアによって、リスクを「low」「intermediate（int）-1」「intermediate（int）-2」「high」の4群に分類する。スコアがどのリスクに当てはまるかによって、予後や急性骨髄性白血病に移行する確率などが予測される。「low」および「int-1」に該当する症例を「低リスク群」に、「int-2」と「high」に該当する症例を「高リスク群」とし、当てはまるリスク群、年齢や体の状態などを総合的に検討して治療方針を決定する。低リスク群に対して施行される免疫療法では妊孕性に対する影響は軽微だと考えられる。一方、高リスク群に対して近年使用頻度が急速に増加している脱メチル化阻害薬のアザシチジンについては、妊孕性への影響に関する報告がほとんど見当たらない。しかし、本疾患を根治可能な治療は同種造血幹細胞移植に限られるため、若年者については診断時から妊孕性に関して考慮しておく必要がある。

本事例は発症当初は低リスク群で、経過観察されていた。高リスク群に増悪した場合に備え、可能であれば妊孕性温存に関する検討を開始し、体調や血液所見が良好なうちに時間的余裕を持って妊孕性温存療法を施行することが望ましい。しかし、症状が増悪した時間的余裕の乏しい状況で施行せざるを得ないのが現実である。

短時間でなるべく多くの卵子を得るには卵巣刺激が必要である。一方、卵巣刺激に伴う卵巣過剰刺激症候群（ovarian hyperstimulation syndrome；OHSS）や採卵に伴う出血、感染などの合併症によって原疾患の治療が遅れることは避けなければならない。GnRH アゴニストを併用した調節卵巣刺激（controlled ovarian hyperstimulation；COS）では OHSS が起こりやすいため、一般には GnRH アンタゴニストを併用した COS が推奨される[3]。COS に使用するゴナドトロピン製剤は、採卵数 10～15 個程度を目標として 150～225 単位／日程度を連日投与することが多いが、本事例では AMH＜1.0ng/mL と卵巣予備能が低く（原因は不明である）、高用量で長期間の排卵誘発を要した。GnRH アンタゴニスト併用 COS ではヒト絨毛性ゴナドトロピン（hCG）製剤の代わりに GnRH アゴニストによる内因性黄体化ホルモン（luteinizing hormone；

LH）サージを利用して卵成熟トリガーとする方法も可能であり、OHSSの予防に有用であるため、本事例でもブセレリンを使用した。

　ある程度の卵巣予備能（血中AMH≧1.0ng/mL）が期待され、採卵周期での新鮮胚移植を想定しない妊孕性温存症例では、採卵までの期間短縮のために月経周期に関係なく卵巣刺激を開始するランダムスタート法の実施数が増えてきているが[4]、卵巣予備能が低い本事例では実施しなかった。

4 血小板減少症例への対応

　本事例では血小板数が低値のため血小板輸血後に採卵を行った。日本輸血・細胞治療学会による「科学的根拠に基づいた血小板製剤の使用ガイドライン」では、血小板減少を呈する外科手術においては、「外科手術前血小板輸血トリガー値を5万/μLとし、止血が確認されるまで血小板数5万/μlを維持する」と記載されている[5]。そのため、本事例では採卵直前に血小板40単位を輸血して血小板数5万/μL以上であることを確認してから採卵し、採卵後も血小板数が5万/μL以上に維持されていることを確認した。血小板輸血を採卵直前に施行するためには、採卵時刻を通常より4時間遅らせる必要があったため、前述した卵成熟トリガーとしてのブセレリン点鼻を4時間遅らせた。また、採卵時は17Gの本体に20Gの針がついているSense™ oocyte retrieval needle（Vitrolife社）を用いて経腟超音波下に穿刺を行い、感染を防ぐために卵胞の洗浄は行わなかった（図4-2）。

　本事例では血小板減少による卵巣出血のエピソードがあり、予期せぬ卵巣出血によって妊孕性温存やその後の原疾患治療に支障を来す可能性があった。このため、エストロゲン・プロゲスチン配合薬によって排卵を抑制し、卵巣出血を予防した。

　採卵後2週間程度で月経が発来するが、COS後は月経量が増大することがあり、血小板減少下では増悪し、その後の原疾患治療に支障を来す可能性がある。このため、採卵後もエストロゲン・プロゲスチン配合薬を投与し、月経量の軽減を企図した。造血幹細胞移植に先行して行われる骨髄破壊的前処置に対するGnRHアゴニストの卵巣保護作用については否定的な報告が多いが、月経コントロールを目的としたGnRHアゴニスト投与はしばしば行われる。このため、採卵後からGnRHアゴニストの投与を開始し、原疾患治療医にも近隣の産婦人科医と共同して月経コントロールを図ることの有用性を伝えた。

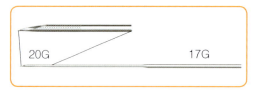

図2-2　細径採卵針 Sense™ oocyte retrieval needle（Vitrolife社）

先端が細く加工されているため、卵胞穿刺時の腟壁や卵胞壁などからの出血を最小限にとどめることができる。なお、本体に十分な太さがなければ卵胞穿刺が困難である。同種の採卵針は複数のメーカーから発売されており、血小板減少症例に限らず一般不妊症症例においても有用である。

こんなとき、どうする？

性交経験のない思春期女性がん患者での妊孕性温存

　前述した日本癌治療学会ガイドラインでは、未受精卵子凍結保存が勧められるが、未受精卵子凍結保存までの時間的猶予がない場合や排卵誘発が困難な場合は卵巣組織凍結保存が考慮される。一般に卵巣組織凍結保存は、未受精卵子凍結保存に比べて採取時の身体侵襲が大きく、わが国では費用が高く、再移植時の minimal residual disease（MRD）の問題もあるため、未受精卵子凍結保存が選択される場合が多いと思われる。性交経験のない思春期女性でも理論的には排卵誘発が可能であり、経腟超音波検査の代わりに経直腸超音波検査で卵胞発育が観察できる。採卵時には、鎮静下に経腟的に卵胞を穿刺することによって心理的・身体的負担をある程度は軽減できると考えられる。

予後が不良な症例では妊孕性温存が勧められるか？

　卵巣組織凍結保存の適応とされる Edinburgh selection criteria では適応とならない。

　しかし、5年生存率が何％以上ならば「現実的に生存が見込める」とするかの明確な基準はなく、日本産科婦人科学会の見解では「原疾患の治療の実施に著しい不利益とならないと判断されるもの」が適応とされている。卵巣組織凍結保存に比べて低侵襲とされる未受精卵子凍結保存の場合は適応を拡大して施行されている可能性がある。妊孕性温存が若年がん患者の精神的支えとなる可能性も指摘されているが、現実的に生存が見込めない場合は、妊孕性温存以外による心理社会的支援が望ましいと考えられる。

　そのため、がん・生殖医療では、妊孕性温存を実施しない症例も対象とした、心理社会的ケアの提供体制が必要である。がん・生殖医療における看護師、心理職、薬剤師、認定遺伝カウンセラー、相談員など医師以外の医療者の役割は大きく、地域ごとの課題の克服、未整備地域の連携支援のために、「がん・生殖医療ナビゲーター」としての活躍も期待されている。

引用・参考文献

1) 日本癌治療学会編. "小児総説". 小児, 思春期・若年がん患者の妊孕性温存に関する診療ガイドライン2017年版. 東京, 金原出版, 2017, 94-6.
2) 厚生労働科学研究がん対策推進総合研究事業「総合的な思春期・若年成人（AYA）世代のがん対策のあり方に関する研究」. 地域医療連携について. http://www.j-sfp.org/aya/tiikirenkei/tiikirenkei.html
3) von Wolff M, et al. Fertility preservation in women--a practical guide to preservation techniques and therapeutic strategies in breast cancer, Hodgkin's lymphoma and borderline ovarian tumours by the fertility preservation network FertiPROTEKT. Arch Gynecol Obstet. 284 (2), 2011, 427-35.
4) Cakmak H, et al. Effective method for emergency fertility preservation: random-start controlled ovarian stimulation. Fertil Steril. 100 (6), 2013, 1673-80.
5) 日本輸血・細胞治療学会. 科学的根拠に基づいた血小板製剤の使用ガイドライン2017. http://yuketsu.jstmct.or.jp/wp-content/uploads/2017/06/c10494e13d5d73a9febc5c3a9bbaaff2.pdf ［2019.2.28 閲覧］
6) Wallace WH, et al. Fertility preservation for young patients with cancer: who is at risk and what can be offered? Lancet Oncol. 6 (4), 2005, 209-18.

（重松幸佑、髙井　泰）

3 小児がん×卵巣組織凍結保存

- **15歳　初経発来前**
  顔色不良、倦怠感の自覚あり

- **1カ月後**
  近医を受診。汎血球減少症を指摘され、当院紹介受診

  血中ヘモグロビン値 4.5g/dL
  白血球数 520/μL
  血小板 0.7×10^4/μL

- **2カ月後**
  骨髄検査　高度低形成性骨髄であり、再生不良性貧血の診断

  輸血依存性であり、最重症型と診断され、造血幹細胞移植の方針
  無月経精査および妊孕性温存に関する相談目的に当科にコンサルト

  がん・生殖医療相談

- **3カ月後**
  卵巣組織凍結保存

  退院後4日目に小児科再入院
  造血幹細胞移植の前処置開始

- **4カ月後**
  造血幹細胞移植

- **6カ月後**
  小児科退院（造血幹細胞移植より62日目）

  造血幹細胞移植より約1年後に初経発来
  その後、複数回の月経を認めたが無月経が持続したため、
  現在はホルモン補充療法を施行

事例の経過

15歳の生来健康な女児、初経発来前である。周囲から顔色不良を指摘され、本人も倦怠感を自覚していた。1カ月後に近医を受診し、血中ヘモグロビン値4.5g/dL、白血球数520/μL、血小板0.7×10⁴/μLと、汎血球減少症を指摘され、精査加療目的に当院を紹介受診した。骨髄検査の結果、高度低形成性骨髄であり、再生不良性貧血の診断に至った。さらに、輸血依存の状態であることから最重症型と診断され、造血幹細胞移植の方針となった。① なお、造血幹細胞移植はヒト白血球抗原（human leukocyte antigen；HLA）が完全一致した同胞がドナーに決定した。2カ月後、無月経の精査および妊孕性温存のコンサルトを目的として、がん・生殖医療外来を受診した。

無月経に関しては、持続する重症貧血が関与した中枢性無月経と診断した。また、血中抗ミュラー管ホルモン（anti-Müllerian hormone；AMH）値が1.99ng/mLであったことから、本事例は一定の卵巣予備能を保有していると判断した。② なお、本事例では骨髄非破壊的前処置の実施ではあるものの、シクロホスファミド6.4g/m²および3Gyの全身放射線照射を予定されていたため、中等度以上の卵巣不全のリスクがあると判断し、小児科医立ち会いのもと妊孕性温存に関する情報提供を行った。③ さらに、約1週間後に患者および家族の意思を確認し、妊孕性温存（卵巣組織凍結保存、ovarian tissue cryopreservation；OTC）の方針となった。④

術前カンファレンスでは、妊孕性温存の妥当性、手術のリスク、術式について検討した。⑤ 手術当日、血中ヘモグロビン値7.3g/dL、白血球数100/μL（好中球60%）、血小板8.1×10⁴/μLであり、術後に汎血球減少が急速に進行する可能性が高いと判断し、術中に血小板10単位、濃厚赤血球2単位を輸血した。手術は腹腔鏡下手術（単孔式）で実施され、右卵巣が摘出された。手術時間は60分、出血量は極少量であった。術後は特に問題なく経過し、術後2日目に退院した。

退院から4日目に再度入院し、前処置を経て卵巣組織凍結保存から31日目に造血幹細胞移植が実施された。その後も順調に経過し、造血幹細胞移植から62日目に退院した。造血幹細胞移植より約1年後に初経が発来したものの、血中AMH値は0.06ng/mLであり、数カ月後に無月経が持続するようになったため、ホルモン補充療法を開始し、現在に至る。⑥

本事例ではここが大事！

① 原疾患を踏まえた妊孕性温存の適応

◆医師の視点：がんでなくても、妊孕性温存が必要な場合がある。例として、鎌状赤血球症や全身性エリテマトーデス、多発血管炎性肉芽腫症（ウェゲナー肉芽腫症）などが挙げられる[1]。また、小児では罹患しやすいがんが成人とは異なり、固形腫瘍だけではなく白血病やリンパ腫などの全身性疾患が多いことが特徴である。

◆ヘルスケアプロバイダーの視点：疾患に罹患した患児にとって最も重要な事項は、原疾患の治療である。それを踏まえた上で、妊孕性温存の適応について適宜提案する。

② 卵巣予備能の評価

◆医師の視点：卵巣予備能のマーカーの一つとしてAMHがある。卵巣予備能の評価方法に関しては他項に譲るが、一般的に卵巣予備能を正確に評価するためには、原則的に初経後の必要性がある。本事例のように初経が発来していない場合には、その測定機序から血中卵胞刺激ホルモン（follicle stimulating hormone；FSH）値や胞状卵胞数計測などの卵巣予備能マーカーはまったく適用することができない。卵巣予備能評価としての小児のAMH測定に関する有用性は限定的ではあるものの、初経前（中枢性無月経）の小児の場合には適切な卵巣予備能評価方法がないため、AMH測定による卵巣予備能評価が最も有効な方法とされる[2,3]。また、化学療法直後のAMH値は一時的に低値を示すことが知られており、化学療法後のAMH測定に関しては、治療終了後から一定の期間（約1年）をあけて行う必要性がある[2,4]。

◆ヘルスケアプロバイダーの視点：生殖医療医の受診は、妊孕性温存療法の最初のステップである。看護師を含めたヘルスケアプロバイダーには、がん治療医と生殖医療医との橋渡しの役割があり、両者が確実に連携できるよう調整してゆく。また、患児および保護者がスムーズに生殖医療を受診できるよう、援助を行う。

③ 原疾患治療の影響の評価

◆医師の視点：化学療法および放射線治療が卵巣予備能（性腺）に及ぼす影響に関しては、米国臨床腫瘍学会（ASCO）のガイドラインのsupplement dataを根拠にして評価する[5]。しかし、特に小児血液疾患の場合には、臨床試験で行われているレジメンが少なくないため、ASCOガイドラインのみでは正確な評価が困難である。さらに、近年では非破壊的骨髄移植（ミニ移植）が試みられるようになってきており、卵巣予備能に与える影響も破壊的骨髄移植に比べて格段にマイルドなものになっている。非破壊的骨髄移植の場合、（本事例は卵巣不全となったが）患児は必ずしも卵巣不全に至らない場合もあり、その確率には個人差があることを伝えなくてはならない。したがって、卵巣組織を凍結保存してあったとしても、将来必要（卵巣移植）とならない場合も想定される。

◆ヘルスケアプロバイダーの視点：患児の年

齢を考慮した情報提供について支援していく。また、原疾患の治療に臨む患児の思いを傾聴し、患児の気持ちに寄り添うことが大切である。

4 小児・思春期前患児の意思決定支援

◆医師の視点：小児・思春期前の患児に適応できる妊孕性温存療法は、基本的には卵巣組織凍結保存のみであり[6]、最新のASCOガイドラインにおいても未だ"試験的な治療"の位置づけであること[7]、わが国では臨床試験（合併症も含めて自費診療）として行う必要性があることについて説明し、患児の保護者に理解してもらう。なお、思春期以降では未受精卵子凍結保存も治療法の一つに挙げられることもあるが[6]、複数回の外来受診や経腟的な卵胞モニタリングなどの処置が必要となるため、諸外国においても10代女児の未受精卵子凍結保存については少数の報告があるのみである[8]。また、小児患者における妊孕性温存療法の実施に際しては、小児特有の倫理的配慮が必要である。インフォームドアセントとは小児が自身になされる診療行為について、年齢に応じた説明をなされた上で診療を受けることに合意することを指す[9]。特に、妊孕性温存療法では、1回の説明のみで患児の理解を得ることが困難な可能性もあるため、できれば1回のインフォームドアセントではなく、複数回の説明の機会と考える期間を与えることも重要だと考えられる。さらに、たとえ成人であっても妊孕性温存療法を受けるかについて短期間で決心することは容易なことではないため、小児の卵巣組織凍結保存症例に対しては、心理職による面談およびフォローの必要がある。

◆ヘルスケアプロバイダーの視点：診断から初期治療開始まで、時間が制限された中での妊孕性温存に関する意思決定について支援する。原疾患の治療開始前に、医療者と妊孕性について話し合い、納得した意思決定ができたがどうかは治療後のサバイバーシップに大きな影響を与えることに留意する。

5 医療スタッフの情報共有

◆医師の視点：前述のように、小児の場合には全身性の疾患が多いため、産婦人科のみならず、小児科、小児外科、麻酔科の医師、看護師、心理職を含めた術前のカンファレンスによって周術期のリスクを軽減することができる。本事例は当院小児科入院中であったため、病棟スタッフの受け入れもスムーズであったが、妊孕性温存療法（卵巣組織凍結保存）に関する情報が豊富とは言えないため、他院症例の場合には手術前日入院での情報収集では不十分になりがちである。そのためにも、担当する全部署の医療スタッフによる情報共有が必要だと考えられる。

◆ヘルスケアプロバイダーの視点：術前カンファレンスでは、患児の思いや妊孕性温存療法に対する受け止め方についても共有できるようにする。

6 がん治療後の継続的支援

◆医師の視点：がん治療後の妊孕性のフォローは非常に重要である。特に思春期前の小児の場合には、第二次性徴を含め、初経発来についてもフォローする必要がある。また、骨量に対する配慮も重要であり、早発卵巣不全患者において骨塩量低下症例が多いことが示

されている[10]。ただし、小児に対する高用量のエストロゲン製剤投与は骨端線の閉鎖を誘発するため、年齢に応じて段階的に投与量を増量しなければならない[11]。以上のように、がん治療後の小児は妊孕性のみならず、総合的なケアが必要となる。

◆ヘルスケアプロバイダーの視点：治療終了後にも継続的支援が必要であり、小児ではその期間は長期にわたる。また、第二次性徴が遅れていることや自発月経がないことに対する患児の捉え方、将来の妊娠や結婚などに関する不安について注意すべきであり、適宜カウンセリングや話し合いの必要性について医師と検討する。

こんなとき、どうする？

適応外として妊孕性温存治療に至らなかったケース

　妊孕性温存療法（卵巣組織凍結保存）の適応を決定する際、患者選択は本医療の質を高める上でも重要であり、妊孕性の危機にある患者すべてが妊孕性温存療法の適応になるわけではないことを知っておく必要性がある。卵巣組織凍結保存の患者選択の指標として、WallaceらがMathematics提唱するThe Edinburgh OTC selection criteria（**表3-1**）があるが[12]、50%以上の確率で卵巣不全に陥ると予見されること、現実的に5年以上の生存が見込まれることなどが条件として挙げられている[3]。生存率のみで適応を決められるわけではないが、やはり生存率が非常に低いと判断された症例では卵巣組織凍結の適応外となる場合が多い。さらに、卵巣摘出術が原疾患治療を遅延させる可能性が高い症例や、疾患特有の合併症で血栓症の併発が高い症例などで、妊孕性温存に至らなかった症例を経験している。また、わが国では代理懐胎は禁止されているため、子宮全摘出が見込まれる症例では卵巣組織凍結保存は適応とならない。当院へ紹介を受けた14歳の外陰部原発の横紋筋肉腫で腟壁ならびに子宮浸潤が疑われた例では、子宮全摘出の可能性が極めて高いと

表3-1 The Edinburgh OTC selection criteria：患者選択基準

- 35歳未満であること
- 15歳以上であれば、化学療法および放射線治療未施行例であること
- 15歳未満であれば、卵巣への障害が軽度な治療を受けた例も許容される
- 5年以上生存することが見込まれること
- 50%以上の確率で卵巣不全になると予見されること
- インフォームドコンセントが両親および（可能な限り）本人にできること
- HIV、梅毒、B型肝炎ウイルス検査が陰性であること
- 子がおらず、妊娠していないこと

[Wallace WH, et al. Fertility preservation for girls and young women with cancer: population-based validation of criteria for ovarian tissue cryopreservation. Lancet Oncol. 15（10）, 2014, 1129-36 より改変転載]

表 3-2 悪性腫瘍が卵巣に転移するリスク

高リスク	中リスク	低リスク
・白血病 ・神経芽細胞腫 ・バーキットリンパ腫 ・卵巣がん	・乳がん（ステージⅣ、浸潤性小葉がん） ・大腸がん ・子宮頸がん（腺がん） ・非ホジキンリンパ腫 ・ユーイング肉腫	・乳がん（ステージⅠ～Ⅱ、浸潤性乳がん） ・子宮頸がん（扁平上皮がん） ・ホジキンリンパ腫 ・骨肉腫 ・非遺伝性横紋筋肉腫 ・ウィルムス腫瘍

[von Wolff M, et al. Practical recommendations for fertility preservation in women by the FertiPROTEKT network. Part II: fertility preservation techniques. Arch Gynecol Obstet. 297（1）, 2018, 257-67 より転載]

いう判断から卵巣組織凍結保存に至らなかった。加えて、白血病や卵巣悪性腫瘍、バーキットリンパ腫などの卵巣に転移しやすい疾患（表3-2）の場合では、腫瘍再発の観点から卵巣組織移植は危険であると考えられるため、卵巣組織凍結保存の実施について極めて慎重な姿勢が必要と考えられる[13]。

引用・参考文献

1) Jadoul P, et al. Fertility preservation in girls during childhood: is it feasible, efficient and safe and to whom should it be proposed? Hum Reprod Update. 16（6）, 2010, 617-30.
2) Brougham MF, et al. Anti-Müllerian hormone is a marker of gonadotoxicity in pre- and postpubertal girls treated for cancer: a prospective study. J Clin Endocrinol Metab. 97（6）, 2012, 2059-67.
3) Wallace WH, et al. Fertility preservation in pre-pubertal girls with cancer: the role of ovarian tissue cryopreservation. Fertil Steril. 105（1）, 2016, 6-12.
4) Rosendahl M, et al. Dynamics and mechanisms of chemotherapy-induced ovarian follicular depletion in women of fertile age. Fertil Steril. 94（1）, 2010, 156-66.
5) Loren AW, et al; American Society of Clinical Oncology. Fertility preservation for patients with cancer: American Society of Clinical Oncology clinical practice guideline update. J Clin Oncol. 31（19）, 2013, 2500-10.
6) Burns KC, et al. Fertility preservation options in pediatric and adolescent patients with cancer. Cancer. 124（9）, 2018, 1867-76.
7) Oktay K, et al. Fertility Preservation in Patients With Cancer: ASCO Clinical Practice Guideline Update. J Clin Oncol. 36（19）, 2018, 1994-2001.
8) Lavery SA, et al. The medical and ethical challenges of fertility preservation in teenage girls: a case series of sickle cell anaemia patients prior to bone marrow transplant. Hum Reprod. 31（7）, 2016, 1501-7.
9) 日本癌治療学会編. 小児, 思春期・若年がん患者の妊孕性温存に関する診療ガイドライン. 東京, 金原出版, 2017, 95.
10) Nelson LM, et al. An update: spontaneous premature ovarian failure is not an early menopause. Fertil Steril. 83（5）, 2005, 1327-32.
11) European Society for Human Reproduction and Embryology (ESHRE) Guideline Group on POI, et al. ESHRE Guideline: management of women with premature ovarian insufficiency. Hum Reprod. 31（5）, 2016, 926-37.
12) Wallace WH, et al. Fertility preservation for girls and young women with cancer: population-based validation of criteria for ovarian tissue cryopreservation. Lancet Oncol. 15（10）, 2014, 1129-36.
13) von Wolff M, et al. Practical recommendations for fertility preservation in women by the FertiPROTEKT network. Part II: fertility preservation techniques. Arch Gynecol Obstet. 297（1）, 2018, 257-67.

（髙江正道、鳥光陽子、山本志奈子、鈴木　直）

Q.4 急性リンパ性白血病 × micro-TESE × 精子凍結保存

- 20歳、前医にて急性リンパ性白血病と診断

2年7カ月間
- 寛解導入療法＋地固め療法4コース
- 維持療法（化学療法）

2年2カ月後

- 定期通院時の血液検査にて白血球増多を指摘
  急性リンパ性白血病再発

4カ月後
- 寛解導入療法＋地固め療法2コース
- 近医で精液検査、精子凍結保存を試みるも良好な精子が採取できず

1カ月間
- 妊孕性温存目的で当院リプロダクションセンターを受診
  精液検査実施

  ［精液所見］
  遠心後全視野で1〜2個
  奇形精子、運動性認めず

- がん・生殖医療相談

- 顕微鏡下精巣精子採取術（micro-TESE）
- 精子凍結保存

  左精巣にのみ良好な精細管
  正常形態精子、ごく小数に
  運動性あり
  →顕微授精可能と判断

- 骨髄移植

経過良好、1年ごとにリプロダクションセンターでフォローアップ

事例の経過

　27歳の未婚男性である。20歳のとき、前医にて急性リンパ性白血病（acute lymphocytic leukemia；ALL）の診断を受けた。❶　迅速に行った寛解導入のための化学療法で速やかに寛解に至り、地固め療法4コースで寛解を維持した。その後、2年7カ月にわたり通院にて維持療法として化学療法を継続し、寛解を維持できたため、いったん治療終了となった。治療終了の翌月以降は、無治療で経過観察された。

　治療終了から2年2カ月後の定期通院時の採血検査にて白血球増多を指摘された。精査によりALLの再発と診断された。その後、再度の寛解導入療法にて翌月には寛解となり、3カ月後に地固め療法2コースを終了した。所見は回復傾向にあり、その後すぐに退院した。同月終わりに再入院し、翌月以降に骨髄移植を行う予定であった。❷

　患者は漠然と自分の精子のことについて心配していた。患者自ら妊孕性温存療法実施施設を探し、主治医に紹介状を作成してもらった。❸　地固め療法の間に他院で精液検査、精子凍結保存を試みるも化学療法後の影響があり、十分かつ良好な精子採取が実施できなかった。それでも患者・患者家族は精子凍結保存について諦められなかった。

　同月、患者は当院リプロダクションセンターを妊孕性温存目的で受診した。射出精子は遠心後全視野で1〜2個見られたがどれも奇形精子であり、全く運動性を認めないため、凍結保存を断念した。患者と患者家族には、骨髄移植前処置による放射線治療によって今後、精子採取が不可能になることについて詳しい情報提供を行った。患者は骨髄移植までの約1カ月の期間内での顕微鏡下精巣内精子採取術（micro-dissection testicular sperm extraction；micro-TESE）実施を決断した。全身麻酔下でのmicro-TESE実施を決断した。❹　良好な精細管は左精巣にしか認めず、実際に左精巣にしか精子は存在しなかった。射出精子とは違い運動精子や正常形態の精子も見つけることができ、顕微授精（intracytoplasmic sperm injection；ICSI）可能と判断した。

　骨髄移植後の経過は落ち着いており、精子凍結保存についても1年ごとの外来にて経過フォローアップ中である。精液検査は治療終了後2〜3年を目安に、症状が安定次第実施予定である。

本事例ではここが大事！

❶ 化学療法による造精機能障害

　ほとんどの抗がん剤は、多少なりとも精巣毒性を持ち、造精機能障害を引き起こすと考えられる。多くは化学療法開始後2カ月以内で無精子症に至るが、精巣毒性の強くない薬剤が選択されていれば3カ月以内に造精機能は回復する[1]。精巣毒性の強い薬剤が使われると回復が遷延し、精子幹細胞が完全に死滅してしまうと永久的無精子症となる。そして永久的無精子症に至るリスクは、薬剤特

異的かつ用量依存性である[2,3]。DNAに直接作用するクロラムブシルやシクロホスファミドなどのアルキル化薬やシスプラチンへの曝露では、永久的無精子症となるリスクが高いことが知られている[4]。ただし、がんに対する化学療法はいくつかの抗がん剤を組み合わせて用いられることが多く、放射線治療が併用されることがしばしばあり、実際は複雑であると言える。

2 骨髄移植の移植前処置としての全身放射線照射

ここでは、放射線治療による造精機能障害がポイントになる。思春期以降の男性では、精巣内で常に精子形成が行われている。未分化な細胞であるほど、また分裂頻度が高く分裂回数が多い細胞ほど放射線感受性が高いという原則を考えると、放射線被曝によって精子幹細胞がDNA損傷を引き起こし、造精機能低下に至ることは容易に理解できる。精巣の放射線被曝が造精機能に及ぼす影響は用量依存性であり、精巣の被曝線量は照射野の精巣への近接度、照射野の被曝線量、照射野の面積に依存する。表4-1に各放射線治療における推定被曝線量を示す[4]。

被曝線量が大きくなるほど造精機能の回復に要する期間が長くなることが知られており、2Gy以上の精巣被曝線量となると造精機能障害は不可逆性となるリスクが生じ、4Gyが永久的無精子症となる線量閾値とされる[5]。つまり骨髄移植の前処置として8Gy以上の精巣被曝を伴う全身放射線照射が行われる場合には、ほぼ永久的無精子症に至ると考えてよい。

3 精子凍結保存に関する説明は実際にあったか？

われわれは若年男性がん患者を治療する機会の多い血液内科医を対象として、精子凍結保存に関するアンケート調査を実施した[6]。アンケートの項目には、「精子凍結保存は必要と感じるか？」という質問や、「精子凍結保存の説明を行っているか？」との質問が含まれる。関東圏の22施設から回答が得られ、1施設を除くすべての施設で「精子凍結保存は必要と感じる」との結果であった。一方、精子凍結保存の説明を必ず行っているという施設は15施設であった。つまり、ほと

表4-1 各放射線療法において推定される精巣被曝線量

照射野	対象疾患	精巣被曝線量（Gray）
マントル照射	悪性リンパ腫	<0.05
傍大動脈リンパ節	精巣腫瘍・悪性リンパ腫など	0.1〜0.2
片側骨盤	精巣腫瘍など	0.3〜0.8
全骨盤	悪性リンパ腫など	2
全身	造血幹細胞移植	8.0〜13
精巣	対側の精管内胚細胞腫瘍	20

[Meistrich ML. "Effect of antineoplastic and other medical treatments on sperm production". Sperm banking theory and practice. London, Cambridge University Press, 2009, 18-29 より改変転載]

事例で学ぶがん・生殖医療

んどの施設ではがん治療前の精子凍結保存が必要だと考えているにもかかわらず、実際に精子凍結保存の説明を行っているのは約3分の2の施設にとどまるわけである。

アンケート調査に記載された血液内科医の意見を踏まえこの理由を考察すると、最も大きな問題は精子凍結保存がシステム化されていないことではないだろうか。血液内科医に限らずがん治療を担当する主治医からすると、精子凍結保存を行っている病院が不明であり、どこにどうやって紹介すればよいか見当がつかないというケースが多い上、実際に精子を凍結保存するまでの手続きなどに時間がかかってしまい、原疾患の治療が遅れてしまうという危惧が存在する。これを解決するためには、どの病院で精子凍結保存やそれに関するカウンセリングが可能であり、どのようにして受診するのか、一連の流れを明確にした「精子凍結保存ネットワーク」を地域ごとに早急に構築することが必要だと思われる。このような背景からわれわれは現在、埼玉県内でのネットワーク構築を推し進めているところである。

4 精子凍結保存を行っていない永久的無精子症に対する治療

精子凍結保存を行うことなくがん治療を受けて永久的無精子症になった患者にとっての唯一の挙児手段は、顕微鏡下精巣内精子採取術（micro-TESE）と顕微授精（ICSI）である。精巣白膜を大きく切開し、精巣内のすべての精細管を観察する手術がmicro-TESEである[7,8]。精液中に精子が射出されなくとも精巣内にわずかな精子形成が保たれている場合がある。精子形成の保たれている精細管は他に比べて太く白濁して観察される。このような部位を採取すると精子が確認でき、人為的にパートナーの卵子に注入することで挙児が期待できる。しかしながら、micro-TESE-ICSIにて挙児が達成されるのは一部のカップルに過ぎない。過去に当院でmicro-TESEを施行した66名の化学療法後無精子症患者の成績を見ると、**表4-2**に示した通り、精子採取率は47%、妊娠率は35%、生産率は27%であった[9]。すなわち、化学療法によって永久的無精子症に至った場合、micro-TESE-ICSIを施行することによって、挙児を希望するカップルの4組に1組程度で挙児が期待できる。

こんなとき、どうする？

悪性腫瘍×化学療法施行中

悪性腫瘍に対する化学療法を施行中の患者の精子凍結保存では、たとえ一度の抗がん剤治療でも造精機能の低下や精子DNA損傷の可能性があり、米国臨床腫瘍学会（ASCO）ガイドライン2013では、化学療法前の精子凍結保存が強く推奨されている[10]。ほかに、化学療法は2クール以降で造精機能がより悪化するとの報告もある。化学療法施行前、やむをえない場合は化学療法1クール目までの精子凍結保存が推奨される。当院では、化学療法1コース施行中の白血病患者

表 4-2 化学療法後無精子症患者に対する顕微鏡下精巣精子採取術
（micro-TESE）（獨協医科大学埼玉医療センター、n = 66）

原疾患	精子採取 実施	精子採取 非実施	精子採取率（%）	妊娠率（%）	生産率（%）
精巣腫瘍	11	10	52	33	29
急性リンパ性白血病	3	6	33	22	11
ホジキンリンパ腫	6	3	67	56	44
急性骨髄性白血病	3	4	43	43	29
非ホジキンリンパ腫	3	4	43	43	29
横紋筋肉腫	3	4	43	14	14
膀胱癌	1	2	33	33	33
骨肉腫	1	1	50	50	50
再生不良性貧血	0	1	0	0	0
合計	31	35	47	35	27

に対して射出精子凍結保存を実施した経験がある。コース数が増えるにつれ精子採取の可能性も低くなる。化学療法を数多く行っている場合には、治療終了後2〜3年をかけて精液検査にて経過を見ていくか、または、micro-TESEの実施を検討する。

悪性腫瘍×思春期前男児

思春期前の男児では、基本的には射精できないので、もちろん射出精子での精子凍結保存はできないことが多い。現状では、精子凍結を諦めて原疾患の治療に専念するという選択をするか、もしくは患者・患者家族に詳しい情報提供を行った上で、精巣生検や精巣組織凍結保存を実施することもある。

思春期前小児男児では、精子形成が未熟であり、幹細胞を含む未熟精巣組織の凍結保存が唯一の妊孕性温存療法になると考えられている。そこで、採取された精巣組織を凍結し、幹細胞移植や組織移植、試験管内での精子形成など、将来的に妊孕性を回復することができるような方法の開発を待つしかない。現状では、精巣凍結保存技術は確立されていない。

補足であるが、当院症例では射精可能かつ射出精子凍結保存が可能であった最低年齢は13歳であった。射精について患者と話す上でも、おのおのの肉体的・精神的に個人差があるため、十分な注意を払う必要がある。

脳神経腫瘍・脊髄腫瘍×射精障害

脳神経腫瘍・脊髄腫瘍の場合、原発部位や転移部位により、またそれらの外科的治療により射精障害を併発することがよくある。さらに経時的に必要になる化学療法や放射線治療を行うことで精子形成に障害を受け、非閉塞性無精子症に至ることも考えられる。射精障害が出現した場合は、追加治療（化学療法や放射線治療）のことも考えると、準緊急でmicro-TESEを行い、精子凍結保存を行う

ことが大切である。

当院では、脊髄腫瘍により射精障害を起こした患者に対して、化学療法前にmicro-TESEを実施し、十分な精子凍結保存を行うことができた。がんサバイバーである患者は現在、射精障害が継続しているため、精子凍結保存の意義は大きいと考える。

片側精巣腫瘍×術後射出精子

片側の精巣腫瘍では、射出精子がある場合でも患者への説明において注意が必要である。片側精巣腫瘍の術後の精液検査で無精子症と診断される可能性もある。通常であれば、健側精巣が残っていれば、術後に射出精子を確保することは容易であろうと考えてしまうところだが、実際の症例では、健側と思われていた精巣で造精機能がもともと欠損・消失している可能性も十分にある。手術前の精子凍結保存や摘出精巣から顕微鏡下に精子を採取するOnco-TESEも重要となる。

未婚男性の精巣腫瘍手術前に射出精子保存を強く勧めたが、情報提供を行ったにもかかわらず、積極的な妊孕性温存の希望が得られない症例を経験した。また同時に、Onco-TESEについての希望・同意も得られなかった。この患者は術後化学療法や放射線治療といった追加治療がなかったにもかかわらず、術後の精液検査にて無精子症と診断された。当院において精巣腫瘍患者に妊孕性温存について説明する中で、精子凍結保存を希望しない方は12.2%（6症例/49症例中/3年間）であった。未婚・既婚で差はなかったが、いずれにせよ無精子症になるリスクについて、治療前や手術前の限られた時間での十分な情報提供が求められる。患者にとっては、短期間で重大な決定に迫られていることも、また忘れてはならない。

引用・参考文献

1) Shetty G, Meistrich ML. Hormonal approaches to preservation and restoration of male fertility after cancer treatment. J Natl Cancer Inst Monogr. (34), 2005, 36-9.
2) Shin T, et al. Fertility in testicular cancer patients. Gan To Kagaku Ryoho. 42 (3), 2015, 267-71.
3) Shin T, et al. "Sperm cryopreservation". Gonadal Tissue Cryopreservation in Fertility Preservation. Suzuki N, et al., eds. Japan, Springer, 2016, 125-40.
4) Meistrich ML. "Effect of antineoplastic and other medical treatments on sperm production". Sperm banking theory and practice. Pacey AA, et al., eds. London, Cambridge University Press, 2009, 18-29.
5) Wallace WH. Oncofertility and preservation of reproductive capacity in children and young adults. Cancer. 117 (10 Suppl), 2011, 2301-10.
6) Kobayashi T, et al. A questionnaire survey on attitude toward sperm cryopreservation among hematologists in Japan. Int J Hematol. 105 (3), 2017, 349-52.
7) Schlegel PN. Testicular sperm extraction: microdissection improves sperm yield with minimal tissue excision. Hum Reprod. 14 (1), 1999, 131-5.
8) Okada H, et al. Conventional versus microdissection testicular sperm extraction for nonobstructive azoospermia. J Urol. 168 (3), 2002, 1063-7.
9) Shin T, et al. Microdissection testicular sperm extraction in Japanese patients with persistent azoospermia after chemotherapy. Int J Clin Oncol. 21 (6), 2016, 1167-71.
10) Loren AW, et al; American Society of Clinical Oncology. Fertility preservation for patients with cancer: American Society of Clinical Oncology clinical practice guideline update. J Clin Oncol. 31 (19), 2013, 2500-10.

（岩端威之、小堀善友、杉本公平、岡田　弘）

5 子宮頸癌×広汎子宮頸部摘出術×妊娠・出産

- 32歳、既婚
- 前医で子宮頸癌（扁平上皮癌）ⅠB1期と診断
- 広汎子宮全摘術を勧められたが、子宮温存希望にて受診

4週間後
細胞診、コルポ診、組織診
- 細胞診：扁平上皮癌疑い
- コルポ診：頸部に1cmの腫瘤
- 組織診：扁平上皮癌 非角化型
- CT、PET-CT：子宮外への転移は認めず

8週間後
広汎子宮頸部摘出術　子宮頸部断端迅速病理診断
陰性→子宮温存可能と判断

12週間後
術後病理診断　扁平上皮癌ⅠB1期　骨盤リンパ節転移認めず
再発低リスクと判断　経過観察

6カ月後
再発徴候なし、経過良好　妊娠を許可

5週間後
自然妊娠、妊娠5週で稽留流産

1年4カ月後
自然妊娠

選択帝王切開による分娩　妊娠37週2日、女児、出生体重2,567g

2年1カ月後
自然妊娠
再発なく経過観察中

事例の経過

32歳、既婚。前医にて子宮頸癌ⅠB1期（組織型：扁平上皮癌）と診断され、広汎子宮全摘出術を勧められたが、妊孕性温存手術を希望したため紹介となった。初診時に細胞診、コルポ診、組織診を施行した。コルポ診では頸部に1cmの腫瘤を認めた。細胞診の結果はSCC（扁平上皮癌疑い）、組織診で扁平上皮癌 非角化型であった。❶

MRIでは頸部の腫瘍は明らかではなかった、CT、PET-CTでは子宮外への転移は認めなかった。手術にあたっては、患者本人、家族に十分に情報提供した上で妊孕性温存手術の適応と判断した。❷

腹式に広汎子宮頸部摘出術を行った。❸

また、骨盤リンパ節郭清を行い、術中肉眼的に腫大していた左右の閉鎖リンパ節を迅速病理診断に提出したが転移は認められなかった。標準治療である広汎子宮全摘出術に準じて基靱帯を骨盤壁で処理し、子宮動脈本幹は温存した。子宮頸部を摘出し、断端を迅速病理診断に提出し、断端が陰性であったため子宮温存可能と判断した。その後、術後の早産予防として頸管縫縮を行い、頸管狭窄予防のためneo-cervixを形成し、残存子宮頸部と腟の接合を行ったのち閉腹した。術後の病理診断は扁平上皮癌ⅠB1期、骨盤リンパ節転移は認めなかったため、再発低リスクと判断し、経過観察となった。❹

術後6カ月で妊娠を許可したところ、すぐに妊娠したが稽留流産であった。術後3年間、再発徴候はなく経過観察していたところで自然妊娠が成立した。❺

妊娠10週時より産科にて妊婦健診を行った。❻

妊娠中期以降、頸管長は12〜15mmであったが、性器出血・破水を認めず、妊娠37週2日に選択的帝王切開術を実施した（女児、出生体重2,567g、Apgarスコア6/6点〔1/5分値〕）。❼

なお、開腹時、腹腔内に軽度の癒着を認めたが、術中経過は良好であった。また、悪露の排出は良好であり、産褥経過に異常を認めなかった。その後、外来で経過観察をしていたところで2人目を自然妊娠した。現在まで再発徴候は認めていない。❽

本事例はここが大事！

❶ 子宮頸癌における妊孕性温存の適応範囲

日本婦人科腫瘍学会編「子宮頸癌治療ガイドライン 2017 年版」によれば、臨床進行期ⅠA2 期以上では子宮全摘出術が推奨されており、妊孕性温存は困難である。近年、初期の浸潤子宮頸癌（ⅠA2 期、ⅠB1 期）に対する妊孕性温存療法として広汎子宮頸部摘出術が行われており、国内でも多数の施設で行われるようになってきたが、各施設の基準により施行されており、一定のものは決められていない。当院での適応基準では、①強い妊孕性温存希望のある 45 歳未満の女性、②臨床進行期ⅠA1 期脈管侵襲あり、ⅠA2 期、腫瘍径 2cm までのⅠB1 期、③画像評価で子宮外進展およびリンパ節転移のないこと、頸管の一部が残せること、④組織型は扁平上皮癌または高分化型腺癌、としている。神経内分泌腫瘍や肉腫などの特殊組織型に対して手術を行った報告は少ないが、神経内分泌癌に対して広汎子宮頸部摘出術を施行した症例では再発を認めており、当院では特殊組織型に対しては、再発の危険性を考慮し適応外としている。現在まで、その適応条件に関して国内外で十分なコンセンサスは得られていないが、術前に各施設での適応基準を満たしているか否かを慎重に検討することが重要である。

❷ 広汎子宮頸部摘出術前の患者への説明と同意

術前に、標準術式は広汎子宮全摘出術であり、本術式は非標準治療のため癌治療としての根治性が保証されていないこと、必ず妊娠するという保証がないこと、早産が多いため健康な児を持つことは保証されないことを患者本人、家族に十分に説明し、その上で妊孕性温存の希望が強い患者にのみ適応としている。

❸ 広汎子宮頸部摘出術の実際

広汎子宮頸部摘出術は Drgent らによって初めて報告された。この方法は腹腔鏡下骨盤リンパ節郭清と腟式子宮頸部摘出術を組み合わせた腟式広汎子宮頸部摘出術（laparoscopic vaginal radical trachelectomy；LVRT）であった。しかし、基靭帯処理が日本の準広汎子宮全摘出術相当であり、癌の根治性に問題を残す可能性が指摘された。その後、Smith らによって腹式の広汎子宮頸部摘出術（abdominal radical trachelectomy；ART）が報告された。このように広汎子宮頸部摘出術は大きく腟式と腹式とに大別される。論文報告では世界的には腟式が多いが、わが国では腹式が多数を占めている。当院では Smith らの術式を参考に改変した腹式広汎子宮頸部摘出術を 2002 年 9 月から行っている。腹式の利点としては、通常の広汎子宮全摘出術を習熟していればさほど困難なく手術を行えること、基靭帯処理が通常の広汎子宮全摘出術と同様に骨盤側で行えることであるが、腟式と比較すると妊娠率がやや低いことが指摘されている。

◆予防的頸管縫縮術：広汎子宮頸部摘出術実

施当初、予防的頸管縫縮術は実施しなかった。しかしながら、頸管縫縮術未施行例は妊娠30週未満で破水に至り、縫縮術施行例に比べて分娩週数が有意に早期であった。したがって、2005年以降は早産予防として広汎子宮頸部摘出術術中に頸管縫縮術を行っている。

◆neo-cervix形成：頸管狭窄予防のため手術を開始した当初から、子宮内避妊具（intrauterine device；IUD）を留置し、ネラトンカテーテルを挿入していた。その後、IUDの留置とネラトンカテーテルの挿入が原因とは断定できないものの、経過観察中に術後リンパ嚢胞の感染を起こし、ホルモン不応性無月経に至った症例を数例経験したため、現在では従来のカテーテル留置法に代わり、新しくneo-cervixを形成するよう工夫している。その内容は、頸管にメスで十字切開を加え、頸管にヘガール頸管拡張器を順次挿入して頸管を拡張し、頸管を外翻させるようにモノフィラメント吸収糸にて4カ所固定するものである。neo-cervix形成術後には感染からホルモン不応性無月経に至った症例はない。

4 再発リスクの評価

術後の病理診断を元に再発リスクを評価している。脈管侵襲の有無、リンパ節転移の有無、傍子宮組織浸潤の有無、子宮筋層浸潤の深さ、組織型を元に再発リスクを低・中・高リスクに分類し、中・高リスク症例には追加治療を行う。

5 妊娠許可と不妊検査

術後6カ月の時点で再発徴候がないことを確認した上で妊娠を許可しているが、実際の妊娠例では約4割が自然妊娠し、約6割が体外受精・胚移植を受けている。不妊検査においては逆行性の検査は感染を起こすリスクが高いと考えており、子宮卵管造影は原則行っていない。また、頸管摘出により頸管粘液の分泌が減少するためフーナー検査も原則施行していない。同じ理由で基本的に人工授精も行っていない。また、多胎妊娠を避けるため、単一胚移植（single embryo transfer；SET）を施行している。

6 妊娠管理と周産期合併症の予防

妊娠初期の経過が順調である場合、妊婦および家族に広汎子宮頸部摘出術後妊娠の早産リスクに関する認識・理解を再確認するとともに、医学的根拠には乏しいものの極力安静が望ましいことを伝えている。また、妊婦本人の安心のためにもおおむね隔週で健診を行い、定期的な腟分泌物培養検査により細菌性腟症の早期検出を心がけている。当院では無症状時の管理入院は行っていないが、症状が軽度であっても子宮収縮や性器出血を認める場合には経過観察を目的とした入院管理を推奨している。入院後管理は安静およびリトドリン塩酸塩投与が主体であり、ルチーンでの腟洗浄や抗菌薬投与は行っていない。

◆前期破水：2002～2013年における広汎子宮頸部摘出術後妊娠61例の周産期予後を検討したところ、流産例は19例であった。妊娠22週以降に分娩に至った42例中妊娠34週以前の早産は16例（38%）であり、このうち11例は前期破水に起因した。したがって、広汎子宮頸部摘出術後妊娠では前期破水が予後規定因子の一つと推測さ

れる。

◆**残存頸管長**：一般に妊娠中期の子宮頸管長は早産のリスク評価指標とされる。残存頸管長と早産の関連について2003〜2016年までに当院で広汎子宮頸部摘出術および周産期管理を行った33妊娠を後方視的に検討したところ、①残存頸管長が短ければ早産となりやすいこと、②妊娠中期残存頸管長が13mm未満の場合には妊娠34週以前の早産となる可能性が高いことが判明した（感度：67%、特異度：75%、陽性的中率：55%、陰性的中率：86%）。したがって、残存頸管長は早産のリスク指標の一つと考えられる。

7 分娩管理

残存頸管を縫縮しているため分娩様式は帝王切開術である。広汎子宮頸部摘出術後の帝王切開では腹腔内癒着による術中合併症発症が危惧される。そのため、広汎子宮頸部摘出術後妊娠の分娩管理経験が少なかった2010年頃までは夜間・休日の緊急手術を避けるために妊娠36週台に帝王切開術を実施していた。しかしながら、帝王切開実施難渋例は数例のみであった経験から、現在は妊娠経過良好例では妊娠37週以降での予定帝王切開分娩としている。

8 産後管理

通常の分娩後と同様の経過観察としているが、悪露排出不良に伴う感染・腹痛例を含め、自験例において産褥経過不良例は発生していない。

こんなとき、どうする？

腫瘍径が2cmを超える場合

当院で行った広汎子宮頸部摘出術61例のログランクテストを用いた統計学的解析では、腫瘍径2cm以上の症例は腫瘍径2cm未満の症例に比べ、有意に再発率が上昇していた。このため2009年以降は腫瘍径の適応条件として原則2cm未満としており、外向発育型で腫瘍径2cm以上3cm未満の症例については浸潤の深さなどを十分に精査の上、手術適応の有無については個別に判断している。

術中迅速病理診断でリンパ節転移陽性または断端陽性の場合

術中検査としては、術前検査では明らかでなかったリンパ節腫大が術中に認められた場合には迅速病理診断でリンパ節転移が陰性であることを確認している。リンパ節転移が認められた場合には、標準術式である広汎子宮全摘出術に変更する。また、頸管側の切除断端が陰性であることを全症例で確認しているが、陽性であった場合には標準術式である広汎子宮全摘出術に変更する。また、正常頸管が残せない症例では産科的予後を考慮して子宮温存は困難と考え、術式を標準治療である広汎子宮全摘出術に変更する。

子宮頸管閉鎖、狭窄を起こした場合

術後の頸管狭窄は妊孕性温存手術の大きな問題点である。残念ながらneo-cervix形成術後にも子宮口がピンホール状となり月経困難となる症例や、子宮口が完全に閉鎖してしまい子宮留血腫となる症例を経験している。頸管狭搾により術後の不妊治療が困難となる場合や子宮留血腫症例には開口術を行っている。

流産に至った場合

既述のように広汎子宮頸部摘出術後妊娠では残存頸管を縫縮しているため頸管拡張は不可能である。したがって、初期流産例では原則として子宮内容物の自然排出を待機する。当院における経験では通常1〜2カ月以内に内容物が自然排出されるが、所要期間は子宮口の状態によって異なる。例えば、子宮口がピンホール状となっていた事例では自然排出に6カ月を要した。なお、感染や胞状奇胎疑い例では縫縮糸断裂に注意しながら吸引法にて内容除去を実施することもある。縫縮糸が断裂した場合、残存頸管の再縫縮は極めて困難である。したがって、後期流産では帝王切開術を要する。このように広汎子宮頸部摘出術後妊娠では流産例の対応に苦慮することも多く、広汎子宮頸部摘出術実施前や挙児検討中に患者および家族に十分な説明を行うことが必要である。

引用・参考文献

1) 日本婦人科腫瘍学会編. 子宮頸癌治療ガイドライン2017年版. 第3版. 東京, 金原出版, 2017, 224p.

（田中京子、宮越　敬、西尾　浩、田中　守、青木大輔）

6 乳がん×胚（受精卵）凍結保存×妊娠・出産

- 32歳、妊娠歴なし、既婚
- 乳がんと診断
  術後療法として化学療法＋内分泌療法、または内分泌療法の可能性を説明
  卵巣機能への影響と妊孕性温存治療について簡単に説明
  がん・生殖医療相談の受診希望なし

2カ月後
- 乳がん部分切除術＋センチネルリンパ節生検

  病理結果から、術後に内分泌療法を5年間施行
  妊孕性温存療法について再度説明

3カ月後
- がん・生殖医療相談　妊孕性温存希望あり
  胚凍結保存を行うこととなった

- 排卵誘発　レトロゾール併用アンタゴニスト法にて排卵誘発

  7日目に卵胞発育を認め、体外受精を実施

- 胚（受精卵）凍結保存（16個）

  採卵後、軽度の卵巣過剰刺激症候群を発症
  経過観察

4カ月後
- タモキシフェン内服を開始

  乳腺外科での定期診察を継続

5年後
- がん・生殖医療相談

  タモキシフェン内服終了2カ月前に、今後の妊娠について相談

4カ月後
- 凍結融解胚移植（1回目）
- 凍結融解胚移植（2回目）　妊娠

  妊娠経過に異常なく、乳がんの再発もなく、出産に至った

事例の経過

　32歳、妊娠歴はなく、既婚である。既往歴として多嚢胞性卵巣症候群の可能性を指摘されたことがある。家族歴はない。

　自己触診にて乳房腫瘤を触知し、精査後、乳がんと診断された。がん治療医から、術後に化学療法および5年間の内分泌療法、または5年間の内分泌療法を実施する可能性について説明がなされた。その際、卵巣機能への影響、妊孕性温存療法について説明を行ったが、がん・生殖医療外来の受診希望はなかった。❶

　2カ月後に乳房部分切除術およびセンチネルリンパ節生検を施行した。病理結果から術後に内分泌療法を行うこととなった。その1カ月後、改めて後療法について説明したところ、妊孕性温存療法についての相談希望があり、がん・生殖医療外来を受診することとなった。❷

　生殖専門医から、①現時点での卵巣機能、妊娠の可能性、②がん治療による卵巣機能への影響、治療後の妊娠の可能性、③妊孕性温存療法の方法、費用、合併症、④乳がん治療への影響などについて説明を行った。夫婦ともに、排卵誘発剤を使用した胚（受精卵）凍結保存を希望した。

　同月、月経周期に合わせて、レトロゾール内服下アンタゴニスト法で誘発を開始した。排卵誘発剤投与7日目に十分な卵胞発育を認め、体外受精を施行し、全胚凍結を行った。採卵数は20個で、良好胚を16個保存した。❸

　採卵2日後、腹部膨満感と呼吸困難感を認めたため救急受診した。卵巣腫大と下腹部に腹水を認めたが、バイタルサイン・血液検査結果から、軽症の卵巣過剰刺激症候群（ovarian hyperstimulation syndrome；OHSS）と診断し、自宅にて経過観察することとした。その後、症状は徐々に改善した。採卵後、エストラジオール値の低下と卵巣腫大の改善を確認し、2週間でレトロゾール内服終了とした。❹

　胚（受精卵）凍結保存翌月からタモキシフェンの内服を開始した。このとき、妊娠はタモキシフェン内服を終了してから8週間あける必要があることを乳腺外科医から説明した。患者は定期的に乳腺外科医の診察を受け、再発がないことを確認した。❺

　5年後、タモキシフェン内服終了2カ月前から今後の妊娠について相談するため受診した。診察にて再発がないことを確認した。その後、がん・生殖医療外来を受診し、凍結融解胚を使用した妊娠か、自然妊娠を試みるか相談を行った。患者が早期の妊娠を希望したため、凍結融解胚を使用することとなった。❻　自然周期での胚移植を施行した。2回目の胚（受精卵）移植にて妊娠が確認できた。❼

　妊娠中は特に異常なく経過し、出産に至った。妊娠中・産褥期にわたって乳腺外科も定期受診した。❽

本事例ではここが大事！

① がん診断後早期の情報提供と多職種による支援

妊孕性温存療法は「内容がわかりにくい」「原疾患に影響する可能性がある」「時間がかかる」「費用がかかる」などの問題点があり、実際に行う際には患者とその家族に負担がかかることがあるため、行うかどうか決断するには時間を要することが多い[1]。そのため、妊孕性温存療法に関する説明は、がんの診断が出た時点で早めに行うことが重要である。また、内容が多岐にわたり、決断する際には情報が多いことは大切ではあるが、本人・家族が情報を十分に把握して整理できるように、がん治療医・生殖医療医から説明する以外に、看護師・心理職など多職種からの説明を追加したり、考えが整理できるように寄り添うことが重要である。

② 情報提供ツールの積極的活用

現在、妊娠の可能性をより高く残すためには、多数の胚（受精卵）または卵子を採取することが第一の方法となる。そのためには、排卵誘発剤の投与が必須となるが、乳がん患者に排卵誘発剤を投与することで乳がんに影響を及ぼすかははっきりしていない。排卵誘発剤を投与するのかしないのか、また、投与するのであればどのような方法で行うか、エストラジオール値を上昇させないようにレトロゾール併用で行うかは、病状や施設ごとの方針によるところはあるが、患者または家族には十分な情報を伝える必要がある[1]。

また、①で記載したように、妊孕性温存療法を行うかの判断には、実際の方法、行うことによって起こり得る合併症、妊孕性温存療法にかかる時間、費用とその補助などの情報も重要である。そのためには、施設ごとの治療方針に合わせたパンフレットを作成する以外に、既存のパンフレット（http://www.j-sfp.org/ped）や日本がん・生殖医療学会のホームページ（https://www.j-sfp.org）を積極的に利用することも重要である。

③ ④ 妊孕性温存療法の合併症

妊孕性温存療法を行う際には、頻度は高くないが、採卵、排卵誘発剤投与、卵巣組織採取のための手術などに伴う合併症が生じる[2,3]。合併症が起こると、それに対する加療が必要になり、がん治療の遅延など、がん治療に影響を及ぼす可能性がある。よって、患者にリスク因子がないかを前もって把握し説明しておくことが重要である。

若年女性や多嚢胞性卵巣症候群を指摘されている本事例のような場合、排卵誘発剤投与により多数の卵胞が発育し、OHSSを発症する可能性がある[3]。またその場合、卵巣を多数回穿刺するため、採卵後出血や卵巣周辺臓器損傷を来す可能性が高くなる。そのため、排卵誘発剤投与中や採卵後数日はOHSSに伴う症状（腹部膨満、呼吸困難感、体重増加、尿量低下、腹痛など）、採卵後出血や臓器損傷に伴う症状（腹痛、発熱、気分不快など）に注意することや、数日間、比較的安静に過ごしたり性交渉を避けるといった生活上の注意点をよく説明する。

5 妊娠にあたっての情報提供

　タモキシフェン内服中の妊娠は胎児への催奇形性のリスク（性器の異常など）があり、妊娠を考えた場合、タモキシフェンの代謝期間を考慮して内服終了してから8週間は避妊期間を必要がある。がん治療医はこのことをタモキシフェン内服開始前から説明する。また、凍結融解胚移植の方法・費用などに関しても、わかりにくい点が多数あるため、妊孕性温存療法を開始する前から説明を行っておくと、その後の治療がスムーズに行えるようになる。

6 7 凍結融解胚移植の治療成績

　凍結融解胚移植による妊娠率は、採卵・体外受精を行った際の女性の年齢や保存した胚の状態にもよるが、20代後半～30代前半の場合、胚1個当たり20～30％であり[4]、妊娠・出産に至るまでには胚（受精卵）移植を複数回行う必要がある。このことを「妊孕性温存療法を開始する前」と「胚（受精卵）移植を開始する前」に説明しておくことが重要である。

8 妊娠成立後のフォローアップ

　乳がん治療後にレトロゾール併用による排卵誘発剤投与を行った場合と排卵誘発剤の投与を行わなかった場合とを比較した報告がある。レトロゾール併用での排卵誘発剤投与群で乳がん再発率が上昇することはないが、再発はどちらの群でも5.0％台であるため、妊娠した場合も乳がん治療後の定期診察を行うことは重要である[5]。

こんなとき、どうする？

妊孕性温存療法を行うには時間が少ない場合

　乳がん治療を開始するまでに2週間くらいあり、排卵誘発剤の投与を希望する場合、以前は月経3日目から投与を開始することが原則であった。しかし、月経周期と関係なく開始するランダムスタート法で行っても排卵誘発剤投与日数・採卵数に差はないとする報告が多数ある[6]。よって、月経周期とは関係なく、排卵誘発剤の投与を開始する。

　乳がん診断時に病期が進行していた場合や、妊孕性温存療法の説明のタイミングが合わず早急に化学療法や内分泌療法が必要な場合、月経周期が合って卵胞発育が見られた場合は自然周期で採卵することも一つの方法である。しかし、採取できる卵子は1個であり、その後の妊娠率を考慮した場合、卵巣組織凍結保存を検討することも一つである。

　しかし現在のところ、卵巣機能低下が考えられる40歳以上の場合、卵巣組織の再移植後妊娠の可能性は低いため[7]、費用や侵襲性を考慮して、よく相談する。

卵子数減少が予測される場合（高年齢女性、子宮内膜症合併、卵巣疾患術後）

　加齢とともに卵子数が減少する以外に、子宮内膜症を合併している場合[8]や卵巣疾患

の術後である場合にも卵子数が減少する。このため、高年齢、子宮内膜症、卵巣疾患術後では排卵誘発剤を使用したとしても採卵数が少ないことが多く、採取できないこともある。一方、患者とその家族は、がん治療中に将来の希望になり得る妊孕性温存療法を行うため過大な希望を抱いている可能性がある。そのため、採卵できなかった場合や期待していた採卵数より少ない場合の落胆が大きかったり、乳がん治療にスムーズに移行できなかったりすることがある。

　このようなことを避けるには、前もって卵巣機能や遺残卵胞数を評価しておくことが重要である。タイミングが合うようであれば、月経2〜5日目に女性ホルモン（卵胞刺激ホルモン〔follicle stimulating hormone；FSH〕、黄体化ホルモン〔luteinizing hormone；LH、エストラジオール）の測定を、月経周期が合わなければ、抗ミュラー管ホルモン（anti-Müllerian hormone；AMH）を測定し、予測される採卵数が多いか少ないか、または卵子が採取できそうかを説明しておくとよい。FSH 10mIU/mL以上の場合、AMH 1.0ng/mL以下の場合は採卵数が少ないことが多い。

妊孕性温存療法後の妊娠時期を早めたい希望があった場合

　乳がん治療後の妊娠・出産は、再発リスクに応じた適切な治療が終了していれば、エストロゲン受容体が陽性の場合でも、乳がんの再発には影響しないとする報告が多数あり[9,10]、また局所再発率は上昇するが生命予後には影響しないとする報告もあるが[11]、内分泌療法を中断した場合での報告はない。現在、乳がん術後に挙児希望により内分泌療法を中断することの安全性に関する国際臨床研究（POSITIVE試験）が行われている最中である。患者本人や家族の年齢や子育て期間への不安、数人の子どもが欲しいことなどから、内分泌療法を中断して妊娠・出産することを希望する場合はよくあるが、安全性を確認したデータがないことを伝え、本人と家族の思いを確認しつつ、乳がん主治医も含め、よく相談する。

乳がん治療後の妊娠・分娩管理を行う場合

　乳がんの既往がある女性の妊娠・分娩経過は良好であったとする報告がある一方[11]、乳がんの既往があり、かつ化学療法施行歴がある場合、または乳がん診断から2年以内の分娩では、早産・低出生体重児、small for gestational age（SGA）児が増えるとする報告もあるため[12]、乳がん治療後の妊娠・分娩管理では治療歴および治療後からの期間に注意する。

　また、妊娠期・授乳期に乳がんが再発することもあるため、妊娠中も定期診察を継続する。

望んだ治療ができなかった／望んだ結果にならかった場合

　病状や治療開始までの時間がなかった、経済的負担、家族の反対などにより本人は希望していたにもかかわらず妊孕性温存療法が実施できない場合や、胚（受精卵）・卵子・卵巣組織を凍結保存し、それらを利用しても妊娠・出産に至らない場合がある。このようなことは患者・家族の大きな心理的負担とな

る。一方、国内のがん患者の心理的反応を明らかにした調査では、適応障害が5〜35%、うつ病は2〜7%と、がん患者のおおむね10〜20%にいずれかを認めることがわかっており[13]、2つの側面から心理的な負担がかかっていく。そのため、心理的なフォローを医師のみならず看護師などとも継続して行い、状態によっては精神腫瘍科医など専門職につなげることも重要である。

引用・参考文献

1) Jones G et al. What factors hinder the decision-making process for women with cancer and contemplating fertility preservation treatment? Hum Reprod Update. 23 (4), 2017, 433-57.
2) Özaltin S et al. Evaluation of complications developing during and after transvaginal ultrasound - guided oocyte retrieval. Ginekol Pol. 89 (1), 2018, 1-6.
3) Beckmann MW et al. Fertility protection: complications of surgery and results of removal and transplantation of ovarian tissue. Reprod Biomed Online. 36 (2), 2018, 188-96.
4) Magnusson Å et al. The number of oocytes retrieved during IVF: a balance between efficacy and safety. Hum Reprod. 33 (1), 2018, 58-64.
5) Rodgers RJ et al. The safety and efficacy of controlled ovarian hyperstimulation for fertility preservation in women with early breast cancer: a systematic review. Hum Reprod. 32 (5), 2017, 1033-45.
6) Pereira N et al. Fertility preservation with random-start controlled ovarian stimulation and embryo cryopreservation for early pregnancy-associated breast cancer. Gynecol Endocrinol. 7, 2018, 1-3.
7) Imbert R et al. Safety and usefulness of cryopreservation of ovarian tissue to preserve fertility: a 12-year retrospective analysis. Hum Reprod. 29 (9), 2014, 1931-40.
8) Benaglia L et al. Oocyte retrieval difficulties in women with ovarian endometriomas. Reprod Biomed Online. 37 (1), 2018, 77-84.
9) Lambertini M et al. Long-term Safety of Pregnancy Following Breast Cancer According to Estrogen Receptor Status. J Natl Cancer Inst. 110 (4), 2018, 426-9.
10) DE Simone V et al. Pregnancy after breast cancer: hope after the storm. Minerva Ginecol. 69 (6), 2017, 597-607.
11) Jacob L et al. Impact of prior breast cancer on mode of delivery and pregnancy-associated disorders: a retrospective analysis of subsequent pregnancy outcomes. J Cancer Res Clin Oncol. 143 (6), 2017, 1069-74.
12) Black KZ et al. Prevalence of preterm, low birthweight, and small for gestational age delivery after breast cancer diagnosis: a population-based study. Breast Cancer Res. 19 (1), 2017, 11.
13) Akechi T et al. Major depression, adjustment disorders, and post-traumatic stress disorder in terminally ill cancer patients: associated and predictive factors. J Clin Oncol. 22 (10), 2004, 1957-65.

(秋谷　文)

第 5 章

がんと診断された時から始まる妊孕性温存支援 Q&A

Q.1 挙児希望をいつ・どのように確認しますか？〜成人女性〜

筆者は、外来でがん患者の相談を受ける立場で活動している。特に、乳がん患者の妊孕性温存に対する相談が多いため、乳がんを例に述べる。

初診時の拾い上げ

初診時の問診票には、受診時の妊娠の有無、将来の挙児希望の有無について確認する項目を設けている（図5-1）。

がん治療医と看護師の事前のアセスメント

医師は、初診時に問診票から患者の挙児希望の有無を確認し、電子カルテに記載している。医師から乳がんを告知し、治療方針において薬物療法が必要になりそうな場合、問診票に妊娠希望の記載がある患者に対し、乳がん告知後の心理的支援、情報の整理を目的として、筆者が対応する「がん看護外来」へ紹介される。また、外来の看護師は、初診時の情報から薬物療法が必要になる場合や、様子が心配な患者がいた場合はがん看護外来に連絡する体制としている。

医師と筆者は、診察の前、あるいは多職種カンファレンスの際に、患者の病期や病理学的因子による再発リスク、薬物療法による生殖機能への影響と治療開始までの猶予期間、患者の社会的背景（パートナーの有無、家庭環境、経済的背景）を確認し合い、患者への説明のタイミングや内容を決めている。がんを告知された後の患者の心理状態に配慮しながら、説明の場に同席する、あるいは筆者が個別で面談するように設定している。

がん看護外来による患者の意思決定支援

がん看護外来では、告知後のつらい思いを抱えている患者の心情をくみ取りながら、提示された治療方法について、どの程度理解しているか確認していく。

患者の治療内容と年齢から、患者の妊孕性にどの程度影響を及ぼす可能性があるのかを患者に説明する。説明の際には冊子「乳がん治療にあたり将来の出産をご希望の患者さん

問診票

以下の項目に、〇または_____の部分にご記入ください。
（検診、既往歴、内服薬の有無、月経の有無、家族構成などを確認の後）

妊娠、出産について
1. 現在、妊娠している
　　いる _____週　　いない
2. 今後の妊娠希望
　　ない　ある　わからない
3. 出産をしたことが
　　ない
　　ある（___回 ___歳、___歳、___歳）
4. 不妊治療をしたことが
　　ない　ある（___歳の時 どのような治療か_____）

図1-1　初診時の問診票

へ」を活用している[1]。冊子をもとに、生殖機能障害が生じる可能性と適応となる生殖医療について説明し、改めて患者の挙児希望の意思を確認して、パートナーとの関係性、家族の意向、経済的・社会的背景などを聞いていく。面談では、患者とパートナーの希望が一致しない場合（例：夫は治療を優先してほしいが、患者は子どもが欲しい）や、選択に家族の意向（例：長男の嫁なんだから孫が欲しい）が影響する場合もある。筆者は看護師として、患者の病気の受容を見極めながら、家族間の調整や、患者の意思決定支援を実践している。

生殖医療医によるがん・生殖カウンセリングの紹介

がん治療医と看護師の関わりで、患者が妊孕性の温存を希望した場合、あるいは専門的な説明を聞いて意思決定したいという場合には、生殖医療医による「がん・生殖カウンセリング」を紹介している。

宮城県では、がん治療施設と生殖医療施設とが連携をとり、患者に妊孕性温存について正しい情報を提供し、迅速かつ適切に原疾患に対する治療とともに妊孕性温存療法が行われる体制として、宮城県がん・生殖ネットワークを2016年に設立した。当院は、コーディネーター施設として機能しているため、がん治療医や筆者は、院内の生殖医療医によるがん・生殖カウンセリング外来を紹介している。紹介するにあたり、がん治療医は登録票（文献2を参照）を用いて情報提供し、受診を予約している[2]。受診の際は、自費診療であるため、カウンセリングの目的を丁寧に説明している。がん・生殖カウンセリング後、最終的に妊孕性の温存を希望すると、生殖医療医から生殖医療施設への受診予約がなされる。

治療計画の確認と再調整

生殖医療施設での妊孕性の温存治療の方針が確定した後、がん治療側は、がん治療の予定を再度確認する。一度の採卵で採取数が不十分な場合は、二度目の採卵を行う場合も珍しくないため、がん治療の開始時期に猶予があるか、その都度確認していく必要がある。

がん治療終了後の子どもを持つことに対する意向の確認

がん治療が終了し、定期検診に移行する時期には、患者のライフプランについて確認していく必要がある。採取した卵子または胚（受精卵）保存の更新を継続しているか、挙児を希望する気持ちの変化はないか、定期的に確認していくツールの作成や、システムづくりが現況の課題である。

引用・参考文献

1) 平成27年度厚生労働科学研究費補助金「小児・若年がん長期生存者に対する妊孕性のエビデンスと生殖医療ネットワーク構築に関する研究班」ほか監修. 乳がん治療にあたり将来の出産をご希望の患者さんへ. http://www.j-sfp.org/public_patient/breastcancer.pdf［2018.11.3閲覧］
2) 宮城県がん・生殖医療ネットワーク. http://www.ob-gy.med.tohoku.ac.jp/miyagi-c_rt/index.html［2018.11.3閲覧］

（金澤麻衣子）

Q.2 挙児希望をいつ・どのように確認しますか？〜成人男性〜

　成人男性において、がんに対する放射線治療、化学療法を主とする薬物療法、外科的治療は、一過性あるいは永続的な無精子症や精子DNA損傷、不可逆的な射精障害・勃起障害を引き起こし、将来的に患者の妊孕性を損なう可能性をはらんでいる[1]。また精巣がんのように、がんという疾患そのものが妊孕性に影響を与える場合もある[2]。がんの存在ないしはがんの治療によって将来的な不妊となるリスクが生じる場合、挙児希望の確認は少なくともがんに対する治療が開始される前に行われなければならない。これから開始する治療によってどのように不妊に至る可能性があるのかを本人および家族に説明するとともに、成人男性においては精子凍結保存という妊孕性温存手段があることを説明する。

治療戦略と精子保存のタイミング

　がん種による差はあるものの、多くのがんにおいて生存率が劇的に向上した現在のがん治療においては、治療前から治療後のQOLを念頭に置いた戦略を練ることが必要となる。治療後のQOLという観点からは、特に生殖年齢の患者にとっては、がん治療によって損なわれる可能性のある妊孕性を温存することは重要な要素となる。患者としっかりとコミュニケーションをとり、現時点あるいは将来的に子どもを得たいという希望が少しでもあるようならば精子凍結保存を実施する。この際、将来凍結精子を用いる場合には人工授精あるいは体外受精、顕微授精といった生殖補助医療が必要となること、生殖補助医療による妊娠率や生産率、精子の凍結保存期間は精子の由来する本人が生存している期間に限られており、定期的に凍結継続の意思確認と本人生存の確認をとる必要性があることなどについて生殖医療従事者側から説明しておく必要がある。射精不能の男性や射出精液中に精子を認めない場合には精巣内精子採取術による精巣精子の凍結保存を行う。なお、思春期前の男児では精巣における精子形成が開始されていないため、精子凍結保存を行うことができない。残念ながら、思春期前若年男児においては現時点では確立された妊孕性温存手段は存在しないが、限られた施設においてのみ臨床研究という位置付けで精巣組織を凍結保存する方法が試みられている。

　米国臨床腫瘍学会（ASCO）の提唱する妊孕性温存ガイドラインでは、がん治療医は診断後、治療計画を策定する前までに、できる限り速やかに治療に伴う不妊リスクを評価して患者に情報提供することが推奨されている[3]。そして患者が妊孕性温存を希望した場合、あるいは妊孕性温存に対する態度を決めかねるような場合には生殖医療医に紹介することが推奨されている。

　代表的な泌尿器科がんとして精巣がんを例にとって解説する。精巣がんの治療の第一選択は患側精巣摘除であり、転移の有無にかかわらず通常は診断後に可及的速やかに手術が

施行される[4]。リンパ節転移あるいは遠隔臓器転移を認める場合には精巣摘除術後に化学療法を施行することとなるが、リンパ節転移や遠隔転移がなくても摘除検体の病理学的検索結果や腫瘍マーカーの値によっては術後補助化学療法を施行することもある[4]。また、後腹膜リンパ節転移に対しては放射線治療や後腹膜リンパ節郭清術が行われることもある[4]。精巣がんに対するシスプラチンをkey drugとする化学療法はASCOによる不妊リスク分類で中リスクに分類され、治療後に無精子症が遷延する可能性があると位置づけられている[3]。また、後腹膜リンパ節郭清術は術中下腹神経損傷による逆行性射精を主とする射精障害の原因となる[2]。このため、化学療法を施行する場合は化学療法によって無精子症が遷延し精子形成能が回復しないリスクが生じることを化学療法開始前に患者に説明し、将来的な挙児希望の確認を行い、化学療法施行前の精子凍結保存について検討する。後腹膜リンパ節郭清術をする場合も術前に射精障害のリスクについて説明し、挙児希望であれば神経温存術式を選択するとともに術前の精子凍結保存を行うのが望ましい。しかしながら、精巣がん患者では治療前から既に15%の症例で無精子症が存在することが報告されている[5]。精巣がん患者が無精子症の場合、摘除した精巣のがん以外の正常組織あるいは健側精巣からの精子採取について検討せねばならない。こうした背景から、筆者は精巣がん患者については診断後に速やかに精巣がん自体が無精子症のリスク因子であることを説明し、精巣摘除前に精液検査を行うようにしている。その際に将来的な挙児希望についても確認し、挙児希望がある場合、精液検査で精子を認めるようならば凍結保存を行い、無精子症であるならば精巣摘除術と同時に精巣内精子採取術を施行している。

引用・参考文献

1) 慎武ほか. 男性側生殖医療の立場からみたがん・生殖医療の現状と問題点. 癌の臨床. 63 (3), 2017, 203-9.
2) 慎武ほか. 精巣腫瘍患者の妊孕性. 癌と化学療法. 42 (3), 2015, 267-71.
3) Loren AW, et al; American Society of Clinical Oncology. Fertility preservation for patients with cancer: American Society of Clinical Oncology clinical practice guideline update. J Clin Oncol. 31 (19), 2013, 2500-10.
4) 日本泌尿器科学会編. 精巣腫瘍診療ガイドライン2015年版. 第2版. 東京, 金原出版, 2015, 112p.
5) Ragni G, et al. Sperm banking and rate of assisted reproduction treatment: insights from a 15-year cryopreservation program for male cancer patients. Cancer. 97 (7), 2003, 1624-9.

(慎 武)

Q.3 挙児希望をいつ・どのように確認しますか？〜小児〜

　一般に成人では生殖機能に決定的な影響が及ぶ前に挙児希望を確認しなければならないが、小児は性腺が未熟であり、腫瘍進行も急速なため、治療開始前の妊孕性温存は困難なことが多い。治療を選択するのは保護者であって、患児が腫瘍治療に際して挙児希望を確認されることは、現実的にはほとんどない。患児への説明は、直面する生命の危機が回避され腫瘍治療が一段落ついた後、患児の年齢や発達、心理状態を保護者と相談しながら考えるのが一般的である。その際、患児本人が治療選択の意思決定に参加していなくても、生殖機能への影響という結果を受け止めなければならない状況があることに十分配慮して、必要に応じて心理カウンセリングの場を設ける。

　ここでは、年代ごとに分類し、妊孕性温存や不妊治療について、それぞれに合った教育や意思確認の進め方についての当院での対応の一例を示す。

思春期前の患児

　この時期の患児の多くは、妊孕性温存療法の施行が困難なケースが多いが、治療による妊孕性低下や早期閉経のリスクが高いため、治療後から体の仕組みや疾患についての教育を進めていく必要がある。必要であれば家族との分離面談を行い、児の気持ちにも寄り添っていく。

●治療開始前または治療早期時点で不妊のリスクが高いと考える場合

　家族にあらかじめ説明した上で、希望があれば妊孕性温存療法について患児に対しても本人の理解できる範囲で話をする。患児の同意が得られた場合は妊孕性温存療法を実施する場合もある。治療後は年齢に合わせて身体や疾患、晩期合併症についての理解を深めてもらう。家族と説明時期を相談した上で、自身の病気や生殖、疾患と妊孕性との因果関係について（性腺機能不全、不妊リスクなど）の理解度を確認し、挙児希望の確認を本人に行う。

●治療開始前または治療早期時点で不妊リスクが低いと考える場合

　治療開始時に積極的には情報提供を行っていないことが多いが、妊孕性温存の希望があった場合は実現可能かを検討する。治療後は、やはり年齢に応じた情報提供と理解確認を進めていく。性腺機能不全や不妊のリスクもゼロではないので、きちんと理解を得た上で思春期以降にあらためて挙児希望の有無を確認する。

思春期以降の患児

　思春期は身体の成長が著しい一方、精神の成長はゆっくりで不安定な時期であるため、本人への意思確認がより大切となる。必要であれば家族との分離面談を取り入れる。

表 3-1 リスクに応じた対応

	治療開始前 or 開始時		治療終了後	
	不妊リスク大	リスク小	不妊リスク大	リスク小
幼児期〜思春期前	・妊孕性温存療法　卵巣組織あるいは卵子凍結保存 ・移植レジメや照射範囲への配慮		・身体・疾患・治療についての理解度の確認 ・晩期合併症に関する情報 ・合併症の評価	
思春期〜若年成人	・本人への説明（治療、不妊リスク） ・意思決定支援 ・妊孕性温存療法　卵巣組織凍結保存、精子凍結保存、未受精卵子凍結保存 ・移植レジメや照射範囲への配慮		・本人の理解度の確認と情報提供 　＊性腺機能不全、妊孕性への影響 　＊妊娠・出産の評価 　＊本人の決断の受容 ・心理的支援・人生設計 ・代替手段の情報	・情報提供 ・産婦人科との連携

●治療開始前または治療早期時点で不妊リスクが高いと考える場合

　患児、家族に希望を確認し、可能であれば妊孕性温存療法を実施する。この際、本人へ治療と不妊リスクの説明をきちんと行い、意思決定を支援することが重要である。

　治療後は本人の理解度の確認と情報提供がより重要となる。挙児希望を確認する場合は、自身の疾患、二次性徴や生殖、治療と妊孕性の因果関係（性腺機能・妊孕性の評価、妊娠・出産のリスク評価、不妊リスクなど）についての理解度を再度確認しながら本人に話をする。家族／患児の決断の受容に対して心理的支援や代替手段（不妊治療や特別養子縁組など）の提案なども必要に応じて行う。

●治療開始前または治療早期時点で不妊リスクが低いと考える場合

　治療開始時、本人や家族の希望があり、実現可能であれば妊孕性温存療法を実施してもらう。治療後は、身体や疾患、治療についての理解度を確認し、晩期合併症に関する情報提供（不妊リスクも含む）を行っていく。挙児希望を確認したのちは、妊娠・出産時の注意事項を説明することや、産婦人科と連携をとることも心がける。

　説明方法についてはこの限りではないが、治療選択時の児の意思決定への参加は成長発達に応じて変化していくこと、そして非常に繊細な問題であることから、常に保護者と相談しながらいっそうの配慮のもとに本人に話をする必要があり、患児の歩幅に合わせた柔軟な対応と正確な情報提供が大切である。

（木村由依）

Q.4 がん治療による生殖機能への影響をどのように説明しますか？

ニーズに沿った情報提供

がん治療による生殖機能への影響はがん治療に伴う合併症であり、有害事象の一つであるため、治療を計画している医師によって説明されなければならない。子宮がんや卵巣がん、精巣腫瘍のように外科的に生殖器の切除を伴う場合には、患者も生殖機能への影響を予測することが容易であり、医師からの治療方針の説明の際に話し合いになることも多いが、薬物療法や放射線治療の場合には、他の有害事象と並列で説明されても、患者は晩期障害までには考えが及ばないことが多い。加えて、がんの診断を受けたばかりの精神的に脆弱な状況において、若年患者は妊孕性への影響について説明を受けたとしても、多くの患者は説明の詳細について記憶が曖昧だったり、理解が不十分であったりする状況にあることを医療者は理解しなければならない。ゆえに、看護師や薬剤師は治療開始前に患者の理解度を確認しながら補足説明を行うことが求められる。

その際に気を付けたいのは、事前にがん治療を担当する医師とわが国で策定されたガイドラインなど[1,2]を用いながら、原疾患の状況や治療開始までの期間、治療開始後であればどのタイミングで妊孕性温存療法を試すことが可能かなどについて確認することである。さらに、どこまで情報提供するのを話し合い、共通理解を持った上で、患者に関わる医療者が一貫した情報提供を行う。情報提供時には、具体的に誰からどのような情報を提供したのか、その際の患者・家族の反応や今後の予定についてカルテ上で共有することも重要である。さらに、口頭だけではなく、パンフレットを用いたり、患者と家族が自宅に帰ってから適切な情報収集ができるように、より患者のニーズに沿った情報提供を行うことが求められる。

以下に情報提供する際に役立つリソースを紹介する（いずれも2019年2月現在の情報）。

情報提供に役立つリソース

1. 小冊子やパンフレット
   1. 乳がん 「乳がん治療にあたり将来の出産をご希望の患者さんへ」
      http://j-sfp.org/public_patient/breastcancer.pdf
   2. 造血幹細胞移植・造血器腫瘍
      「化学療法を受ける大切なあなたへそしてあなたの大切な人へ」
      （ファイザー株式会社協力）
   3. 「がん治療を開始するにあたって：将来お子さんを希望される男性患者さんへ」

http://www.j-sfp.org/ped/dl/cancer_treatment_brochure_m_jp.pdf
❹「がん治療を開始するにあたって〈抗がん剤編〉：将来お子さんを希望される女性患者さんへ」
http://www.j-sfp.org/ped/dl/cancer_treatment_brochure_f_jp.pdf

2. 患者と家族が安全に情報を得ることができるインターネット上のサイト
❶日本がん・生殖医療学会ホームページ　http://j-sfp.org/index.html
「一般・患者の皆さま」
妊孕性温存に関する基本的な情報を得ることができる。
❷「【改訂版】がん治療を始める前に！卵子・精子の凍結保存を考えてみませんか？」
https://www.youtube.com/watch?v=yK9bF1kRyXc&feature=youtu.be
動画にて妊孕性温存の実際を紹介している。
❸国立がん研究センターがん情報サービス　ganjoho.jp の一般の方向けサイト
https://ganjoho.jp/public/dia_tre/attention/fertility/index.html
⇒「診断・治療」⇒「治療を受けるとき注意したいこと」⇒「妊よう性」
❹日本造血細胞移植学会ホームページ「患者さんの情報」
https://www.jshct.com/modules/patient/index.php?content_id=2
⇒「6. 移植の実際－治療の準備」⇒「6-4. 妊孕性の温存」
⇒「10. 退院後の生活」⇒「10-6. 性的問題」
⇒「11. 移植の実際－晩期毒性－」⇒「11-8. 不妊」

3. 妊孕性に関する当事者の語り（当事者個人が提供するものを除く）や若年がん患者会を知ることができるサイト
❶日本がん・生殖医療学会ホームページ　http：//j-sfp.org/index.html
「患者ネットワーク」⇒「がんと『妊娠・出産』について知りたいあなたへ」
❷AYA ライフ　https://aya-life.jp/
（中外製薬株式会社提供、監修：国立がん研究センター中央病院・清水 研先生）
「AYA 世代の Q&A」⇒「妊よう性（子どもをつくる能力）についての悩み」
「恋愛や結婚についての悩み」
❸認定 NPO 法人 健康と病いの語り ディペックス・ジャパン
https://www.dipex-j.org/breast-cancer/
「乳がんの語り」⇒「生活」⇒「妊娠・出産への思い」

4. がん医療と妊娠の相談窓口
国立がん研究センター中央病院がん相談支援センター内

5. ガイドラインなど
❶日本癌治療学会編「小児、思春期・若年がん患者の妊孕性温存に関する診療ガイドライン 2017 年版」
❷日本がん・生殖医療学会編「乳がん患者の妊娠・出産と生殖医療に関する診療の手引き 2017 年版」

引用・参考文献

1) 日本癌治療学会編. 小児、思春期・若年がん患者の妊孕性温存に関する診療ガイドライン 2017 年版. 東京, 金原出版, 2017, 240p.
2) 日本がん・生殖医療学会編. 乳がん患者の妊娠・出産と生殖医療に関する診療の手引き 2017 年版. 東京, 金原出版, 2017, 224p.

（渡邊知映）

Q.5 がん治療前の妊孚性温存療法への意思決定をどのように支援しますか？
がん看護の立場から

意思決定支援における確認事項

　がん治療が開始される前に、妊孚性温存療法を行うかどうかの意思決定を医療者と話し合えたかどうかは、若年がん患者ががん治療に納得して向き合うことやがん治療後のサバイバーシップの中で自分の生き方を肯定する上で重要な意味を持つ。

　意思決定支援とはあくまでも、患者にとって選択した結果だけではなく、そのshared decision makingのプロセスそのものに意味があると考える。ゆえに、医療者ががん治療前の妊孚性温存療法について、単にそのような選択肢があることを伝えるだけでは意思決定支援は十分とは言えない。まず、がんの状態や治療計画、患者に適応される妊孚性温存療法の方法と身体的・経済的負担をはじめ、個々の患者が優先するものについて問題を焦点化していく必要がある。看護師は、情報を提供するばかりではなく、患者が自らのニーズを患者自身の言葉で医師と話し合うことができるように促す姿勢で関わることも重要である。例えば、具体的な質問項目を挙げることを提案したり、治療開始前に聞かなければならないことと治療開始後の経過の中で状況が変化するため、その都度話し合っていった方がよいことを整理したりする。

　成人の生殖年齢にあるがん患者に対して、妊孚性温存療法の意思決定において治療前に患者と医療者とが一緒に話し合っていく項目を右頁に挙げる。

　妊孚性温存療法への意思決定を支援する際には、医療者自身が自らの性や生殖医療、子どもを持つことに対するものの見方を認識した上で、医療者自身の価値観を患者や家族に押し付けていないかどうか常に自問することが大切である。

　特に、思春期や若年成人の未婚の患者が将来子どもを持つことや妊孚性温存療法について話したがらなかったり、今はそんなことを考えたくないといった場面に出会うと、どこまで医療者が介入するべきか悩むことは多い。しかし大切なことは、医療者がこうした方が患者にとって将来良いのではないかという価値観で選択肢を判断するのではなく、意思決定を行うそのプロセスを共有することであり、つらい状況で意思決定したことを承認する姿勢ではないだろうか。治療開始前には妊孚性の問題にまで向き合うことができなかったとしても、長い経過や治療後になって初めて直面したり、ケアニーズがわいたときにはいつでも相談に乗るといった窓口を開き続けることが求められる。さらに、つらいがんの治療を乗り越えようとしている若年患者が子どもを持つかどうかだけではなく、サバイバーシップの中で多様な価値を見出し、治療後の生き方に希望や自信を持つことができるような関わりが問われているのではないだろうか。

成人がん患者に対する妊孕性温存療法の意思決定支援において
話し合うべき事項

1. 原疾患と生殖機能に関すること
☐ 組織検査の病理や画像検査の結果から予定される治療内容
　　薬物療法・放射線治療の予定（内容・開始時期・期間・術前か術後か）
☐ 治療内容から考えられる生殖機能への影響
☐ 原疾患の再発率
☐ 治療に伴う性機能障害
☐ 薬物治療中の避妊の必要性
☐ 遺伝性腫瘍の可能性
☐ あくまでもがん治療が優先されることの共通理解

2. 妊孕性温存療法の選択に関すること
☐ 現在の月経の状況（女性）
☐ マスターベーションの経験（男性）
☐ 手術や原疾患の影響による射精障害や勃起障害が起こっていないか（男性）
☐ がん治療後に子どもを持つことの希望
☐ パートナーの有無
☐ パートナーや家族の意向
☐ 診断時年齢と治療終了時年齢の自然妊娠による生児獲得率
☐ 妊孕性温存療法の選択肢と生児獲得率
☐ 妊孕性温存療法のアクセス方法と費用
☐ 妊孕性温存療法に伴う期間、身体的侵襲と原疾患への影響
☐ 原疾患の治療計画において妊孕性温存療法が推奨されるタイミング
☐ がん治療後に妊娠に至る方法・タイミング

（渡邊知映）

Q.6 がん治療前の妊孕性温存療法への意思決定をどのように支援しますか？
生殖看護の立場から

　がん治療前に妊孕性温存療法を受けるため生殖医療機関を受診した女性や男性、あるいは母親に連れてこられた子どもに対し、意思決定を支援するために何から始めたらよいだろうか。図6-1は、意思決定支援の構成要素と時間的な流れを表現したものである[1]。がん治療に伴い妊孕性温存療法を受けなければならない問題状況が発生し、がん治療医の紹介で生殖医療機関を受診する。そこで看護師は患者と共にその状況を認識し、意思決定に必要な知識と情報の提供（ディシジョンエイド）や決め方を案内（ディシジョンガイド）し、患者と意思決定のプロセスを共有しながら決定を支持し続けることが大切である。

受診目的を明確化

　生殖医療医から妊孕性温存療法に関する具体的な情報を提供してもらい実施を相談するつもりで来たのか、現在の状況で妊孕性温存療法を行えるか検査に来たのか、すでに実施を決心し女性であれば今後のスケジュールを調整するつもりで来たのか、男性であれば早速採精して凍結保存するために来たのかなど受診目的はさまざまである。初診時の問診では、受診目的を明確にした上で、その心理状況に配慮しながら進める必要がある。

がん患者の準備状況の把握

　がん治療医から妊孕性温存療法についてどのような説明を受けているのか確認する。そのやりとりを通し、がんの宣告時に混乱した中で妊孕性への影響や温存療法の話がどこまで記憶に残っており、その状況をどう思っているかも把握可能となる。また、インターネ

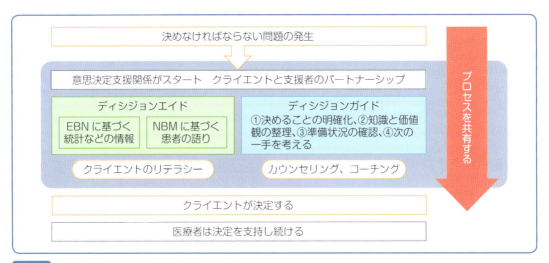

図6-1　意思決定支援（ディシジョンサポート）

［有森直子．生殖看護と意思決定支援．日本生殖看護学会誌．15（1），2018，55-7 より転載］

ットなどから情報収集している場合もあるので、その内容と妥当性も判断できる。そして、妊孕性温存療法に対しどうしたいのか、家族はどう言っているのか、その意向を自身はどう思っているのかなども確認する。それによって、意思決定の準備状況が把握できる。しかし、まだ十分準備が整っていないようであれば意思決定を見送ることも提案する。

妊孕性温存療法に伴う情報の提供

　生殖医療医からの説明の際には同席し、表情を観察しながら、適宜声かけするなど緊張を緩和するよう配慮する。その後、医師の説明に対する理解度を確認しながら、患者の視点で今後の生活に関連する情報を提供する。例えば、胚（受精卵）や未受精卵子の凍結保存であれば、採卵までのスケジュールやその間の日常生活の過ごし方、精子の凍結保存であれば、採精方法を説明する。加えて、凍結期間中の管理、がん完治後に妊娠を考えたときの不妊治療の方法などについてである。なお、これらの説明内容をがん患者専用のリーフレットにまとめ、配布できるとよい。

妊娠に関連する現実に対峙してもらうための情報提供

　妊孕性温存療法は胚（受精卵）や配偶子などを凍結保存して終わりではない。その後、妊娠を考えたときの不妊治療の実施、そして妊娠・出産まで引き継がれる。したがって、妊孕性温存療法の意思決定の際に、妊娠に関連する情報提供も重要となる。例えば、既婚女性で胚（受精卵）を凍結保存する場合、妊娠するためには胚移植が必要であり、その際、現在のパートナーとの胚（受精卵）が用いられる。未婚女性で未受精卵子を凍結する場合は、そのときのパートナーの精子を使って体外受精・胚移植を行う。一方、精子を凍結保存する場合、人工授精や IVF-ET が必要となり、パートナーの女性が不妊治療の対象となる。したがって、現在未婚の場合は、そのことをパートナーに理解してもらうことが必要であることも説明する。

　また、情報提供の際は EBM/EBN が重要となる。がん患者にとって妊孕性温存療法は「希望をかなえてくれる」ものであり、がんが完治すれば「すぐ妊娠できる」「必ず妊娠できる」というイメージをいだきやすい。しかし、女性の年齢は妊娠予後を大きく規定する大きな要因となる[2]。そのため、女性がん患者の場合、年齢に合わせた妊娠率や生産率、流産率のデータ（第3章1の図1-1）を提示することで、過度な期待を修正し、正しく理解できるよう支援することが必要である。

　以上のように、妊孕性温存療法は一度の意思決定で終わらず、その後に何度も意思決定を迫られる場面に遭遇する。したがって、最初にどれだけ先を見通した意思決定ができるかが今後の意思決定を左右することを看護師は意識して支援することが重要である。

引用・参考文献
1) 有森直子. 生殖看護と意思決定支援. 日本生殖看護学会誌. 15 (1), 2018, 55-7.
2) 日本生殖医学会編. "不妊治療のアルゴリズム". 生殖医療の必修知識. 東京, 日本生殖医学会, 2014, 155-9.

（野澤美江子）

Q.7 患者とパートナーや親の意向が異なる場合にはどのように支援しますか？

多くの若年がん患者は、がんの治療後に子どもを持ちたいと思っている。しかし、本人とパートナーや家族の妊孕性温存に対する意向が異なり、葛藤が生じることもある。妊孕性温存は、がん治療後の人生、子育て、家族形成に大きく関わる問題であり、本人のみならず、パートナーや家族の意向を含めた意思決定が必要である。

患者とパートナーや家族の意向の確認

妊孕性温存は、患者が希望する場合と、本人の希望はないが、パートナーや家族が希望している場合とがある。生殖外来を受診する患者とパートナーや家族に対し、妊孕性温存への希望や意向をそれぞれ聴いて確認する。受診時、本人のみが来院している場合もあるため、パートナーや家族の意向も記載できる欄を設けた妊孕性温存のための専用の問診票を作成しておくとよい。患者の年齢、性別、がんの種類、ステージや部位、治療方針、治療開始時期、結婚やパートナーの有無などによって実施可能な条件が異なる。

未婚でパートナーがいない場合、パートナーがいるが結婚予定がない場合、結婚予定のパートナーがいる場合と、既婚で子どもがいない場合、子どもがいる場合などによって、誰が、どの時期に、どんな妊孕性温存を希望しているか、それぞれ違いがある。また本人のみならず、それぞれのパートナーの状況によっても違うため、がん治療後の妊娠・出産、子どもを持つということをどう考えているのか、そのために必要な生殖医療についての受け止めや理解度はどうか、メリット・デメリットを含めて理解しているかという視点で、患者とパートナーと家族のそれぞれから意向や気持ちを聴くことが大切である。

意向を受け止め、互いによく話し合うことを勧める

がんの診断後は、提供された知識や情報が正しく整理されてないことがある。例えば、患者の病状から妊孕性温存を選択できる状況だとしても、パートナーや家族は、"がん＝死"のイメージが払拭できず、「体外受精の方法がわからないことの不安」「本来は自然な妊娠に医療が介入するなんて」と妊孕性温存に否定的になり、患者にがん治療を優先して欲しいと思うことがある。一番身近なパートナーや家族との意見の相違は、患者の意思決定の遅れ、さらにはがん治療の遅れにつながりかねない。同じく、患者の病状から再発する可能性は限りなく低い場合でも、「がん治療後に妊娠して再発や転移をしたら、家族に迷惑がかかる」「がん治療後に月経が戻るのを待って自然に任せたい」「がんへの影響が怖いから排卵誘発剤を使いたくない」という感情を抱いて、気持ちが揺らぐことがあることを理解して関わる。医療者は、それぞれの意向や希望についてよく話を聴き、受け止

めて、お互いの希望を話し合いながら尊重し合い、納得した選択ができるようサポートや整理を行っていく。

意向の違いがどこにあるのか整理する

妊孕性温存に関する患者とパートナーや家族の意向の相違は、以下のような不安や迷いと抵抗感から起こりやすい。

①体外受精や生殖医療に関する、医学的な知識不足による漠然とした不安や混乱
②自然な妊娠ではない、生殖医療を経ての妊娠への抵抗
③生殖医療で先天異常児や障害児が生まれる心配
④妊孕性温存をすることで、がん治療の開始が遅れることへの危惧
⑤排卵誘発剤の使用や副作用による身体やがんへ悪影響を及ぼす不安
⑥体外受精による妊娠・出産までの成功率の低さ、必ず妊娠・出産に至るという保証がないこと
⑦卵巣組織凍結保存の場合、がん種によってはがん細胞の再移植となる可能性があること
⑧採卵や手術による痛みを伴うこと、傷が残ることなど身体への侵襲を伴うこと
⑨内分泌療法を中断して妊孕性温存治療をした場合のがんの再発の心配

このような医学的な問題や倫理的な抵抗感を持ち、葛藤が生じていることを看護職は理解し、思考を整理することが求められる。

情報を整理し、意思決定を支える

がん患者とパートナーや家族にとって、生殖機能に影響を及ぼす治療を受ける前に希望した妊孕性温存が叶えば、その後のがん治療への闘病意欲へとつながるだろう。しかし、がんと妊孕性の問題が同時に発生し、精神的な混乱や危機的な状況の中で生殖医療について正しく理解することは容易ではない。妊孕性温存に対して、思い込みや間違った認識がある場合には、正確な情報を伝えて誤解を解くようにして、必要時は医師から専門的な説明を受けられるよう配慮する。医療者は、患者とパートナーや家族の話を聴いて、情報を整理し、お互いの価値観や何を大切にしているのかを話し合いを持ち、意向を尊重しつつ、十分に納得した上で意思決定ができるように支援することが必要である。

引用・参考文献

1) 久保春海編. 不妊カウンセリングマニュアル. 東京, メジカルビュー社, 2001, 318p.

（中村　希）

Q.8 がん治療と生殖医療との連携をどのようにとっていきますか？

地域医療機関連携体制の構築

　がん治療と生殖医療との連携は、患者のがん治療後のQOLを見据えつつ、がん治療が予定通り行えるよう診断から治療開始までの短い期間の中で妊孕性温存に関する情報提供を患者にスムーズに行い、生殖医療医がいる専門科の受診が治療開始までに行えるように調整することが重要となる。

　しかし、がん治療医は患者に生殖機能の低下などに関する説明はできても、具体的な妊孕性温存方法について十分な情報提供が行えていないという実態があり、さまざまなスタイルのサポートが必要とされる。この一つが地域医療機関連携体制の構築である。

　各自治体による取り組みが行われているほか、各医療機関が個々で連携を取りながら、がん治療と生殖医療を並行して実施する医療機関も増えている。

　がん研究会有明病院では、2017年に妊孕性温存ワーキンググループ（以下WG）が発足し、院内のがん治療と生殖医療との連携、院外との連携などについて検討を重ねている。2019年度からはWGから発展し、サバイバーシップを支援する部門の一つとして活動予定であるが、現時点では、医師、看護師、薬剤師、事務員などでメンバーが構成されており、院内のマニュアル整備やケースカンファレンス、意識調査、勉強会などを実施している。妊孕性温存に関して相談したいケースはWGメンバーに連絡が入り、WGの定例会でカンファレンスを行うが、早急に対応が必要な場合は臨時でカンファレンスを開き、検討結果を報告している。相談内容によっては当院の生殖医療を行っている医師が他院の生殖医療機関と連携をとる前に一部検査の実施や説明を行った上で他院の生殖医療機関と連携をとる場合もある。

　このように各施設の生殖医療体制によって院内で対応できる場合と他院と連携しながらの対応が必要な場合とがあり、院内・院外の連携が必要となる。

がん治療医療機関での院内の連携

　がん治療と生殖医療に携わる職種はがん治療医、生殖医療医、看護師、心理職、薬剤師、MSW、放射線治療医、放射線治療技師、がん相談支援センター相談員と幅広い。生殖可能年齢であれば、各専門職種が初診時の段階から妊孕性温存への希望を聞き、がん治療医と生殖医療医とが情報共有を行い、がん治療に速やかに向かえるよう妊孕性温存に必要な検査などが行える協力体制を構築することが重要である。生殖医療医が対応可能な日時や窓口の確認といった相談方法の確立について各専門職種を交えて話し合い、生殖医療医を交えた多職種カンファレンスや症例検討などを行うことで、より相談しやすい関係性が築け、連携が円滑となる。

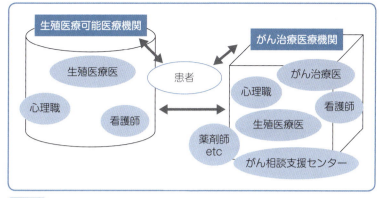

図 8-1　患者を中心にした職種・医療機関のスムーズな連携

他施設との連携・相談・調整

　がん治療を専門とする施設によっては患者が希望する妊孕性温存方法が行えない、もしくは妊娠から分娩までのサポート体制が取れない場合もある。このような場合、生殖医療機関との連携時に必要となる情報としては、がんの状態、生命予後、再発リスク、治療経過や予定されるがん治療、治療開始予定日、治療開始が最大どのくらいまで遅延することが容認されるか、妊孕性温存に対する期待度などがある。また、生殖医療機関からは、生殖医療機関受診時の説明内容、説明時の患者の反応や理解された内容などの情報が紹介元に伝わると、その後の相談や調整も円滑となる。医療機関によって必要とする情報提供が異なるため、医療機関ごとに必要とする情報を整理しておくことが望ましい。

がん相談支援センターの役割と連携

　地域医療連携の役割の中で、がんと生殖に関する問い合わせ窓口としてがん相談支援センターが中心的な役割を担う自治体もある。患者は妊孕性温存について迷ったときや情報提供を求めたときに相談に来る場合も多く、主治医より早く患者の希望などを聞くこともある。妊孕性に関してセカンドオピニオンが可能な医師や医療機関を紹介したり、妊孕性を温存するか否かについてもがん治療との兼ね合いを考えながら患者と共に考え、意思決定支援を行うなど多様な役割を担っており、がん相談支援センターの役割を活かした各医療機関の連携が期待される。

引用・参考文献

1) 日本癌治療学会編. 小児、思春期・若年がん患者の妊孕性温存に関する診療ガイドライン 2017 年版. 東京, 金原出版, 2017, 22.
2) 日本がん・生殖医療学会. http://j-sfp.org/ [2018.10.19 閲覧]

（大友陽子）

Q.9 がん治療終了後、挙児希望があるが自然妊娠が難しい女性をどのように支援しますか？

女性の場合の選択肢

卵胞発育があり、自然排卵が確認できた場合は自然妊娠も考慮することができる。しかし、卵胞発育がないなど卵巣予備能が低下している場合には、生殖医療施設での生殖補助医療（ART）が必要となる可能性もある。

がん患者から原疾患治療終了後に挙児希望があった場合、まず現状把握のために生殖医療施設を受診して相談し、検査を受けることを勧める。実際に生殖医療施設を訪れる患者の妊孕性に関する具体的な相談内容は、「月経が回復しない」「痛みが強く性交ができない」「妊娠できるか心配」「がん治療が子どもの健康に影響を与えないか」などさまざまである。医療者は、その相談内容やがん治療の経過を詳細に聞き情報収集に努める。また妊孕性に関する検査結果から状況に応じた情報提供を行い、患者自身が意思決定できるように支援を行う。その際、がん治療による手術や化学療法、放射線治療などによる影響で卵巣や精巣など生殖機能の低下または喪失が起こっている可能性があることを想定し、患者に注意深く対応する必要がある。

また患者が40歳以上の場合、ARTを実施しても年齢の上昇による妊娠率低下や流産率の上昇のため、出産率が低下する現状を情報提供し、過剰な期待を抱かせないような配慮も必要である[1]。さらに高年齢出産の場合は、周産期合併症率の上昇や子育てに必要な体力低下、親の介護と重なるなどの問題も勘案して説明するべきである。さらに、卵巣予備能が著しく低下し生殖医療を行っても卵子の発育が望めない場合は、自己卵子での妊娠は難しいと判断し、第三者からの卵子提供や特別養子縁組、子どもを持たないことなどの選択肢について情報提供を行う。

卵巣機能不全と診断された事例

A氏、女性、36歳の未婚時に右乳がん（トリプルネガティブ）と診断を受ける。ER陰性、PgR陰性、HER2陰性、Ki-67高値であり、術前化学療法を半年間実施後に右乳房全摘手術、その後に放射線治療（25回）を終了し完治と診断された。しかし、化学療法後から無月経の状態が続いていた。39歳で結婚し、挙児希望にてB産婦人科受診した。血液検査結果ではFSH 40mIU/mL、超音波検査では卵巣が委縮し胞状卵胞が認められないため、医師から医原性の早期卵巣機能不全で自然妊娠は難しいとの説明を受けた。本人の挙児希望は強く、C不妊治療専門クリニックへセカンドオピニオンのために紹介状を持参し受診した。

C施設にて診察後、医師より超音波所見およびFSH値から、B施設同様に医原性の早期卵巣機能不全と診断を受ける。今後の選択肢として、①ARTを実施しても卵胞発育の可能性は低いが実施する、②卵子提供を受ける、③特別養子縁組をする、④夫婦二人の生

表9-1　がん治療後患者の挙児希望の選択肢と相談施設

妊孕性	残存	廃絶	
選択肢	一般不妊治療、高度生殖補助医療	卵子提供	特別養子縁組
相談施設	生殖補助医療施設	JISART、OD-NET、海外卵子提供エージェンシー	児童相談所、養子縁組あっせん団体

JISART：Japanese Institution for Standardizing Assisted Reproductive Technology（日本生殖補助医療標準化機関）、OD-NET：Oncyte Donation NETwork（卵子提供登録支援団体）

活、を提案した。

●診察後の看護師との面談

A氏：「治療を始めるときに子どもの希望を聞かれたが、そのときは独身で、がんの治療のことで頭がいっぱいだった。妊娠しづらくなることは言っていなかった。がんが治って夫と結婚して、やっと小さい頃から夢見ていた幸せな家族になれると思っていたのに…」

夫：「つらい治療を一生懸命頑張って、やっと乗り越えたのです。妻の夢を叶えてあげたいけど、本当に妊娠できないでしょうか？」

●看護支援

①感情表出を支援し、思いを整理する。

　個人情報を守秘することを約束し、どのような感情も表出してもよいことを伝え、個室にて夫婦または夫婦別々に面談する。十分な感情表出ができるよう共感の姿勢で傾聴しながら、思いを整理できるよう関わる。

②喪失による悲嘆体験過程に寄り添う。

　がん治療や妊孕性の検査結果に伴うさまざまな喪失体験過程を看護師と共に振り返る。

③今後の選択肢について正確な情報を提供し、夫婦およびA氏の価値観やニーズを踏まえた意思決定が行えるよう「オタワ個人意思決定ガイド2015版」を参考に支援する[2]。

(1) 意思決定すべきこと（挙児を希望するのかしないのか）を明確にする。

(2) 誰と決めるのか（夫婦二人なのか、医療者のサポートが必要か）を明確にする。

(3) 真のニーズは何か（夫婦の遺伝子を受け継ぐ子どもか、子どもの養育か）を明確にする。

(4) 選択肢を比較した上での意思決定を支援し、表9-1の相談施設と連携してその後の決定を支援する。

④パートナーシップの再構築に向けて支援する。

　夫婦が真のニーズに添って意思決定したどのような内容も尊重し、自己の家族像を再構築できるためには、夫婦のパートナーシップを支える支援が必要となる。A氏が、がんに罹患したことで妻としての役割が果たせないことに後ろめたさを感じていたり夫に心配や迷惑をかけていると思うことで、互いの思いを話し合う機会が少なくなる可能性がある。本人はもちろん家族と共に医療者も、がんの再発の不安やその後の家族像や人生についても一緒に考え、継続的な支援を行っていけることを説明し、夫婦間で互いを思いやる言葉かけや思いを共有できるコミュニケーションを図る支援が重要である。

引用・参考文献

1) 日本産科婦人科学会. ARTデータブック2016. https://plaza.umin.ac.jp/~jsog-art/ [2019.2.5閲覧]
2) オタワ個人意思決定ガイド2015版. http://narimori2.jpn.org/decisionaid/public/ [2019.2.5閲覧]

（小松原千暁）

Q.10 小児がん経験者の長期的な健康管理をどのように支援しますか？～女性～

小児がん経験者の晩期合併症

近年、がんの治療成績の向上に伴い、小児がん経験者（childhood cancer survivor；CCS）が増加している。がんの治療に関連した合併症または疾患そのものによる後遺症などを晩期合併症（late effect）と呼ぶ。CCSにはさまざまな身体的・精神心理的・社会的な問題の生じる可能性がある。内分泌異常の合併頻度が高く[1]、とりわけ生殖機能異常はQOLに関わる重要な問題である[2]。晩期合併症の頻度は年々増加するため、長期フォローアップが必要であるが、進学や就職・転居などを契機にフォローアップが途切れてしまい、妊孕性低下を含む成人期の合併症に対する適切な診療を受けていない症例が散見される。

がん治療後の卵巣機能異常

抗がん剤や放射線治療、外科治療、ホルモン療法は性腺機能に影響を及ぼすリスクがある。高用量のアルキル化薬、造血幹細胞移植の移植前処置による全身照射や大量ブスルファン投与などは卵巣機能障害のリスクが高いため、妊孕性温存療法について検討することが望ましい[3,4]。

小児は思春期になると下垂体からゴナドトロピンのパルス状分泌が始まり、性腺（精巣・卵巣）から性ホルモンが分泌されることで身体に二次性徴が出現し、生殖能力を獲得していく。思春期前にがんの治療を受けた場合、思春期にかけて徐々に性腺機能異常が明らかとなることがある。また乳腺組織への照射による乳房低形成や、骨盤部への照射による子宮発育障害のリスクもある。

日本小児がん研究グループ（JPLSG）長期フォローアップ委員会による「小児がん治療後の長期フォローアップガイドライン」、日本小児内分泌学会CCS委員会による「小児がん経験者（CCS）のための医師向けフォローアップガイド」、日本造血細胞移植学会のホームページなど国内にはさまざまな情報リソースがある。一方海外ではChildren's Oncology Groupの長期フォローアップガイドラインが有名で、性腺機能異常を含む晩期合併症の包括的な情報を掲載している[5]。このように国ごとに異なるフォローアップガイドラインの調和を図るためにハーモナイゼーショングループが結成され、CCS女性の早発卵巣不全のガイドラインが発表された[6]。CCSが二次性徴未発来や停止、無月経の場合は産婦人科医へ紹介されるが、患者自身にはがん治療による性腺障害や不妊リスクについて説明されていない場合があり、理解度および心理面に十分配慮して対応する必要がある。

フォローアップにおける評価方法

初経年齢および月経の状況について問診し、乳房発育（Tanner stage）、身長・体重、成長率、骨年齢を評価する。ゴナドトロ

表10-1 CCSの晩期合併症と問題点

- 成長障害（低身長）
- 下垂体機能低下症
- 甲状腺機能異常、結節・腫瘍
- 副腎皮質機能低下症
- 高プロラクチン血症
- 中枢性尿崩症
- 肥満、やせ
- 耐糖能異常・脂質異常症、高血圧
- 骨代謝の異常
- 思春期早発症
- 性腺機能低下症
- 妊孕性低下・不妊
- 心血管系の異常
- 呼吸器の異常
- 腎・尿路の異常
- 消化器の異常
- 眼科的異常
- 耳鼻科的異常
- 歯牙・口腔の異常
- 筋・骨格の異常
- 皮膚の異常
- 免疫系の異常
- 神経・認知面の問題
- 精神・心理面の問題
- 教育・社会面の問題
- 原病再発・二次がん

ピン（FSH、LH）とエストラジオールを測定する。性ホルモンは月経周期の影響を受けるため、月経開始日を確認する。思春期の発来前や下垂体機能異常ではFSH高値を示さず、卵巣機能異常が見逃される場合があることに留意する。血清抗ミュラー管ホルモン（anti-Müllerian hormone；AMH、保険未収載）は卵巣予備能の指標として小児においても有用である。超音波検査で子宮・卵巣の画像評価を行う。卵巣の大きさや胞状卵胞数を評価するが、小児は経腟エコーが困難なため、経腹的（経直腸的）アプローチを考慮する。

CCSの妊娠・分娩

　CCS女性が挙児を希望した場合、がん治療の妊孕性への影響について個別に検討する。一般に成人がん患者では、身体の回復に要する時間と再発リスクや生殖細胞への影響に配慮し、がん治療後から妊娠許可までは時間をあけるよう指導される。一方、小児期に治療を受けたCCSは挙児を考えるまでに長期間あり、病歴やリスクについて患者自身が十分把握していない場合が多い。CCS女性の妊娠では晩期の再発リスクのみならず、がん治療による合併症（アントラサイクイン心筋症など）に配慮し、ヘルスケアプロバイダー（産婦人科医、腫瘍医、内分泌医など）が情報を共有して、リスクに応じたフォローアップを分娩まで行う。

引用・参考文献

1) Chemaitilly W, et al. Endocrine Late Effects in Childhood Cancer Survivors. J Clin Oncol. 36 (21), 2018, 2153-9.
2) van Dorp W, et al. Reproductive Function and Outcomes in Female Survivors of Childhood, Adolescent, and Young Adult Cancer: A Review. J Clin Oncol. 36 (21), 2018, 2169-80.
3) Loren AW, et al; American Society of Clinical Oncology. Fertility preservation for patients with cancer: American Society of Clinical Oncology clinical practice guideline update. J Clin Oncol. 31 (19), 2013, 2500-10.
4) Oktay K, et al. Fertility Preservation in Patients With Cancer: ASCO Clinical Practice Guideline Update. J Clin Oncol. 36 (19), 2018, 1994-2001.
5) Children's Oncology Group. Long-Term Follow-Up Guidelines for Survivors of Childhood, Adolescent, and Young Adult Cancers, Version 4.0. http://www.survivorshipguidelines.org ［2018.10.19閲覧］
6) van Dorp W, et al. Recommendations for Premature Ovarian Insufficiency Surveillance for Female Survivors of Childhood, Adolescent, and Young Adult Cancer: A Report From the International Late Effects of Childhood Cancer Guideline Harmonization Group in Collaboration With the PanCareSurFup Consortium. J Clin Oncol. 34 (28), 2016, 3440-50.

（三善陽子）

Q.11 小児がん経験者の長期的な健康管理をどのように支援しますか？〜男性〜

CCS の晩期合併症

　小児がんの治療成績は近年大きく向上している。しかしその一方で、患者（児）が発育途中であり生存期間も長期にわたるため、時間が経つにつれがんの影響や薬物療法・放射線治療などの治療の影響が生じることがある（晩期合併症〔晩期障害〕）。がんを治療したのち、がん再発のフォローと晩期合併症対策に留意する必要がある。主な晩期合併症として内分泌異常や成長発達の異常、中枢神経系の異常、臓器異常、続発腫瘍（二次がん）などがある[1]。晩期合併症の発生率、頻度は疾患・治療と治療時の年齢が関与する。各疾患のフォローアップや晩期合併症対策については成書にゆずり、ここでは男性小児がん経験者（childhood cancer survivor；CCS）の妊孕性に関する問題点を中心に述べたい。

男性 CCS の妊孕性・性機能に関する問題点

　図 11-1 に精子形成（spermatogenesis）の流れを示す。精細管基底膜上に存在する精祖細胞は増殖を行い、減数分裂・分化によって精子となる。type A 精祖細胞は抗がん剤や放射線などの影響を最も強く受けるとされる。よって抗がん剤治療後の精子の回復は治療後に type A の精祖細胞がどの程度残っているかに依存する。精子形成前の男児においても若干の差異はあると思われるが、その根本は変わらない。小児がんにおける抗がん剤・放射線治療による造精機能障害の程度については、米国臨床腫瘍学会（ASCO）がリスク分類を公表している。「治療後一般的に無精子症が遷延する」ハイリスク治療は成人において無精子症になる可能性が高いが、「治療後無精子症が遷延・永続することがある」中程度のリスクの治療も繰り返して行われた場合には無精子症に至る可能性もある[2]。また造精機能が低下・消失しているだけでなく、テストステロン分泌能も低下し、貧血・筋力低下などを来す場合もある。また海外のデータでは、男性 CCS は同じ年齢の健常男性と比較し性機能障害、性的な魅力の低さを訴える割合が高いとされている[3]。

男性 CCS の妊孕性・性機能に関するフォローアップ

　妊孕性に関するフォローでは、可能な限り造精機能の回復をみるためにも定期的な精液検査を勧めたい。無精子症が遷延する治療もあるが、多くの治療では治療後に造精機能が回復し、精子の DNA 損傷率や異数性の頻度も低下するとされている。精子が保存されている場合には精子凍結保存期間を更新するために外来通院が必要になるので、その際に検査を行える。また精子凍結保存時よりも精液所見がよく、治療からある程度の年数が経過している場合（文献上は 12〜24 カ月としているものが多い）[4]には凍結精子の破棄も検

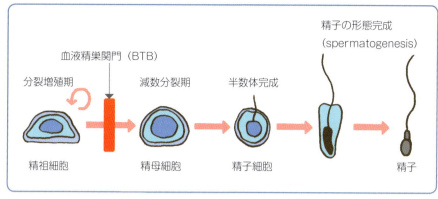

図 11-1　精子形成（spermatogenesis）

討することができ、患者の負担も軽減できる。一方で精子を保存しなかった患者では通院を勧めるといったことは現状ではほとんどない。生殖医療に精通した泌尿器科医への受診を勧めるのが理想だが、近年はスマートフォンでも精液検査が可能であるため、まず自己チェックを行う方法もある。無精子症が遷延している場合、挙児希望がある場合には精巣内精子採取術（testicular sperm extraction；TESE）を施行することも可能であるが、その回収率は Shin らの報告によれば 47％である[5]。

治療後の性機能として、前述した通り海外のデータになるが、男性 CCS は性機能障害、性的な魅力の低さを訴える割合が高い。また恋人関係が終了したときの心理的苦痛が同年代・同じ性別の対照群と比べて有意に高い、診断時以来デートの経験がない、といった報告も見られる。一方で医療者もこれら患者のセクシュアリティに関する知識不足、話すことの心地悪さを感じており、十分な情報提供・支援ができないことが多い。海外ではこのような情報発信・支援リソースなども用意されており[3]、わが国でもこの問題に関する調査や支援ツールなどの開発が待たれる。

引用・参考文献

1) 国立がん研究センター小児がん情報サービス．長期フォローアップと晩期合併症．https://ganjoho.jp/child/support/aftercare/aftercare02.html［2018.9.24 閲覧］
2) Loren AW, et al; American Society of Clinical Oncology. Fertility preservation for patients with cancer: American Society of Clinical Oncology clinical practice guideline update. J Clin Oncol. 31 (19), 2013, 2500-10.
3) 土屋雅子，高島都．"小児，AYA 世代のがんサバイバーが抱えるセクシュアリティの問題は？"．がん・生殖医療ハンドブック．大阪，メディカ出版，2017, 20-4.
4) Rives N, et al. Sperm aneuploidy after testicular cancer treatment: data from a prospective multicenter study performed within the French Centre d'Étude et de Conservation des Oeufs et du Sperme network. Fertil Steril. 107 (3), 2017, 580-8.
5) Shin T, et al. Microdissection testicular sperm extraction in Japanese patients with persistent azoospermia after chemotherapy. Int J Clin Oncol. 21 (6), 2016, 1167-71.

（湯村　寧）

Q.12 がん治療後のライフイベント（恋愛・結婚）をどのように支援しますか？

ライフイベントへの影響

AYA世代のがん患者や小児期にがんに罹患したサバイバーにおいて、恋愛や結婚といったライフイベントへの影響について考えていく。

清水らの研究によると、AYA世代がん患者の約3割が恋愛やセックスに対して治療中に相談したかったと回答しており、実際に相談できなかったUnmet Need（アンメットニーズ）として高い課題であったことを指摘している[1]。さらに、海外の大規模な調査では、治療終了後1年を経ても59％のAYA世代のがん患者が身体的な外見上の問題を感じ、49％が何らかの性機能やパートナーとの親密性に問題を感じていることを報告している[2]。

筆者は若年乳がん患者会を主宰しているが、未婚者にとっては、新たな出会いの中でどのように乳がんに罹患した経験を伝えればよいのかは、とても関心の高い話題であり、特に若年者からは、がんを経験したことによって恋愛に対して消極的になったと多く語られる。その一方で、がんを経験したのちに、新たな恋愛を楽しみ、結婚する女性も多くいる。

ライフスタイルに合わせた支援

AYA世代のがん患者がパートナーと出会い新たな関係性を築く中で、がんの経験を伝えることに抵抗を感じる背景はさまざまであり、「がんという病気が持つネガティブなイメージ」「がんやがん治療によって外見上や身体的に問題を抱えていること」「将来の妊孕性に対する不確実性」などがある。そして、がんの経験を打ち明けることによって相手の眼差しが変わってしまうことへの恐怖を感じている。

がんの経験を新たな出会いの中でパートナーにいつ伝えるべきかという問いに対して、がん患者のセクシュアリティの研究者であるShoverは著書の中で、「結婚式の前の晩ではなく、2人の関係が深まり始めた時期にがんについては話し合うのが理想的だ」と述べている[3]。この問いに対して正しい答えなどないが、病気以外でも人と人とが理解し合うためには時間やプロセスが必要であり、互いのことをよく知らないうちに焦って伝えるよりも、相手に信頼や友情を感じはじめ、相手も人として自分のことを理解しようとしていると感じるときが適切な時期なのかもしれないと考える。そして、がんの経験を伝える際には、相手が持っているがんという病気に対するイメージはそれぞれであるため、できるだけ自分の経験や配慮してほしいことなどを自分の言葉で伝えることが大切である。

AYA世代のがん患者が感じているこのような不安は、自分自身の性的魅力を過小評価していたり、がんと共に生きる自分自身に対して肯定的になることができていないことに

起因していることもある。恋愛やセクシュアリティに関する問題について患者が医療者に話すことを躊躇しがちなため、医療者は、がんやがん治療によって外見上や身体的に問題を抱えていないか、それらによって社会的生活の中で困っていることや悩んでいることがないかを聞きながら、一人ひとりのライフスタイルに合わせた支援を行うことが求められる。

将来子どもを持つことが難しい可能性があることから、相手や相手の親に対して申し訳なさを感じて結婚に対して消極的になる女性もいる。一方で、何が2人にとって大切なのかをパートナーとともに話し合うことによって、パートナーが自分との生活に何を求めているのかが心の支えになり、がん治療によって子どもを持つことができない申し訳なさから解放されたと語ってくれた女性患者もいる。

医療者は、患者の恋愛や結婚について相談を受けた際には安易に励ましを与えることよりも、若年でがんというつらい経験をした患者が再び彼らが求める社会へ復帰するために障害となっている心理的・身体的負担を具体的に軽減することができるようなサポートを丁寧に継続的に行うことが必要である。さらに、病気になる前には、他者との関係性をどのように構築してきたのか、そのことを一緒に振り返り、若年がん経験者ががんと共に生きる不都合さを感じながらも、自分自身に自信を持つことができるように関わる姿勢を持つことが大切だと考える。

引用・参考文献

1) 清水千佳子. ガイドラインの作成 / 思春期・若年世代のがん患者およびサバイバーのニーズに関する包括的実態調査. 厚生労働科学研究費補助金（がん対策推進総合研究事業）「総合的な思春期・若年成人（AYA）世代のがん対策のあり方に関する研究」分担研究報告書. 2017.
2) Wettergren L, et al; AYA HOPE Study Collaborative Group. Cancer negatively impacts on sexual function in adolescents and young adults: The AYA HOPE study. Psychooncology. 26 (10), 2017, 1632-9.
3) アメリカがん協会. がん患者の〈幸せな性〉：あなたとパートナーのために. 高橋都, 針間克己訳. 東京, 春秋社, 2007, 184p.

（渡邊知映）

Q.13 がん患者の妊娠・出産に関するピアサポートにはどんな効果がありますか？

ピアサポートとは

　がん治療の影響による不妊に関する悩みは、個々によってライフステージや子を持つことに関する考え方も多様であるため、医療者だけでは解決できない場合がある。そこで、がん患者の不安や悩みを軽減するための有効な方法の一つとされているのがピアサポートであり、これはがん経験者やその家族がピア（仲間）として体験を共有し、共に考えることで、がん患者や家族を支援することである。

　ピアサポートは、2012年に施行された第2期がん対策推進基本計画の中で、初めてその必要性が明文化され、2018年の第3期がん対策推進基本計画の中でも、「3年以内に研修・内容を見直し、ピアサポートの普及に取り組む」と明記された。今後、病院内外のがん患者サロンや患者団体、各自治体などを中心に、ピアサポート活動はますます広がっていくと予想される。

妊孕性温存実施の有無を決める上で必要な、患者が求めるサポート

　Pink Ring が2017年に実施した「がん治療後に子どもを持つ可能性を残す—思春期・若年成人がん患者に対するがん・生殖医療に要する時間および経済的負担に関する実態調査」（回答数：493人＝男性58人、女性435人）の中で、「妊孕性温存を『実施する』『実施しない』の意思決定をする上で、どのようなサポートが必要か」という質問に対する回答には、同じ経験をしたがん体験者からのサポートを望む声が上がった。アンケートの自由記述から、患者の声を一部紹介する。

【アンケートから得られた患者の声】
- 実際に生殖補助医療を用いて妊孕性を温存した人や、がん治療後に妊娠・出産した人の体験談や相談会など、情報が得られる機会があるとよい。
- 実体験者のアドバイスが欲しい。
- 同じ経験者からの情報提供、情報交換の場が必要である。
- 生殖補助医療を用いた妊孕性温存をした事例としなかった事例で、意思決定した理由も一つの意見として聞かせてもらえたら、自らの価値観と向き合う助けになると思う。
- 同じような立場の人が、どのような決断を下したかを知りたい。
- 生殖補助医療を用いた妊孕性温存を実施した人、実施しなかった人、両方の意見を複数聞けたのが意思決定に一番役立った。
- 医療者へ相談するだけではなく、同じ世代の患者さんを紹介してほしかった。

ピアサポートの効果

同じ体験をした仲間からの理解や共感は心の救いに

　がんの告知を受けたときから始まる苦悩や

Q.13 がん患者の妊娠・出産に関するピアサポートにはどんな効果がありますか？

孤独感。治療のことに加え、将来の妊孕性を喪失するかもしれない不安。20代・30代のがん患者は、若年世代ならではの課題に直面し、一人では抱えきれないほどの思いや現実と向き合っている。

しかし、家族や友人など周囲に心配をかけたくない、悲しませたくない、話してもわかってもらえないかもしれないというさまざまな思いから、悩みや不安を一人で抱え込んでしまう患者も少なくない。そのような若年世代のがん患者にとってピアサポートは、安心して自分の気持ちを話せる場所である。そして同じ体験をした仲間からの「理解」や「共感」は大きな心の救いとなる。一人ではないという心強さと、同じ気持ちの仲間がいるという安心感は、患者自身が病気と向き合い、気持ちを整理し、がんとともに自分らしく生きることにもつながっていく。

ロールモデルの獲得により自らの価値観が明確に

患者が将来の妊娠・出産を考えるとき、医療者からの情報を正しく理解し、患者自身が主体的に治療選択することが、がんになったその先の人生を納得して生きる上で重要となる。しかし、がんと診断されてから治療開始までの限られた時間の中で、病気や治療のことに加え、自らの価値観に向き合い、妊娠・出産に関する意思決定を行うことは容易ではない。

そこで高くなるのが、同じ体験をした仲間の選択を知りたいというニーズである。ピアサポートでは、自分より先を歩く先輩患者の選択やその後の生き方を知ること（ロールモデルの獲得）ができる。「生殖補助医療を用いた妊孕性温存の実施の有無をどういう理由で決めたのか」「その選択を現在どう感じているのか」「その後、妊娠・出産は叶ったのか」など、多様な価値観に触れることやロールモデルの獲得によって、自らの価値観が明確になり、主体的な意思決定につながる場面も少なくない。

医療の隙間を埋める役割

生殖補助医療を用いた妊孕性温存にはがん治療医と生殖医療医との連携が必要であり、一つの科では完結しない。そこに医療の隙間が生まれ、患者はどこに相談すればよいか混乱する場合がある。また、診察室という患者にとって病気と向き合う特別な場所で、将来の妊娠・出産に関する相談や価値観を医療者に伝えることの難しさやためらいもある。

ピアサポートには、医療者だけでは解決できない患者の不安や悩みに関して、当事者だからこその経験と知恵を生かした情報提供と心の寄り添いが可能で、医療の隙間を埋める役割がある。

最後に、生殖補助医療を用いた妊孕性温存をしていたおかげで母になれた―がん体験者として、医療者によるピアサポートへの理解がいっそう進み、妊孕性温存の実施の有無を決めるタイミングのみならず、治療中、そして治療後の妊娠・出産を目指すタイミングまで、医療現場とピアサポートの両面からの隙間ない継続的なサポートが実践されていくことを期待する。

（御舩美絵）

Q.14 セックスカウンセリングなど性的ニーズのあるがんサバイバーをどのように支援しますか？〜女性〜

がんサバイバーのQOLとして、生殖を含め、より幅広く、むしろすべての人にセクシュアリティのニーズがあると言ってよい。一口に「がん」といっても性生活、性機能の課題は罹患臓器、治療内容によって異なるため、それぞれのがん治療分野で研究が必要である。ここでは紙面の制限もあり、婦人科がん、および乳がんを中心に記述する。

婦人科がんサバイバーへの対応

婦人科がん治療後の性機能において、身体的な最大の問題はエストロゲン欠落症状と言っても過言ではない。医原性閉経ではもちろんのこと、ホルモン補充療法（hormone replacement therapy；HRT）を行わない場合において、閉経後の腟粘膜・外陰皮膚の萎縮、腟潤滑液減少による性交痛は耐え難いものである。これはすべての女性に当てはまるが、がんサバイバーにも配慮すべきである。原則禁忌例の一つとして挙げられる子宮内膜がんでも、「産婦人科診療ガイドライン婦人科外来編2017」（日本産科婦人科学会）では適応の理由として骨粗鬆症、動脈硬化予防などにおけるHRTの有用性が指摘されたが、性機能の維持および改善も含めるべきであろう。エストロゲン禁忌の場合は、腟潤滑液の補充は必須であり、潤滑ゼリーまたはゼリーが添加されたコンドームを使用するといった情報を伝えてほしい。腟粘膜萎縮が重度の場合は、エストリオール（E_3）の局所治療（腟坐剤）も提案できる。がん再発リスクを変えないとされるが、エストロゲンではあるので、本人はもちろんがん治療の主治医の同意が必要である。とはいえ腟潤滑液分泌は性的興奮反応であるから、HRT、ゼリー以前に心理的要素、すなわち性行為を楽しむことが重要である。

手術による腟短縮は、深い挿入を避ける、またはそうした体位を選ぶ、女性またはパートナーの手、大腿部などで腟長を補うなどの工夫をする。放射線治療、特に腔内照射では、腟粘膜癒着、線維化により腟腔は狭小かつ伸展不良となる。対策として、腟ダイレーターの使用で少なくとも狭小化を予防できる。具体的には日本性科学会開発のものなどを使用し、治療後、炎症性腟分泌が減少する頃から、週3回程度10〜15分の自己挿入を行う。手術後の放射線治療では、腟断端の強い圧迫を避けるといった指導が必要である。

手術、放射線治療による骨盤内や下肢のリンパ浮腫、照射部位の晩発性皮膚硬化は性機能だけでなくQOL全体を低下させるが、リンパドレナージ、スキンケアで良好な状態に近づけることができる。

乳がんサバイバーへの対応

乳がん治療後では、手術によるボディイメージの悪化、すなわち乳房の喪失、手術瘢痕、リンパ浮腫などによる痛みや性感の劣化が気になるところである。近年、がんの縮小

表 14-1 PLISSIT モデル（性的な問題への一般医療者の段階的関与モデル）

P：Permission	性相談を受け付けるというメッセージを出す。
LI：Limited Information	疾患と性に関する基本的情報を提供する。
SS：Specific Suggestion	より個別的問題へのアドバイスを提供する。
IT：Intensive Therapy	専門的な集中的性治療を行う。

［Annon, J. The PLISSIT Model: A proposed conceptual scheme for the behavioural treatment of sexual problems. J Sex Educ Ther. 2, 1976, 1-15 より改変転載］

手術、乳房再建術も一般的になってきたが、皮膚移植した乳房で元の性感が得られないことは課題の一つである。またこれらの性機能の問題は主観的な部分が大きいためか、乳房再建術の有無と性生活・性機能の回復には関連がないとする報告も見られる。むしろ治療前の夫婦の性的関係が治療後のそれも左右すること、また乳がんに限らず、医療者が性生活にも配慮し、傾聴する対応が性生活のトラブルを予防・改善すると報告されている。

一方で多くの乳がんはエストロゲン感受性であり、抗エストロゲン療法による腟、外性器の委縮は、乳がんでも性機能障害の最大の原因となっている。したがってエストロゲン禁忌の婦人科がん同様、腟潤滑の補充に関する情報を提供し、潤滑ゼリーを入手しやすくする配慮が望ましい。E_3 腟坐剤使用は子宮体がんと同様である。

セクシュアリティへの対応

長期生存者が増えたとは言え、診断から治療当初の患者の関心は、生命予後や治療およびその侵襲などが中心であろう。生殖機能とは異なり、性生活への対応開始は初期治療が一段落する頃でよい。治療開始期のオリエンテーションでは、「性について相談可能」のメッセージを伝え、化学療法中の避妊や性感染予防について触れる程度とする。

性についての相談に苦手意識を感じていたり専門的には答えられない医療者も多い。患者もまた性については質問しにくい。医療者に性の相談を回避されると、患者はその後の相談の道が閉ざされたと感じる。PLISSIT モデル（表 14-1）は医療者の経験値、力量に応じ患者の性に対応する指針である。必要に応じより専門的な治療者にリファーできれば、安心して患者のニーズに応えられる。P レベルの好例として、質問事項に「性生活の相談」などを選択肢としておくのもよい。

セックスカウンセリング（PLISSIT モデルの SS）では、性の悩みへの傾聴、疾患と性機能不全の情報提供を行う。セックスセラピー（IT）は、性交痛への HRT、ダイレーターなどの身体治療、心理的な治療である。

引用・参考文献

1) Annon, J. The PLISSIT Model: A proposed conceptual scheme for the behavioural treatment of sexual problems. J Sex Educ Ther. 2, 1976, 1-15.
2) アメリカがん協会. がん患者の〈幸せな性〉：あなたとパートナーのために. 高橋都, 針間克己訳. 東京, 春秋社, 2007, 184p.
3) 高橋都. 大川玲子ほか. がん患者の性・妊娠・出産. がん看護. 19 (3), 2014, 271-307.
4) 日本性科学会編. : セックス・セラピー入門：性機能不全のカウンセリングから治療まで. 東京, 金原出版, 2018, 448p.

（大川玲子）

Q.15 セックスカウンセリングなど性的ニーズがあるがんサバイバーをどのように支援しますか？〜男性〜

　生殖機能にまつわる男性がんサバイバーの中心は、前立腺がんに代表される性別特有の、やや高齢者に多いがんへの罹患者となる。一方で、男性特有のがんとして、AYA世代では最も頻度の高い精巣腫瘍サバイバーも考える必要がある。ここでは、男性特有のがんである前立腺がんと精巣腫瘍のサバイバーの支援について考える。

前立腺がんサバイバーへの対応

　前立腺がんは60歳以降の高齢者に比較的多く発生し、男性のがんでは最も頻度の高いがんの一つである[1]。手術や放射線治療、内分泌療法（外科的または化学的去勢）など治療の選択肢は広く、治療が長期にわたるケースが多い。出現する性機能低下の内容も治療により異なるが、勃起障害が中心となる。手術や放射線治療では、勃起神経自体がダメージを受け、性交渉ができなくなる場合が多い。内分泌療法では、テストステロンが低下するため男性機能の低下を招く。

前立腺がんサバイバーへの支援

　前述したとおり、前立腺がんは高齢者に発生するがんである。社会的活動や性生活が徐々に低下している時期でもあり、性機能について患者自身が「仕方ない」と考えたり、医療者が「もういいだろう」と考えたりしがちである。しかし男性のmuscularityに関する事柄でありQOLの維持にもつながる重要な事項であり、安易な決めつけは慎むべきと考えられる。

　勃起障害を認めるが性的ニーズがある場合は、タダラフィルなどによる薬物療法、陰圧式勃起補助具、陰茎プロステーシス挿入手術などの方法があることを提示することも考慮する。

　一方で、性交渉（腟内挿入）のみが目的なのではなく、コミュニケーションを図ることの意義を説明することも重要である。パートナーとの関わり方を十分に確かめ理解した上で、「性生活の価値観の再認識」や「性行為はパートナーとのコミュニケーションの一つである」ことを確認し、「勃起しなくてもスキンシップを保つなどして、愛情を肌で感じることは良いことですよ」といったアドバイスを行う。男性医師や看護師などが主体的に関与してゆく体制の構築も必要だと考える。

精巣腫瘍サバイバーへの対応

　精巣腫瘍自体は希少がんであるが、20代、30代の男性では最も頻度の高いがんである[2]。さまざまなライフイベント（就職、結婚、出産など）が計画されていたり、始まったところであったりする時期である。

　精巣腫瘍治療のステップでは勃起機能に影響を及ぼすことは少ないが、妊孕性に関しては多大な影響を受けるという特徴がある（図15-1）。また、残存腫瘍切除として治療の最終段階に行う後腹膜リンパ節郭清術（retroperitoneal lymph node

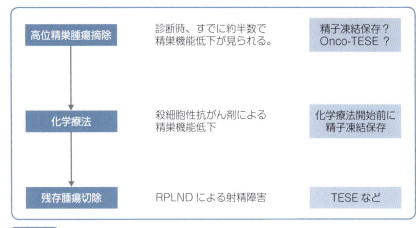

図15-1 精巣腫瘍治療の各ステップにおける妊孕性の問題
TESE：精巣内精子採取術、RPLND：後腹膜リンパ節郭清

dissection；RPLND）により射精障害を来す。射精をつかさどる腰内臓神経は大動脈近傍の交感神経から大動脈にまとわりつくように走行しており、郭清術によりこれらが損傷されることで逆行性射精などの射精障害を来す。

精巣腫瘍サバイバーへの支援

性交渉そのものの支援、サポートも重要であるが、精巣腫瘍サバイバーの支援としては、妊孕性に関することは非常に重要で大きな問題である。ステージ1の精巣腫瘍であっても精子数が非常に低下していることが多く、挙児を希望する場合は精液検査を勧める。また、殺細胞性抗がん剤による精巣機能低下や後腹膜リンパ節郭清による射精障害も認めるため、それぞれのステップで必要な支援が異なる。精子凍結保存については必ず説明し、希望があれば可能な限り保存できるように努める。

ピアサポート

男性がんサバイバーの特徴と考えられるが、多くを語らず、他者に相談することをためらい、また、どこに（誰に）相談してよいかもわからないことが多い。そのような場合、サバイバーによる相談（ピアサポート）は非常に有効な方法であり、精巣腫瘍の場合は「精巣腫瘍患者友の会（http://j-tag.jp/）」、前立腺がんでは「腺友倶楽部（http://pc-pc.org/）」といった組織がある。さまざまな相談などを受け付け、定期的なピアサポートも行っている。

引用・参考文献

1) 国立がん研究センターがん情報サービス．https://ganjoho.jp［2019.2.5 閲覧］
2) 日本泌尿器科学会編．精巣腫瘍診療ガイドライン 2015年版．東京，金原出版，112p．

（中村晃和）

Q.16 がん・生殖のため配偶子や胚を凍結していた患者さんが離婚した場合、パートナーが亡くなった場合はどう支援すればよいですか？

胚などの保存

妊娠・出産を終えた患者夫婦の余剰胚（受精卵）や精子・卵子などの適切な管理は生殖補助医療（ART）施設にとって日常的な問題である。特にがん・生殖医療では、胚、配偶子（未受精卵子、精子）、性腺組織［以下、胚などとする］を長期間にわたり保存する必要があり、妊娠・出産に至らないまま死亡、離婚となることも頻繁に想定される。遺族やパートナーの心情に配慮しつつも、生殖医療の持つ特殊性を考慮し、倫理的・社会的により慎重な対応が必要となる。

日本産科婦人科学会見解によると、保存された胚などの廃棄は、①患者から廃棄の意思が表明された場合、②患者が生殖年齢を超えた場合、③患者が死亡した場合、④（胚の場合は、）患者夫婦が離婚した場合に行うことが明記されている[1〜3]。すなわち配偶子は、由来する本人が死亡した場合は廃棄され、また胚は、由来する男女のいずれかが死亡した場合に廃棄される。加えて胚の場合は、夫婦が離婚した場合に廃棄される。

ART施設が患者の死亡や婚姻の状態を確認することは、時に困難となる。したがって日本産科婦人科学会見解でも、胚などの保管責任は有限とし、定期的に保存継続の意思確認を行うことを必須としている。確認する期間は施設ごとに設定されるが、通常は数カ月から数年とされる。そして、胚などの廃棄に関する説明と同意は、ART実施前に行われなければならない。すなわち、保存期間を有限とし、その期限内に患者から保存期間延長の手続きが行われない場合は、廃棄されることを説明することが重要である。がん・生殖医療では、患者本人が死亡する可能性、保存期間が長期にわたる可能性、未成年においては説明・同意を得る対象が複数となることなど、一般ARTと異なることが多い。がん治療と並行して説明を行う状況となるため、説明・同意の取得時には、保存期間や延長手続きと廃棄に関する説明パンフレットや同意書の写しを本人へ渡すとともに、同意書を長期間保管することが重要である。

死後生殖への見解

わが国では明確に死後生殖を禁止する法律はない。死亡した男性に由来する精子を用いた人工授精や体外受精、あるいは凍結胚を用いた体外受精を死別後の妻が希望した場合、生まれてくる子どもの遺伝学的父親が既に死亡しており、父親の推定が及ばないことは明かである。また、死亡した女性が残した卵子・胚による生殖医療は代理懐胎を必要とするが、現在、代理懐胎は学会見解により禁止されている。したがって日本産科婦人科学会見解によると、死後生殖はさまざまな点で実質的に禁止されているわけである。一方、凍結保存されている胚などの所有権は患者あるいは夫婦に帰属し、医療機関は委託を受けて

保管しているとされている。

患者が死亡した場合に残されたパートナーや遺族が残された卵子、精子や胚を用いて生殖医療（死後生殖）を行うことを考え、相談する場合がある。

本人の形見として返してほしいという場合、所有権が遺族にあることを根拠に返すことも可能であるが、例えば死後生殖に用いないことを文書にて確認するなどの対策を検討する。妻のみが凍結融解胚移植を希望して来院した場合、夫の生存と夫自身が胚移植を希望していることを直接確認することが重要である。このように意図せず死後生殖や離婚に関連する問題に関与してしまうことを避けなければならない。遺族の心情に配慮しつつも、わが国では死後生殖に関する法整備がなされていないこと、学会見解により「実質的」に禁止されていること、特に代理懐胎は学会見解で禁止されていることを念頭に置いて対応する必要がある。何よりも、生まれてくる子どもの幸福を第一に考えて判断することが重要である。しかし、実際には遺族が法的措置を行う事例も発生しており、慎重な対応が必要である。

支援において念頭に置くべきことを以下にまとめる。

- がん・生殖医療で胚、配偶子（未受精卵、精子）、性腺組織を凍結保存する場合は、治療開始前に凍結保存期間、期間延長の手続き、そして廃棄となる条件が書面で説明され、生殖補助医療施設と患者の間で同意が結ばれている。
- 日本産科婦人科学会の見解により、胚は夫婦いずれかが死亡した場合、離婚した場合は事前の同意により、廃棄すること、配偶子は本人が死亡した場合は事前の同意により廃棄することが必須である。
- 男性が死亡した場合：女性パートナーが残された精子や胚を用いて生殖医療（死後生殖）を行うことは、子の父親が法的に定まらないこと、わが国では死後生殖に関する法整備がなされていないことから、学会見解により「実質的」に禁止されていることを念頭に置いて対応する。
- 女性が死亡した場合：男性パートナーが残された卵子や胚を用いて生殖医療を行うことは代理懐胎によってのみ可能となるが、学会見解で禁止されていることを念頭に置いて対応する。

引用・参考文献

1) 日本産科婦人科学会「ヒト胚および卵子の凍結保存と移植に関する見解」
2) 日本産科婦人科学会「医学的適応による未受精卵子，胚（受精卵）および卵巣組織の凍結・保存に関する見解」
3) 日本産科婦人科学会「精子の凍結保存に関する見解」

（桑原　章）

Q.17 海外ではどのような取り組みがなされていますか？

シンシナティ子ども病院の取り組み

海外の小児・AYA世代がん患者に対する妊孕性温存支援の一例として、米国シンシナティ子ども病院（Cincinnati Children's Hospital）の取り組みについて紹介する。この施設では小児患者を対象に包括的な妊孕性温存チームを結成し、チーム医療が提供されている。妊孕性温存チームは、婦人科、泌尿器科、外科、生殖内分泌科による医師のチームと患者ナビゲーター、ソーシャルワーカー、心理士、倫理学者、遺伝学者から構成されており、患者全員に均等にEBMに基づいた情報を提供し、患者が平等に教育されるよう標準的なコンサルトのプロセスが確立されている。

小さな子どもも治療を理解しやすいように、小児への情報提供を行う際はさまざまな資材が用いられている。例えば、小児向けの妊孕性温存療法の説明動画を開発し、自ら治療に関して興味を持ってもらえるように、また患者が文字を読めない場合でも理解をしやすいように工夫している（図17-1）[1]。患者も医療者も、がん治療における性腺毒性のリスクや妊孕性温存療法の選択肢について教育を受けることが、妊孕性温存療法へのアクセスを向上させるのに不可欠である[2]。

米国ではこのような患者教育や心理的なケアなどを遂行するために患者ナビゲーターが活躍している。患者ナビゲーターは依然として日本にはない役割であり、その担い手は看護師や診療助手など、施設によって異なる。シンシナティ子ども病院の患者ナビゲーターであるオリビア氏は上級看護師（Nurse Practitioner；NP）である。患者ナビゲータ

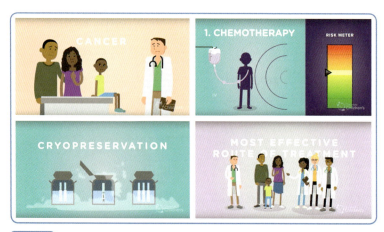

図17-1 説明動画の例（Cincinnati Children's Hospital）

患者ナビゲーター：
- 患者の連絡先を聴取する。
- 腫瘍医に性腺毒性のリスク評価を促す。
- 婦人科／泌尿器科に連絡しコンサルテーションがある旨を伝える。

腫瘍医：
- 過去のがん治療とこれから行うがん治療のリスクを計算し、腫瘍医チームでその患者の治療プランについて話し合う。
- 婦人科、泌尿器科の医師と見解を話し合う。

婦人科医・泌尿器科医：
- 腫瘍医が計算したリスクを見直す。
- 患者ナビゲーターと患者の現病歴やコンサルテーションの日程について話し合う。
- 患者とともに、妊孕性温存コンサルテーションを施行し、コンサルトノートに記録を残す。

患者ナビゲーター：
- コンサルテーションが円滑に進むようサポートする。
- 患者が研究プロトコールなどを要求した場合、研究コーディネーターに連絡を取り入手する。
- 女児の妊孕性温存の場合、生殖内分泌科と連携をとる。
- 男児の場合、適切な精子バンクと連携をとる。
- 患者のフォローアップの予約を取るなど、次のステップに進めるようサポートする（妊孕性温存の適応がある患者には72時間以内にフォローアップの連絡を入れる）。

図17-2 コンサルテーションのフローチャート（Cincinnati Children's Hospital）

ーの具体的な役割を以下に示す（**図17-2**）。

① コンサルトを受けたら腫瘍医に性腺毒性のリスク評価を促し、婦人科あるいは泌尿器科とのコンサルトの機会をセッティングする。

② 患者と家族に、腫瘍医が評価したがん治療の性腺毒性リスクと個々の患者に合う妊孕性温存療法の選択肢に関して説明資材を用いて適切な情報提供を行う。

③ 経済的支援が受けられるようサポートする。

④ 必要に応じて心理カウンセリングを依頼する[3]。

さらに、治療後1年経過した時点でフォローアップを行い、その後も毎年1回はフォローアップを受けるよう患者と連絡を取っている。

小児領域においては、医療者や保護者の判断によって、病気や治療法に関して患者自身に直接説明されない場合が少なくない。しかしながらこのような対応は、患者本人の長期にわたる人生における後悔や生活の質の低下につながる可能性が懸念される。今後、医療者は小児患者に対して可能な限り病気や治療法を分かりやすく説明し、目前の治療だけでなく将来の生活を前向きに過ごせるような環境を整えていく必要があると考える。

引用・参考文献

1) Cincinnati Children's Hospital. Comprehensive Fertility Care & Fertility Preservation Program. https://www.cincinnatichildrens.org/service/f/fertility-preservation/resources ［2019.2.5 閲覧］

2) Smith, K. "Patient navigation and coordination of care for the oncofertility patient: A practical guide". Oncofertility Medical Practice. New York, Springer, 2012, 175-85.

3) Scott-Trainer J. The role of a patient navigator in fertility preservation. Cancer Treat Res. 156, 2010, 469-70.

（岩端由里子、岩端秀之、鈴木　直）

索 引

あ 行

あいまいな喪失	159
悪性リンパ腫	65, 96
アルキル化薬	53, 57, 65, 87, 89, 97, 101, 130
アロマターゼ阻害薬	76
アントラサイクリン心筋症	227
アンドロゲン	8
移行期医療	28
意思決定	172, 178, 212
──支援	18, 22, 27, 39, 185, 209, 216, 218, 221, 224
移植片対宿主病	65
移植片対白血病効果	65
移植前処置	66, 190
維持療法	90, 94
遺伝カウンセラー	42
遺伝カウンセリング	43
遺伝学的検査	43
遺伝性がん（腫瘍）	42
遺伝性乳がん卵巣がん症候群	42
イホスファミド	57, 85
陰茎動脈	13
陰茎の神経支配	12
インフォームドアセント	21, 127, 145, 178, 185
インフォームドコンセント	21, 145, 178
ウォルフ管	6
うつ	35, 158
永久的無精子症	190
エストラジオール	149, 151
エストロゲン	8
──欠落症状	234
円錐切除術	70
黄体	9
──ホルモン	7, 153, 204
横紋筋肉腫	85
オーキドメーター	154
親の許諾	145

か 行

化学放射線療法	105, 106
化学療法	52, 56, 79, 80, 89, 93, 97, 101, 190, 192
家族関係	36
ガラス化法	118
顆粒膜細胞	8
がん・生殖医療	2
──ネットワーク	178
寛解導入療法	90, 94
がん看護	18
──外来	208
がんサバイバーシップ	158, 216
患者ナビゲーター	240
がん診療連携拠点病院	38
がん専門相談員	30
がん相談支援センター	38, 222
キーパーソン	173
逆行性射精	80, 155
急性骨髄性白血病	90
急性前骨髄性白血病	94
急性白血病	94
急性リンパ性白血病	89, 188
莢膜細胞	8
挙児希望	208, 210, 212, 224
頸管狭窄	199
血液がん	65, 176
血管新生阻害薬	62
月経	6
結婚	230
原始卵胞	53, 61
顕微鏡下精巣内精子採取術	79
顕微授精	79, 111, 113, 139
高位精巣摘除術	80
抗がん剤	62, 65, 75, 89, 93, 105, 139, 154
高度低形成性骨髄	183
広汎子宮頸部摘出術	70, 132, 134, 194
後腹膜リンパ節郭清	71, 80, 155, 211, 236
抗ミュラー管ホルモン	63, 130, 149, 150, 184, 204
高用量黄体ホルモン療法	132, 134
骨・軟部腫瘍	84
骨髄異形成症候群	65, 177
骨髄移植	66, 190
非破壊的──	184
骨肉腫	85
骨盤内癒着	105

骨盤リンパ節郭清 …………………………… 70
骨量 ……………………………………… 185
ゴナドトロピン ………………………………… 8
　──放出ホルモン ………………………… 6

さ 行

再生不良性貧血 ……………………………… 65
臍帯血移植 …………………………………… 66
再発リスク …………………………………… 197
採卵 …………………………………… 117, 125
酢酸メドロキシプロゲステロン ………… 135
里親制度 ……………………………………… 165
残存頸管長 …………………………………… 198
自家移植 ……………………………………… 65
地固め療法 …………………………………… 94
子宮頸がん ……………… 69, 70, 130, 133, 194
子宮頸管縫縮術 ……………………………… 197
子宮体がん ……………………………… 69, 70, 133
子宮内膜 ……………………………………… 9
　──生検 ………………………………… 133
　──全面搔爬 ……………………… 133, 135
子宮内膜異型増殖症 ……………… 133, 135
子宮内膜症 ………………………………… 203
シクロホスファミド ……………… 53, 57, 85, 90,
98, 101, 130
死後生殖 ……………………………………… 238
思春期 ………………………………………… 15
　──前男子 ……………………………… 192
シスプラチン ……………… 53, 57, 85, 87, 107
若年成人 ………………………………… 15, 36
射精 ……………………………………… 13, 139
　逆行性── ……………………………… 80, 155
　──障害 ……… 80, 105, 155, 193, 210, 236
　──不能 ………………………………… 140
受精能 ……………………………………… 12
消化器がん ………………………………… 104
小児がん ……………… 14, 37, 142, 182, 226, 238
上皮性卵巣がん ……………………………… 71
情報提供 ………………… 18, 28, 30, 39, 158,
172, 202, 212
　──に役立つリソース ………………… 214
初経 ………………………………………… 185
腎がん ……………………………………… 82
神経芽細胞腫 ……………………………… 126
神経膠腫 …………………………………… 102
人工授精 …………………………… 111, 112
　提供精子── …………………………… 112

　配偶者間── …………………………… 112
　非配偶者間── ………………………… 165
腎摘除術 …………………………………… 82
心理カウンセリング ……………………… 36
心理支援 …………………………… 35, 156, 160
心理職 …………………………………………… 35
髄芽腫 ……………………………………… 102
精液 ……………………………… 12, 58, 61, 80
　──検査 ……………… 63, 153, 154, 229
精液瘤 ………………………………………… 154
精原細胞 ………………………………… 11, 50, 57
性交痛 ……………………………………… 234
精細管 …………………………………… 10, 58
精索 ……………………………………………… 10
精子 ……………………… 61, 79, 117, 153
　──DNA 損傷 ……………… 190, 210, 228
　──形成 ………………………………… 11, 228
　──形態異常 …………………………… 113
　──細胞 …………………………………… 11
　──凍結保存 ……… 67, 80, 93, 98, 138,
140, 188, 210
性周期 ……………………………………… 6
生殖看護 …………………………………… 22
生殖器 ……………………………………… 57
生殖機能
　女性の── ……………………………… 6
　男性の── ……………………………… 10
　──の評価方法 ……………… 148, 152
生殖補助医療 …………………… 110, 112
精神症状 …………………………………… 35
性腺刺激ホルモン ………………………… 8
性腺毒性のリスク分類 ………………… 55, 59
精巣 …………………… 10, 50, 57, 139, 153
　──遮蔽 ………………………………… 50
　──上体 ………………………………… 10
　──組織凍結保存 ……………………… 141
　──内精子採取術 …………… 141, 155, 229
　──微小石灰化 ………………………… 154
　──容積 ………………………………… 154
精巣腫瘍 ……………… 50, 79, 80, 141, 155
　片側── ………………………………… 193
　──サバイバー ………………………… 236
精祖細胞 ……………………………… 11, 228
性分化 ……………………………………… 6
脊髄腫瘍 …………………………………… 193
セクシュアリティ ………………………… 234
セックスカウンセリング ……………… 234, 236
セミノーマ ………………………………… 50, 80

非—— …………………………………………… 80
セルトリ細胞 ………………………………………… 10
遷延性無月経 ……………………………… 66, 94, 95
遷延性無精子症 …………………………… 87, 93, 97
前期破水 …………………………………………… 197
全身照射 …………………………………… 50, 65, 93
全脳全脊髄照射 …………………………………… 102
前立腺がん ………………………………………… 82
　——サバイバー ………………………………… 236
前立腺全摘術 ……………………………………… 82
造血幹細胞移植 ………………… 64, 89, 93, 97, 180
造血器腫瘍 ………………………………… 66, 88, 92
造精機能 …………………………………… 58, 139, 154
　——障害 ……………… 80, 112, 140, 154, 190, 228
相談支援 …………………………………………… 38
早発卵巣不全 ……………………………………… 185

た 行

体外受精 …………………………………………… 117
　——・胚移植 …………………………… 111, 112, 118
代理懐胎 …………………………………… 165, 238
ダカルバジン ……………………………………… 130
多嚢胞性卵巣症候群 ……………………………… 150
多発性骨髄腫 ……………………………………… 65
タモキシフェン …………………………… 76, 201
地域医療機関連携体制 …………………………… 222
着床前診断 ………………………………………… 43
中枢性性腺機能低下症 …………………………… 227
調節卵巣刺激 ……………………………………… 179
直腸がん …………………………………………… 106
チロシンキナーゼ阻害薬 ………………………… 95
提供精子人工授精 ………………………………… 112
適応外（妊孕性温存療法の）……………………… 174
凍結融解胚移植 …………………… 111, 113, 117, 202
同種移植 …………………………………………… 65
特別養子縁組制度 ………………………………… 165

な 行

内分泌療法 ………………………………… 75, 82, 201
肉腫 ………………………………………………… 85
　横紋筋—— ……………………………………… 85
　骨—— …………………………………………… 85
　ユーイング—— ………………………………… 85
二次性徴 …………………………………………… 185
乳がん ………………………… 42, 74, 170, 200, 208
　——サバイバー ………………………………… 234

妊娠管理 …………………………………………… 197
妊娠許可 …………………………………………… 197
脳腫瘍 ……………………………………………… 100
脳神経腫瘍 ………………………………………… 193

は 行

バーキットリンパ腫 ……………………… 99, 126
胚（受精卵）提供 ………………………………… 165
胚（受精卵）凍結保存 …… 77, 93, 98, 116, 118, 126, 200
配偶子提供 ………………………………………… 166
配偶者間人工授精 ………………………………… 112
胚細胞腫瘍 ………………………………… 69, 80, 102
胚盤胞 ……………………………………………… 9
排卵 ………………………………………………… 149
　——誘発 ………………………………… 111, 177
　——誘発剤 …………………………… 117, 119, 202
白膜 ………………………………………………… 10
白金製剤 …………………………………… 53, 57
白血病 ……………………………… 65, 89, 93, 125, 126
　急性—— ………………………………………… 94
　急性骨髄性—— ………………………………… 90
　急性前骨髄性—— ……………………………… 94
　急性リンパ性—— ……………………… 89, 188
発達段階 …………………………………………… 15
晩期合併症（障害）……………… 28, 158, 214, 226, 228
ピアサポート ……………………………… 16, 232, 237
非公認の悲嘆 ……………………………………… 159
非セミノーマ ……………………………………… 80
非定型奇形腫瘍／ラブドイド腫瘍 ……………… 101
泌尿器科がん ……………………………… 78, 210
非配偶者間人工授精 ……………………………… 165
非破壊的骨髄移植 ………………………………… 184
非閉塞性無精子症 ………………………………… 154
非ホジキンリンパ腫 ……………………… 90, 97
病的バリアント …………………………………… 42
夫婦関係 …………………………………………… 36
フォローアップ …………………………………… 226
婦人科がん ………………………………… 68, 132
　——がんサバイバー …………………………… 234
ブスルファン ……………………………… 53, 57, 65, 93
不妊症 ……………………………………………… 22
不妊治療 …………………………………… 112, 118, 219
プロカルバジン …………………………… 57, 97
プロゲステロン …………………………………… 8
分割照射 …………………………………………… 50
分子標的治療薬 …………………………… 60, 93, 105

分娩管理 …………………………………… 198
閉経 …………………………………………… 61
ベバシズマブ …………………………… 62, 107
片側精巣腫瘍 ……………………………… 193
膀胱がん …………………………………… 82
膀胱全摘術 ………………………………… 82
放射線治療 ………………… 48, 49, 79, 80, 97,
                        101, 129, 130, 139
胞状卵胞数 ………………………………… 149
乏精子症 …………………………………… 113
ホジキンリンパ腫 ……………………… 90, 97
　非── ………………………………… 90, 97
勃起 ………………………………………… 12
　──障害 ………………… 105, 106, 210, 236
ホルモン受容体 …………………………… 75
ホルモン分泌 ……………………………… 6

ま　行

末梢血幹細胞移植 ………………………… 66
未受精卵子凍結保存 …………… 77, 93, 98, 126,
                                170, 176
ミニ移植 …………………………………… 184
ミュラー管 ………………………………… 6
無月経 ……………………………… 87, 93, 97, 98
　遷延性── …………………………… 66, 94, 95
無精液症 …………………………………… 80
無精子症 ………………… 57, 61, 66, 79, 80, 94, 98,
                        140, 153, 154, 210, 228
　永久的── ……………………………… 190
　遷延性── …………………………… 87, 93, 97
　非閉塞性── …………………………… 154
メドロキシプロゲステロン …………… 70, 135
メルファラン …………………………… 98, 130
免疫チェックポイント阻害薬 …………… 105
免疫不全症 ………………………………… 65
問診 ………………………………………… 218
　──票 ……………………………… 208, 220

や　行

薬剤師 ……………………………………… 30
ユーイング肉腫 …………………………… 85
養育里親 …………………………………… 165

ら　行

ライディッヒ細胞 ……………………… 10, 57

ライフイベント …………………………… 230
卵管閉塞 …………………………………… 112
卵細胞質内精子注入法 ……… 111, 113, 191
卵子 …………… 6, 8, 61, 111, 117, 125, 149, 150
　──提供 ………………………………… 165
卵巣 ………………………… 50, 53, 117, 125, 129
　──位置移動術 …………………… 51, 128
　──機能不全 ……………… 54, 149, 224
　──刺激 …………………… 99, 119, 179
　──遮蔽 ………………………………… 67
　──組織凍結保存 … 67, 93, 99, 124, 126, 182
　──予備能 …………… 130, 150, 151, 179, 184
卵巣悪性腫瘍 …………………………… 69, 71
卵巣過剰刺激症候群 …… 111, 112, 119, 179, 201
卵巣がん …………………………………… 42
　上皮性── ……………………………… 71
卵祖細胞 …………………………………… 6
ランダムスタート法 …………… 119, 180, 203
卵胞 ………………………………………… 8
　原始── ……………………………… 53, 61
　──刺激ホルモン ……………… 7, 149, 151,
                                153, 154, 204
卵母細胞 …………………………………… 6
リスク低減卵管卵巣切除術 ……………… 43
流産 ………………………………………… 199
リンパ腫 …………………………………… 89
　悪性── ……………………………… 65, 96
リンパ節郭清 ……………………………… 105
　後腹膜── …………… 71, 80, 155, 211, 236
　骨盤── ………………………………… 70
リンパ節転移 ……………………………… 198
レトロゾール …………………………… 201
恋愛 ………………………………………… 230

わ　行

「悪い知らせを伝える」面接の技法 …… 162

英　数

AI 療法 …………………………………… 87
AMH　→　抗ミュラー管ホルモン
antral follicle count；AFC ……………… 151
AYA 世代 ……………………………… 14, 176
BEACOPP 療法 …………………………… 98
BEP 療法 ………………………………… 72
BRCA1/2 ………………………………… 42
FOLFOX4 ………………………………… 107

FSH　→　卵胞刺激ホルモン	neo-cervix……………………………………134, 195
GVL 効果……………………………………………65	Onco-TESE…………………………………80, 139
ICSI　→　卵細胞質内精子注入法	PLISSIT モデル……………………………………235
LH　→　黄体化ホルモン	SHARE プロトコール………………………………162
MAP-I 療法………………………………………86	The Edinburgh OTC selection criteria ……186
micro-TESE ………………… 79, 111, 139, 188	VAC 療法…………………………………………86
MPA 療法…………………………………………70	VDC-IE 療法………………………………………86

■ 編者紹介

鈴木　直（すずき　なお）

聖マリアンナ医科大学産婦人科学 教授

1990 年	慶應義塾大学医学部卒業、慶應義塾大学医学部産婦人科入局
1996 年〜	米国カリフォルニア州バーナム研究所
1997 年	慶應義塾大学大学院医学研究科外科系専攻博士課程修了、医学博士
2000 年	慶應義塾大学医学部産婦人科学 助手、産婦人科 診療医長
2005 年	聖マリアンナ医科大学産婦人科学 講師
2009 年	聖マリアンナ医科大学産婦人科学 准教授
2011 年	聖マリアンナ医科大学産婦人科学 教授（婦人科部長）
2012 年	聖マリアンナ医科大学産婦人科学 教授（講座代表）

日本産科婦人科学会指導医・専門医、日本がん治療認定医、日本婦人科腫瘍学会指導医・専門医、日本臨床細胞学会細胞診専門医、緩和ケアの基本教育に関する指導者（日本緩和医療学会）

【学会等活動】
日本産科婦人科学会 代議員、神奈川県産婦人科医会 理事（学会長、医会副会長）、日本婦人科腫瘍学会 常務理事、日本癌治療学会 代議員（小児、思春期・若年がん患者に対する妊孕性温存診療ガイドライン作成副委員長）、日本 HBOC コンソーシアム 理事、日本産科婦人科遺伝子診療学会 理事、日本緩和医療学会 代議員、日本受精着床学会 理事、日本 IVF 学会 理事、日本生殖心理学会 理事、日本がん・生殖医療学会（JSFP）理事長、婦人科腫瘍の緩和医療を考える会 副理事長、AYA がんの医療と支援のあり方研究会 理事
Asian Society for Fertility Preservation（ASFP） President, International Society for Fertility Preservation（ISFP） Board Member, Journal of Adolescent and Young Adult Oncology Editorial Board Member, Journal of Assisted Reproduction and Genetics Editorial Board Member, Reproductive Endocrinology Editorial Board Member

髙井　泰（たかい　やすし）

埼玉医科大学総合医療センター産婦人科 教授

1991 年	東京大学医学部医学科卒業、東京大学医学部附属病院産婦人科入局
1997 年	日本学術振興会 特別研究員
1999 年	東京大学医学部附属病院産婦人科 助手
2001 年	日本学術振興会 海外特別研究員、米国マサチューセッツ総合病院 Research Fellow
2003 年	東京大学医学部附属病院女性外科 助手
2004 年	埼玉医科大学総合医療センター産婦人科 講師
2007 年	埼玉医科大学総合医療センター産婦人科 准教授
2015 年	埼玉医科大学総合医療センター産婦人科 教授

日本産科婦人科学会専門医、日本生殖医学会生殖医療専門医、日本産科婦人科内視鏡学会技術認定医、日本人類遺伝学会臨床遺伝専門医

【学会等活動】
日本産科婦人科学会 代議員、日本生殖医学会 代議員、日本産科婦人科内視鏡学会 幹事、日本受精着床学会 評議員、日本卵子学会 評議員、日本がん・生殖医療学会 副理事長、日本産科婦人科学会 The Journal of Obstetrics and Gynaecology Research Associate Editor、日本産婦人科医会 研修ノート編集委員

野澤美江子（のざわ　みえこ）

東京工科大学医療保健学部看護学科 教授、看護学科長

1999 年	山梨大学教育学研究科学校教育専攻修士課程修了、修士（教育学）
2003 年	兵庫県立看護大学看護学研究科看護学専攻博士課程修了、博士（看護学）

1983 年	仙台赤十字病院 助産師
1987 年	東京都立豊島看護専門学校 専任教員
1990 年	自治医科大学附属病院 主任助産師
1995 年	山梨県立看護短期大学 助手
1998 年	山梨県立看護大学 助手
2003 年	兵庫県立看護大学看護学部・看護学研究科 准教授
2009 年	兵庫県立大学看護大学・看護学研究科 教授
2010 年	東京工科大学医療保健学部看護学科 教授
2017 年	東京工科大学医療保健学部看護学科 看護学科長

【学会等活動】

日本看護研究学会 評議員・査読委員、日本生殖看護学会 副理事長、日本母性看護学会 査読委員、日本災害看護学会 査読委員、独立行政法人大学改革支援・学位授与機構学位審査会 専門委員

渡邊知映(わたなべ　ちえ)

上智大学総合人間科学部看護学科 准教授
昭和大学医学部乳腺外科 兼任講師

1996 年	日本赤十字看護大学卒業
2005 年	東京大学大学院医学系研究科修士課程・博士後期課程修了、博士（保健学）

1996 年	日本赤十字社医療センター 看護師
2005 年	がん研究会有明病院化学療法科 データマネージャー
2007 年	東京慈恵会医科大学看護学科 専任講師
2011 年	昭和大学医学部乳腺外科 助教
2014 年	上智大学総合人間科学部看護学科 准教授

【学会等活動】

日本がん看護学会 理事、日本がん・生殖医療学会 理事、AYA がんの医療と支援のあり方研究会 理事、東京都がん対策推進協議会 AYA がん対策専門委員、日本乳癌学会 評議員、若年乳がん患者コミュニティ Styles 世話人

ヘルスケアプロバイダーのためのがん・生殖医療
― イラストとQ&Aでわかる　患者・家族説明にそのまま使える

2019年4月25日発行　第1版第1刷

編　集　鈴木 直・髙井 泰
　　　　野澤 美江子・渡邊 知映
発行者　長谷川 素美
発行所　株式会社メディカ出版
　　　　〒532-8588
　　　　大阪市淀川区宮原3-4-30
　　　　ニッセイ新大阪ビル16F
　　　　https://www.medica.co.jp/
編集担当　木村有希子
装　幀　Rough Design 高畠なぎさ
本文イラスト　楠木雪野
組　版　株式会社明昌堂
印刷・製本　株式会社シナノ パブリッシング プレス

© Nao SUZUKI, 2019

本書の複製権・翻訳権・翻案権・上映権・譲渡権・公衆送信権（送信可能化権を含む）は、（株）メディカ出版が保有します。

ISBN978-4-8404-6875-6　　　　　　　　　　　　　　　Printed and bound in Japan

当社出版物に関する各種お問い合わせ先（受付時間：平日9：00～17：00）
●編集内容については、編集局 06-6398-5048
●ご注文・不良品（乱丁・落丁）については、お客様センター 0120-276-591
●付属のCD-ROM、DVD、ダウンロードの動作不具合などについては、デジタル助っ人サービス 0120-276-592